JN050215

Nブックス

六訂 公衆衛生学

編著 後藤政幸・田口良子・中村信也

共著 飯坂真司・荻本逸郎・清原康介・清水　良
林原好美・水元　芳・八木典子

建帛社
KENPAKUSHA

はじめに

平成14年4月から，従来「複雑又は困難な業務」としか記されていなかった管理栄養士の業務が，「傷病者に対する療養のため必要な栄養の指導，個人の身体の状況，栄養状態等に応じた高度の専門知識及び技術を要する健康の保持増進のための栄養の指導，並びに特定多数人に対して継続的に食事を供給する施設における利用者の身体の状況，栄養状態，利用の状況等に応じた特別な配慮を必要とする給食管理及びこれらの施設に対する栄養改善上必要な指導等を行うことを業とする者」にあらためられた。そしてこれをもとに管理栄養士，栄養士養成施設のカリキュラムの改正及び管理栄養士国家試験出題基準が定められた。新カリキュラムによると従来，公衆衛生学として授業されていた項目がなくなり，管理栄養士養成施設では，『社会･環境（人間や生活）と健康』，栄養士養成施設では『社会生活と健康』となった。

すなわち『社会・環境と健康』では教育目標が「人間や生活についての理解を深めるとともに，社会や環境が人間の健康をどう規定し左右するか，あるいは，人間の健康を保持増進するための社会や環境はどうあるべきか等社会や環境と健康の関わりについて理解する。」とあり，①人間や生活を生態系に位置付けて理解する。②人間の行動特性とその基本的メカニズムを理解する。③社会や環境と健康との関係を理解するとともに，社会や環境の変化が健康に与える影響を理解する。④健康の概念，健康増進や疾病予防の考え方やその取り組みについて理解する。⑤健康情報の利用方法，情報管理や情報処理について理解する。⑥保健・医療・福祉・介護システムの概要を理解する。となっている。

また『社会生活と健康』では「社会や環境と健康との関係を理解するとともに，保健・医療・福祉・介護システムの概要について修得する。公衆衛生学，社会福祉概論を含むものとする。」となっている。

しかし管理栄養士国家試験出題基準をみると，健康の定義から始まって，その内容は従来の公衆衛生学とあまり変わっていない。ただ順番が違っていたり，内容に若干のズレがあったりしている。

従って本書は従来の体系は維持しながらも，できるだけ忠実に管理栄養士国家試験出題基準に沿うように心がけた。

新しい管理栄養士養成施設のカリキュラムが始まって平成18年第

1回目の卒業生を迎え，国家試験も従来とは異なったものが出題された。その合格者は同年5月に発表されたが，合格した者，不合格だった者，それぞれ悲喜こもごもである。また昨年から養成校別に合格者数，合格率が発表されたので，学校にとっても同じである。こうした状況が来年以降も続くであろう。我々は希望者が全員，試験に合格できることを祈るとともに本書が少しでも試験に役立てば幸いである。

平成19年3月

苫米地孝之助

六訂にあたって

本書は，2002（平成14）年に初版を発行し，管理栄養士国家試験出題基準（ガイドライン）の改定や，公衆衛生に関わる指針や法令などの改正に対応すべく版を重ね，2020（令和2）年には五訂版を発行した。出題基準の「社会・環境と健康」領域を十分にかつ簡潔に網羅した内容の書籍であり，おかげさまで，多くの管理栄養士・栄養士養成校にて採用いただいている。編者を代表し，心より感謝を申し上げたい。

五訂版が刊行されてから4年が経過し，その間には4度目となる管理栄養士国家試験出題基準（ガイドライン）の改定が行われた。今後の栄養管理の専門職には，多様化・複雑化する栄養課題について，多職種連携に必要な知識および技術，関連法規・制度等への対応が強く求められることとなった。今回の六訂版刊行にあたっては，その改定に対応すると共に，その後の公衆衛生上の新たな動向に即応し，内容を改めた。

また，今回から編者が1名加わり，さらに一部著者が交代した。公衆衛生分野の内容が大きく変化する中，新たな視点での編集者・執筆者が加わり，最新の知見を盛りこめるよう努めた。

本書をより良い書籍とするため，今後とも建設的なご意見，ご要望を賜りたく，お願いする次第である。

令和6年3月

編者を代表して　後藤　政幸

公衆衛生学

目　次

第1章

公衆衛生の意義

公衆衛生は，地域住民の健康を保持・増進させるため，それぞれの集団組織によって営まれる組織的な衛生活動である。この章では，まず健康の定義，健康の概念，公衆衛生の概念を理解する。次に具体的な健康づくりや健康管理の内容について，健康の各段階や集団の特性における予防方法の知識を学ぶ。

1．健康の概念

1.1　健康の定義

人間は誰でも健康でありたいと思っている。健康が阻害されれば仕事，家事，学業などの日常生活に直ちに影響が出てくるからである。つまり人生を快適に過ごすためにはまず健康でなければならない。それでは健康とは何か。これについてはWHO（世界保健機関）がその憲章の前文に次のように定義している。

“Health is a state of complete physical, mental and social well-being and not merely the absence of disease or infirmity”

「健康とは肉体的，精神的および社会的に完全に良い状態にあることであり，単に疾病または虚弱ではないということではない」と訳す。

しかも，以下のように続けて述べている。

「及ぶ限り最高の健康水準を享受することは人種，宗教，政治的信条，経済的あるいは社会的状態のいかんを問わず，すべての人間の基本的権利である」

確かにWHOの考え方はまさに健康の理想像ともいえるであろう。しかし，実際問題として肉体的，精神的はもちろん社会的にも完全によい状態を保つことは何人にとっても容易なことではない。WHOの健康の定義は健康の理想像であって，実用的定義ではない。では，実用的な健康の定義とはいかなるものであろうか。

WHOはその後“2000年までにすべての人々に健康を”のスローガンのもと，1978（昭和53）年9月12日カザフスタン共和国の当時の首都で出されたアルマアタ宣言でプライマリーヘルスケアの概念を導入した。その中で健康については，以下のように示している。

「健康とは各人の年齢に応じて，かつ環境に内在する経済的条件において到達可能な高度の身体的，精神的並びに社会的安寧である」

つまり，子どもには子どもなりの，高齢者には高齢者なりの健康があり，しかも経

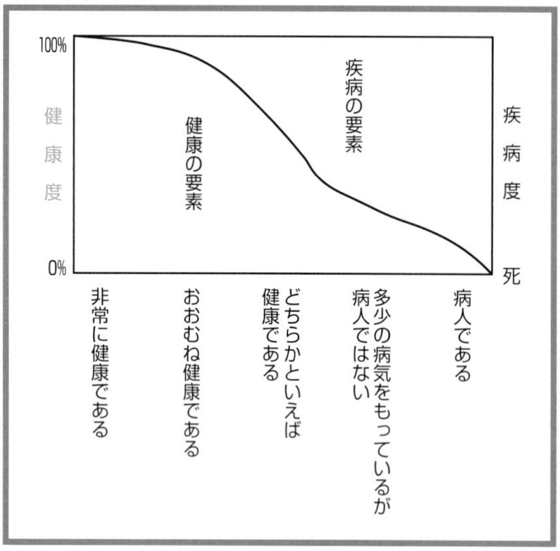

図1-1　健康と疾病の関係

済的に許される範囲内で最高の健康を保つことができればそれでよいとした。

なお，"安寧（well-being）"とは穏やかで平和なことを意味するが，要するに自分自身の生活の質（QOL；quality of life）がうまく保たれ，生きがいをもって日常生活が送れる状態にあればよいということであろう。

さらにWHOは1986（昭和61）年カナダの首都オタワで開催された国際会議において，ヘルスプロモーションが健康のカギであるとする，いわゆるオタワ憲章を採択した。

その中で「健康は生きる目的ではなく毎日の生活の資源である。健康は身体的な能力であると同時に社会的，個人的資源である」と定義している。

一般に健康と疾病との間にはいくつかの段階がある（図1-1）。非常に健康な人，おおむね健康な人（健康人），体力が落ちたり，風邪を引きやすいという傾向があるがどちらかといえば健康である人（半健康人），多少の病気はもっているが病人には至ってない人（半病人），そして病院に入院しているか，自宅で寝たきりになっている人（病人）などがあり，最後には死に至る過程が存在する。このプロセスは順を追って一方的に進むのではなく，入院していた者が回復して元気になったり，感染症や事故などで一夜にして健康人が病人に変わることもありえる。したがって健康をあまり狭く解釈せず，できるだけ幅広く考えるほうが現実的である。

従って実用的な健康の定義として「健康とは本人がこうしたい，ありたいと思っていることが体調不良のため制限されず，できている状態」といえる。

1．2　健康づくりと健康管理

健康づくりは健康増進という語が当てられるが，疾病予防よりは広い概念といえる。1986（昭和61）年，WHOはオタワ宣言でヘルスプロモーションの推進を掲げたが，このときに世界的に健康増進の概念が生じたとみてよい。しかし，日本では，それ以前の1978（昭和53）年から10年間毎に「国民健康づくり対策」が実施されていた。その過程と健康管理について述べてみる。

第１次国民健康づくり対策（1978～1988年），テーマ「生涯を通じての健康づくり」

重点項目は，健康増進の推進，市町村保健センターの設置，健康づくり三大要素を栄養・運動・休養として推進，食生活指針の発表などであった。

第2次国民健康づくり対策（1989～1999年），テーマ「アクティブ80ヘルスプラン」

重点項目は運動の推進で，健康運動指導士・健康運動実践指導者の育成，健康増進施設の認定制度開始，健康科学センターの整備推進，運動指針・休養指針発表，成人病の生活習慣病への改称などが実施された。

第3次国民健康づくり対策（2000～2012年），テーマ「21世紀における国民健康づくり」

重点項目は健康日本21の下で，健康増進法の制定，健康づくり五大要素（栄養・運動・休養・禁煙・適正飲酒）の目標数値設定と市町村単位での実行，睡眠指針発表などであった。

第4次国民健康づくり対策（2013～2022年），テーマ「健康日本21（第2次）」

重点項目は，健康寿命の延伸と健康格差の縮小，生活習慣病（がん，循環器疾患，糖尿病，COPD）の発症と重症化予防，社会生活の維持，社会環境整備，日常生活態度の改善である。

第5次国民健康づくり対策（2024～2035年），テーマ「健康日本21（第3次）」

基本方針は「全ての国民が健やかで心豊かに生活できる持続可能な社会の実現に向け，誰一人取り残さない健康づくりの展開（Inclusion）とより実効性をもつ取組の推進（Implementation）を通じて，国民の健康の増進の総合的な推進を図る」である。

2．公衆衛生の概念

2.1　公衆衛生と予防医学の歴史

（1）世界における公衆衛生と予防医学の歴史

世界の歴史の始まりとともに都市の形成と住民の健康保持政策である衛生学は存在していた。古代のエジプトにおける上下水道施設，バビロニアのハムラビ法典の中での衛生法規，イタリアナポリのポンペイ遺跡による都市の衛生施設などで垣間見ることができる。

中世期になると航海技術やシルクロードなど交流が盛んになり，風土病が飛び火的に世界レベルで流行するようになってきた。14世紀半に中国の元の膨張主義により中東アジアの風土病であったペストが欧州に飛び火，たちまち欧州はペスト禍に人口激減を招くほどの流行に至った。有効な薬はなく唯一の蔓延対策は隔離であり，流行すると患者は隔離され，都会住民は地方へ避難となった。15世紀にアメリカ大陸に欧州人が到達し，交易が始まると，カリブ海住民に欧州の感染症の天然痘，チフス，麻疹などが大流行した。反対に欧州へは梅毒が持ち込まれかなりの病人が出た。

コラム　公衆衛生学と公衆栄養学

公衆栄養学とは，公衆衛生学の中で特に栄養，食生活の問題をとらえることであり，栄養行政との関連が深い。一般に公衆栄養学の定義としては「人と食との環境に関する諸条件を総合的に調和させながら，地域集団の人々が健全な生活を営むための実践科学」であるとされている。したがってその内容は栄養政策，栄養疫学，栄養マネジメントなどが中心となって構成されている。

近世紀になると，世界的大流行を時折起こしていた天然痘に劇的な予防法が開発された。1798年に英国のエドワード・ジェンナー（Edward Jenner）が，人体実験とその成果をまとめて，牛痘の痂皮をヒトに接種する「種痘」を発表した。この予防接種の雌牛を起源とする「ワクチン」の語もできたが，牛の病気をヒトに接種するのは汚らわしいということで，学会が論文を受理せず彼が自費出版した経緯がある。そのために学問として発展しなかったが，効果が絶大であったため世界中に広まっていった。日本への伝来は文化9（1812）年にロシアから種痘技術を会得し，牛痘種痘法の書2冊を幕府に提供したのが最初とされている。

18世紀後半に英国のリース市から端を発した産業革命が世界に波及していった。石炭を原料とし機械動力と工場大量生産の革命であったが，大量の貧困の労働者と都市膨張を招き，結核や呼吸器感染症が流行した。1842年に英国のチャドウイック（E. Chadwick）が発表した「大英帝国における労働者階級の衛生状態の調査報告」が提出された。内容は，1760年頃から英国で産業革命が起こり，大多数の労働者は，劣悪職場・住宅環境，低賃金長時間労働を強いられ平均寿命は極端に短い，というものであった。国会に報告書が提出され，1848年に英国議会で公衆衛生法（Public Health Act）が成立した。これが公衆衛生の起源といえる。これを機に公衆衛生がさらに発展した。疫学の出現である。英国では公衆衛生法を受けて中央に保健総局，地方に地方保健局が置かれた。1854年にロンドンでコレラの発生が起きたが，近くの開業医のジョン・スノー（John Snow）が，コレラの原因はブロード街の水道給水にあると考え，コレラ発生地図を作成して，疾病が一定の水道水域に発生していることを発表した。ロンドン市の地方保健局は彼の意見を尊重し，その水域の水道使用禁止を命じ，直にコレラを抑えた。これが公衆衛生学の疫学研究の曙とされる。

同じくロンドン市の看護師で，公衆衛生員であったフロレンス・ナイチンゲール（Florence Nightingale）は，野戦病院での戦死は不潔な傷口と低栄養が寄与していると察していた。1853年，英仏連合軍とロシアにクリミア戦争が勃発し，英国は多大な戦死者に悩んでいた。1854年，ナイチンゲールは，クリミア戦争に女子衛生兵を引導，傷口の清潔化，美味しい食事，頻回なる見回りを行い，死亡を劇的に減少させた。社会的地位が低い看護職を医者に次ぐ職業として高めたのであった。戦後，ナイチンゲールは，クリミア戦争の結果を分析し，分かりやすく統計を駆使して図表を作成し，看護の重要性を説いた。近代看護学の始祖であり，疫学研究の実践発展者である。ここに公衆衛生学の中核とする疫学と保健統計が確立された。

その後，公衆衛生学は学問と認知され，1868年にドイツ公衆衛生学雑誌が創刊され，1873年にドイツ公衆衛生協会が創立された。1855年にベルリン大学に衛生学と社会衛生学講座がおかれたが，この社会衛生学が公衆衛生学とみてよい。

（2）日本における公衆衛生と予防医学の歴史

日本における公衆衛生の概念は，1868（明治元）年に政府が西洋医学採用を機に行政の一貫としてスタートした。1872（明治5）年，文部省内に医務課が設置され，1874（明治7）年には医療制度や衛生行政に関する各種規定を定めた日本最初の近代的医事衛生法規である「医制」が発布された。

公衆衛生は官と一体化して富国強兵策が採られた。明治期における政府の焦眉の急は脚気対策であった。明治維新で国を開き，海外との交易が国民を養う手立てとして開始したが，欧米列強国による東南アジア，中国などの植民地化が進み，北からはロシアの南下政策で侵略の危険が迫っていた。明治政府としては海外からの侵略に対し海軍を創設，増強に努めたが海軍に脚気が蔓延し，心不全や歩行難となり死亡率が高く，海軍入隊希望者が少なかった。この問題を解決したのが海軍軍医総監の高木兼寛による海軍の白米中心食に起因している栄養説を唱えた学説であり，やがて実際に証明された。以後，海軍省では日本食をやめ，パン食とする洋食とした。その結果，脚気の発生数と死亡数は表1-1のとおり推移し，脚気論争に終止符を打った。

日清・日露戦争で勝利を得た日本は，朝鮮半島・満州・台湾を併合して海外経営が盛んとなった。昭和恐慌を経て日本国民の大陸移住が盛んとなり，大陸拡大を目指す陸軍と中国が衝突し，遂に1937（昭和12）年日中戦争が勃発した。ここで富国強兵策がとられ，兵隊の確保としての多産の勧めと子供の健康に力が入れられ，そのための保健所設置と保健所法，体育授業とラジオ体操，（旧）国民健康法などが制度化された。

保健所の設置は母子保健と結核対策のためであった。脚気論争後における最大の問題は結核であり，当時は不治の病で死因の一位を占めていた。結核対策が国家対策として浮上してきたのは，日中戦争が勃発したことによる戦力強化のためである。青少年を襲う結核には早期発見が重要であるので，保健所は青少年の結核防止に照準を合わせた。やがて，日中戦争は太平洋戦争に拡大し，1945（昭和20）年に敗戦となった。

終戦の同年に日本国憲法は公布され，警察国家より福祉国家に変革した。やがて，1950（昭和25）年朝鮮戦争が起こり，日本は1951（昭和26）年に米国からの独立と朝鮮特需の恩恵を受け，経済復興そして高度経済成長へ繋げていった。戦後まもなくペニシリンが開発・販売され，結核・肺炎・食中毒は克服され死因上位から外れていった。それに代わり，主に食の豊富さと

表1-1　海軍における脚気の患者数と死亡数

年	脚気患者数	脚気死亡者数
1878（明治11）年	1,485	32
1879（〃 12）年	1,978	57
1880（〃 13）年	1,725	27
1881（〃 14）年	1,163	30
1882（〃 15）年	1,929	51
1883（〃 16）年	1,236	49
1884（〃 17）年	718	8
1885（〃 18）年	41	0
1886（〃 19）年	3	0
1887（〃 20）年	0	0
1888（〃 21）年	0	0

資料）松田誠：脚気病原因の研究史―ビタミン欠乏症が発見，認定されるまで―，慈恵医大誌；121：141-157(2006)

洋風化が起こり，次第に非感染性疾患（NCDs）が死因上位を占めるようになり，1958（昭和33）年に成人病の概念が成立した。この疾患の定義として「加齢により生じる慢性疾患で，放置すると危険」となり，高血圧・脳血管疾患（脳卒中）・心疾患・がんなどが上位を占めるようになってきた。そして，成人病は年齢よりも生活習慣が多く関係しているということで，1996（平成8）年に生活習慣病に改称され，今日に至っている。

2．2　公衆衛生の定義と目的

公衆衛生は衛生学（hygiene）から始まり発展した。衛生学は環境を清潔にして病気の発生を防ぐ学問で，環境や自然を対象にする。これに対して公衆衛生（Public Health）は生活の中の健康問題を，集団を対象とし，統計的に分析し，解決を図っていく学問といえる。公衆衛生の定義として最も広く用いられているのは米国のウインスロー（Winslow, C.E.A.）が1920（大正9）年に発表した次のものである。

「公衆衛生とは地域社会の組織的な努力を通じて，疾病を予防し，寿命を延長し，肉体的・精神的健康と能率の増進をはかる科学であり，技術である」

個人が健康を保持・増進させるには，まず自らの努力によって達成することが原則であるが，人間の生活が集団化し，各個人が社会の中で相互に依存するような現代社会においては，病気の予防や健康の保持・増進は個人の努力だけでは不完全であり，社会全体の組織的活動によってはじめて実現できると考えられる。

人間の集団には国，都道府県，市町村といった地域の枠組による集団や，学校，事業所といった社会的枠組による集団がある。これらの集団には構成員の特徴や生活環境の特殊性があるが，公衆衛生の目的は，人間集団の健康の保持・増進にあるので，これらの集団が組織として構成員のために努力することが必要であると考えられる。

また，ウインスローの定義中の健康には肉体的健康と精神的健康の2つしか含まないが，WHOではこのほかに社会的健康を含める。したがってウインスローの定義にさらに社会的健康を含めたほうがよいとする考え方もあり，近年は日本でも自殺や交通事故死などが公衆衛生上の問題としてとり上げられるようになってきた。

なお，日本国憲法第25条には次のように記されている。

「すべて国民は，健康で文化的な最低限度の生活を営む権利を有する。国は，すべての生活部面について，社会福祉，社会保障及び公衆衛生の向上及び増進に努めなければならない」

憲法は戦後すぐに制定されたが，当時は社会保障や社会福祉の考え方がまだ定まっていなかった。その後，日本の社会保障制度が具体化されるのに伴い，社会福祉や公衆衛生は社会保障の一環として認識されるようになった。すなわち1962（昭和37）年に国の社会保障審議会において，社会保障制度の総合調整に関する基本方策についての答申および社会保障制度の推進に関する勧告を行った。その中で国民を3つの階層に分け，貧困階層に対しては，生活保護などの公的扶助を，低所得層に対しては社会福祉を，一般階層に対しては社会保険を，そして全階層に共通するものとして公衆衛生が対応すべきであると位置づけた。さらに2000（平成12）年には同じ審議会で，新しい世紀に向けた社会保障という意見書を発表した。それによると，

「公衆衛生は国民全体を集合的な受益者である施策」とする一方，社会福祉，社会保障は，

「個人または世帯に現金または現物を給付する制度」

であるとされた。これが現在の考え方となっている。

このように公衆衛生は，健康面ですべての国民を対象とするが，実際には年齢，性，職業，あるいは疾病により，それぞれ異なった対策が必要となる。例えば，母性，乳児，幼児の健康保持・増進のためには対象に応じた保健指導，健康診査，医療などを総合的に行わなければならないし，老後の健康保持や医療の確保のためには，予防，治療，機能訓練についての保健事業が必要となる。

このため母子保健法，老人保健法（現 高齢者の医療の確保に関する法律）といった法律が制定され，国，都道府県，市町村を通じた一丸となった対策が行われてきた。同じように，小・中・高・大学の児童・生徒，学生などの健康保持のためには学校保健安全法，労働者の安全と健康の確保のためには労働安全衛生法が，さらに感染症の発生予防やまん延を防止するためには感染症の予防及び感染症の患者に対する医療に関する法律が，飲食物による衛生上の危害防止のためには食品衛生法が，精神障害者の医療・保護・発生予防および精神的健康の保持・増進のためには精神保健及び精神障害者福祉に関する法律が制定されている。

つまり憲法に規定されている公衆衛生の目標を達成するため，具体的には各種の法律を中心にした，いろいろな対策が講じられているといってもよいだろう。

近年，公衆衛生は単独で事業するだけでなく社会福祉との協調連携が必要とされるようになり，寝たきりの高齢者や精神障害者に対する保健と福祉の一体的な活動が進められる一方，行政機関でもこれに対応して都道府県の保健福祉部局，第一線機関である保健所と福祉事務所とを総合した保健福祉センターの設置などが行われている。

2．3　公衆衛生と予防医学

健康から疾病そして死に至るまでの間，それぞれの段階に応じて公衆衛生活動が必要となる。一般にこの段階を5つに分け，① 健康増進，② 疾病予防，③ 早期発見・早期治療，④ 治療（障害の軽減），および ⑤ 機能回復（リハビリテーション）・再発防止などの活動が必要と考えられており，これらを総合したものを総合保健または包括医療とよんでいる。

このうち健康増進と疾病予防を含めて1次予防，早期発見・早期治療を2次予防，治療と機能の維持，回復を含めて3次予防とよんでいる。そして公衆衛生活動は従来主として1次および2次予防を中心に行っていたが，近年は社会福祉と連携しながら3次予防，特に機能回復訓練についても力を入れるようになってきた。

まず1次予防であるが，基本的にバランスのよい食生活，身体を十分に動かすこと，

適度な休養と睡眠をとること，そしてストレス予防など，栄養・運動・休養を中心に健康増進が実施されている。また感染症予防のための予防接種，海外からの感染症を防ぐための検疫，食中毒を予防するための食品の監視，安全な水を供給するための水質検査，公害を防止するための環境基準の設定など，疾病予防に万全を期している。

さらに生活習慣病についても，食塩の過剰摂取が高血圧の，脂肪特に動物性脂肪の摂取が虚血性心疾患の，喫煙が肺がん・気管支がんの，過度の飲酒が肝疾患のリスクファクターであることなどの注意をよびかけており，特に1次予防が健康づくりの重点施策となっている。

2次予防である早期発見・早期治療は健康診査によって行われる。健康診査には個人が医療機関に行って検査を受けるものと，集団として委託医療機関，保健所，市町村保健センターあるいは健診車などで検査を行う方法の2つがある。このうち，公衆衛生活動として行われているものは主として後者の集団健診であり，日本では以前から特に重視され実施されている方法である。すなわち，母子保健では妊婦，乳児，学校保健では児童・生徒，学生，労働衛生では労働者，老人保健では40歳以上の者を対象に集団健診が行われており，先天性代謝異常児が発見されたり，早期がんがみつかり治療によって完全に回復したりといった効果が出ている。

3次予防のうち，治療は一般に医療機関で行われるが，公衆衛生の面からは，結核医療のように患者を登録して治療を中断させないようにしたり，必要な医療費を公費で負担したりしている。

最後の機能回復は，脳卒中の後遺症や事故などで寝たきりになった者に，リハビリテーションを行い少しでも日常生活を改善し，社会に復帰させようとするものである。

以上の総合保健を各段階で行うことにより，目標である健康で文化的な最低限度の生活を国民に送ってもらうことが公衆衛生の目的であるといえる。

2.4　プライマリーヘルスケアとヘルスプロモーション

1978（昭和53）年に採択されたアルマアタ宣言によるとプライマリーヘルスケアとは「自助と自決の精神にのっとり，地域社会または国が，開発の程度に応じて負担可能な範囲内で，地域社会の個人または家庭の十分な参加によって，実用的，科学的かつ社会的に受け入れられる手段と技術に基づいた欠くことのできない保健サービスである」と定義している。そしてプライマリーヘルスケアは健康増進，予防，治療，リハビリテーションなどのサービスの実施など地域社会における主要な保健問題を対象にするとともに次のものを含むものであるとしている。

① 地域社会における主要な保健問題とその予防方法や対策に関する教育
② 食料の供給と適正な栄養摂取の促進
③ 安全な水の十分な供給と基本的な環境衛生
④ 家族計画を含む母子保健サービス
⑤ 主要な伝染病に対する予防接種

⑥ 地方流行病の予防と対策

⑦ 一般的な疾病や障害の適切な処置

⑧ 必須医薬品の準備

また，WHOは1986（昭和61）年11月21日オタワで第1回ヘルスプロモーションに関する国際会議を開催しオタワ憲章を採択した。ヘルスプロモーションとは「人々が自らの健康をコントロールし，改善することができるようにするプロセスである」と定義するとともに，さらにヘルスプロモーションは保健部門だけの責任にとどまらず健康的なライフスタイルを超えて，well-beingにもかかわるものと述べている。そのうえでヘルスプロモーション活動の方法として，次の5項目を提言している。

① 健康的な公共政策づくり　② 健康を支援する環境づくり

③ 地域活動の強化　④ 個人技術の開発　⑤ ヘルスサービスの方向転換

そして，これらの提言を参加各国が実践するよう強く求めている。

2．5　公衆衛生活動の進め方

市町村が公衆衛生活動を行うには，まず地域の問題点を見出すことになる。地域の住民の「要望（ニーズ）さがし」が第一である。全くの知見なしに他がやっているのでうちでも，という発想や利益者の要望である活動では意味がない。地域住民の活動要望は何かを吟味して活動を決める必要がある。

この地域にはこの問題が絡んでいるようだとニーズが判ってきた場合，地域の状況を調査する必要がある。地域のデータを揃え，地域の問題点を探るために，まず地域の背景などを調査してみる必要があり，これを地域診断とよぶ。現代では高齢化に伴う問題が多いので，高齢者率，一人暮らし率，介護度率，寝たきり率などを市町村毎に調査し，集めたデータはグラフ化して比較してみる。地域活動決めは役所の数人で決めることではなく，地域住民や医師を含めた医療保健関係者などで成る検討委員会が設置されて具体的な活動を行う。委員会は種々の職種の集団であるので，検討に用いるデータは何人にも理解できるわかりやすいグラフ（見える化）にする必要がある。一般には健康問題の場合は保健師がデータを集め，役所側でグラフ化し，検討会での活動決定にゆだねられる。データは自分たちで歩いて得たものや，隣近所からの聞き取りなどを優先すべきで現状を反映したものでなければならない。

地域診断で，活動すべき問題点がいくつか上がった場合，優先順位を付ける必要がある。この判断はどの程度の危険性か，実施されなければどう影響していくかで検討する。これをリスクアナリシス（危険性分析）とよぶ。どの活動をまずせねばならないかが委員会で決定されることになるが，その活動がなされればどういう効果があるのか，なされなければどういう危険性があるのかの評価がなされる。これをリスクアセスメント（危険性事前評価）とよんでいる。検討会においてリスクアナリシスとリスクアセスメントで実行すべき活動が決定される。活動決定後に「地域保健活動計画書」の立案となる。地域での解決を目指すべく，事業目的・達成目標を設定し，対策をつくるが一気な解決は困難であり，段階ごとの計画書となる。事業目的や達成目標は可能な限り具体的であるべきで抽象表現を避けるべきである。後に事業評価するときに達成度を出すが，数値化したものは客観的で評価も簡単となる。

この地域診断から問題選出，リスクアセスメント，地域保健活動計画書作成の過程をリスクマネジメント（危険性管理）と呼んでいる。実行はPDCAサイクルでなされるべきである（図1-2）。公衆衛生活動は，計画（Plan）が作成され，実行され（Do），評価（Check）がなされていく。そして，次の段階への行動を正式な公的文書としてまとめる（Action）。それを基に次段階の計画書が作成され，実行されて地区の問題が解決されていくという正の螺旋（Spiral）事業となる。

2.6　予防医学のアプローチ

（1）ハイリスクアプローチとポピュレーションアプローチ

公衆衛生活動を進める効率のよい働きかけとして，ハイリスクアプローチとポピュレーションアプローチがある。ハイリスクアプローチは健康障害を起こす可能性のある危険因子を有する集団のうち，危険度がより高い者に対して特異的・優先的に危険因子を減らす予防策を講じることで疾病を予防する方法である。例えば，高血圧症患者に対して脳卒中予防のための高血圧管理対策や糖尿病患者数を低減あるいは予防するときあらかじめ家族の病歴などにおいてリスクがあるグループ（糖尿病者を親にもつ肥満児など）に対して集中的に教育や改善策を行う。それに対してポピュレーションアプローチは集団全体を対象とし，正常者をも含む軽度のリスク者に対して予防策を適用する方法である。つまり，広く住民に対して保健教育や生活改善対策を行う。

従来の保健医療はハイリスクグループに対するアプローチ（指導）が主であったが，近年はポピュレーションアプローチが多々とり入れられている。一般にポピュレーションアプローチはその効果が明確に見えにくく，定量化しにくいことが多い。そこで健康日本21（総論）ではハイリスクアプローチとポピュレーションアプローチを

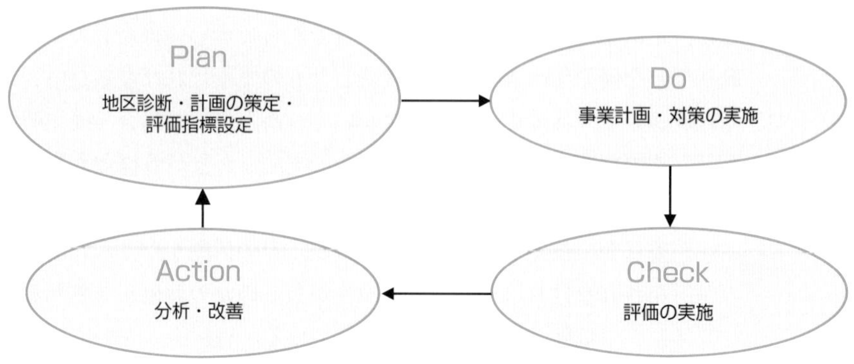

図1-2　健康管理のPDCAサイクル

適切に組み合わせて進めることが必要であるとしている。

(2) 予防医学のパラドックス

パラドックス（逆説）とは，従来ありえないと思ってきたことが，逆に正しいと考えられるようになってきたことを指している。これは，間違っていると信じてきたのが，何らかの証明で実は正しいことだったとなる場合と，社会の変革や人々の生活の違いなどで従来の反対の現象を起こしてきたため，と二つの理由による。医学では数十年経つとこのような事象が往々にして生じる。例えば，腰痛と高血圧は，かつて安静にすべきが定説であったが，今では運動不足が関与しているということで，腰痛体操や歩行など運動療法に変わってきた。

予防医学では，かつて生活習慣病や肥満は裕福な人に流行する疾患となっていたが，近年では低所得・低学歴・単純労働者など貧困層に多く，高所得・高学歴・高技術者など富裕層は少ないとなってきている。富裕層は健康意識が強く野菜や豆類などの摂取を多くし，多歩行なども積極的に取り入れている。貧困層は冷凍肉，砂糖を多く含んだドリンク，濃厚味を好むなどの傾向がみられるためとなっている。このような既成概念の逆転が生じていることを理解しておくべきである。

3．社会的公正と健康格差の是正

3.1 社会的公正の概念

健康における社会的公正（social justice）とは，ある集団にとって，地域や職業などで差異があってはならないということである。医療の提供においても地域や社会階層などによる差別があってはならず，どこでも誰でも同一診療が受けられることをさす。平均余命が短い，ある疾患の有病率が高いなどの不利があってはならない。

戦後しばらくは，日本は都会と地方の格差が歴然としていた。特に僻地では道路・鉄道などの整備が遅れ，医療機関へのアクセスが悪く，助かる命も助からないなどの状況が存在していた。都会では心臓病や糖尿病の合併症など慢性疾患による死亡が多く，地方では肺炎や胃腸炎など急性疾患による死亡が多かった。しかし，1958（昭和33）年の国民皆医療保険制度実施以降，全国同一水準の医療，同一値段が実現し，地域や社会階層による医療格差はほぼ解消されてきている。

近年，日本においても高額の差額ベッド，高度医療などが出現しているが，あくまでも一般ベッドや一般医療が用意されていることが前提であり，本人の希望で高額ベッドや高度医療などを選択できるにせよ，社会的公正は保たれている。米国では貧困で医療保険もないものは，社会福祉の枠組の中での医療に頼らざるをえず，医療の不公平性が存在するといえる。

3.2　健康格差

健康格差とは，ある集団の罹患率や死亡率が，全体平均より統計的有意差が大きい場合に，健康格差が存在するという考え方である。

国民皆保険制度で全国一律標準医療，同一値段の医療が提供されるようになってからは，都会と農山村・僻地の格差は一部の地域を残してほぼ解消されたといえよう。しかし，新しい医療格差がSES（socio economic status；社会経済状態）の違いで生じ始めている。SESは，指標数値化可能な学歴・年収などの違いをさす。

近年，低SES層に生活習慣病が多いという論文発表が多くみられ，生活困窮者に生活習慣病の罹患率が高いという結論が出されている。例えば，厚生労働省の国民健康・栄養調査によれば，低収入世帯と高収入世帯と比較した場合，低収入世帯層は高収入世帯層に比べ，野菜摂取量，運動習慣をもつ者が少なく，肥満率・喫煙者率・飲酒者率などが高い結果がみられる。その結果，肺がんや胃がんなどが多くなり，脳血管疾患・心疾患・糖尿病の罹患率などが高くなっている。加えて，低SES層では精神疾患罹患率が高くなり，自殺も無職者に多いことなども指摘されている。低SES層は，新鮮な野菜などよりも安価な加工食品や菓子などを多く購入する傾向があり，健康への注意と投資が少ないなどのためと解釈されている。

健康増進施策を進める際，SESの概念で対処していくことが得策となる。公衆衛生活動も今後は住民へのポピュレーションアプローチより，ハイリスクアプローチへの切り替えなどを考慮すべきである。

第2章

環境と健康

環境とは人をはじめとした生物が活動する場であり，環境の状態の良し悪しは公衆衛生の状態に直結する。この章では，人間活動によって引き起こされた地球環境問題，大気汚染，水質汚濁，公害がもたらす健康・生活への影響を学び，生態系の一員として環境問題について考える。さらに，水，空気，大気，廃棄物，放射線など身近な環境衛生の知識を修得する。これらを通じて，地球資源によりもたらされる恩恵を持続可能な形で次世代へと引き継いでいくための知識とともに，環境と健康との関わりを学ぶ。

1．生態系と人々の生活

1.1　生態系と環境の保全

地球の自然環境は，地圏，水圏，気圏といった無生物環境と，その環境で生活を営む様々な生物群である生物環境（生物圏）で構成されている。この無生物環境と生物環境をひとまとめにして総合的に捉えたものは生態系（エコシステム）とよばれている。さらに，生物圏内において，生物は生産者，消費者，分解者の3種に大別される。生産者（植物，藍藻類など）は，太陽光エネルギーを用いて光合成により無生物環境中の無機物から有機物を産生する。消費者（草食動物，肉食動物）は生産者が産生した有機物をエネルギーとして消費する。分解者（細菌などの微生物）は生産者および消費者の排泄物や死骸などを分解し，有機物を無機物へと分解して再び無生物環境へと循環する。このように，生態系内では栄養素などの物質やエネルギーが相互に移行しながら循環している。

生産者は自身でエネルギーを産生することができ，エネルギー供給を他の生物に依存しない（独立栄養生物）が，消費者および分解者はエネルギー供給を他の生物に依存している（従属栄養生物）。そのため，生物圏内では「食う－食われる（捕食－被食）」の関係が複雑に連続しており，この関係を食物連鎖という。食物連鎖の出発点は生産者である植物であり，次に，植物を捕食する草食動物（一次消費者），草食動物を捕食する小型肉食動物（二次消費者），最後にこれらの動植物を大型肉食動物（高次消費者）が捕食することによって，より高次の消費者へと物質とエネルギーが受け継がれる。食物連鎖の基盤となる地球環境の保全は人類の責務である。

一方，無生物環境に化学物質が残留し過剰に蓄積すると，生物環境に対して不利益な状況が発生する場合がある。これを環境汚染といい，その原因となる化学物質は環境汚染物質とよばれる。環境汚染物質の排出源は，工業，産業活動など人間の生活活動によるものである。そのため，人間には生態系を構成する一員として，環境汚染の軽減が強く求められている。

1.2　地球規模の環境問題

生態系における物質やエネルギーの循環に支障が生じない範囲であれば，環境汚染物質が排出されても生態系への悪影響や環境破壊は起こらない。しかしながら，産業革命以降，急激な都市部への人口集中や産業活動の活発化に伴い，世界規模で自然環境や生態系へと自然浄化の能力をはるかに超えた影響を及ぼしてきた。その結果，人間活動による地球規模の環境問題（地球環境問題）が生じ，次世代に向けての自然環境や生態系の保全対策が急務となっている。

近年，地球環境問題に対して国際的に多くの会議が開催されて論議が続けられている。1992（平成4）年にブラジルで開催された，環境と開発に関する国連環境開発会議（UNCED；地球サミット）では，環境と開発に関するリオデジャネイロ宣言（リオ宣言）やアジェンダ21などが採択され，地球温暖化対策のための気候変動枠組条約および生物多様性保全条約の署名などが行われた。地球環境問題は，先進国では経済活動水準の高度化，開発途上国では貧困と人口の急増・都市集中，国際的な相互依存関係の拡大などを背景とした問題であり，国際的な取り組みを継続し，生態系の破壊により直面している人類存続の危機を回避する必要がある。

（1）地球温暖化

地球温暖化は最も危惧されている地球環境問題である。産業革命以降の急激な経済発展により，大気中の温室効果ガスが増加し続け，地球の平均気温が上昇している。2013～2014（平成25～26）年公表の気候変動に関する政府間パネル（IPCC）の第5次評価報告書によると，今世紀末までの世界平均地上気温の上昇は0.3～4.8℃，世界海面水位の上昇は26～82 cmの範囲に入る可能性が高いと予想されている。その結果，海面上昇，気候変動，生態系の変化などを引き起こし，人の生活環境や食糧供給に多大な影響を及ぼすことが懸念されている。

温室効果ガスには太陽エネルギーや地表から発生した熱が地球外へと放出されないようにする役割があり，水蒸気，二酸化炭素，メタン，フロン類などがある。水蒸気の量は自然のバランスに基づくものであるが，その他の温室効果ガスは人間活動によって増加する。二酸化炭素は他の温室効果ガスと比較して大気中濃度が高いため，地球温暖化への寄与が最も高い。二酸化炭素は生態系内で常に発生しているが，近年の濃度増加は化石燃料の燃焼が主な原因である。産業革命以前の大気中二酸化炭素濃度は280 ppm程度であったが，近年は400 ppmにまで増加している。

1997（平成9）年，国連の気候変動枠組条約第3回締約国会議（COP3）が京都で開催され，先進国の温室効果ガスの排出量の削減目標等を定めた京都議定書が採択された。この議定書では，先進締約国における温室効果ガスの排出削減率を国別に求め，二酸化炭素，メタン，一酸化二窒素，ハイドロフルオロカーボン，パーフルオロカーボン，六フッ化硫黄の6種類について2008～2012（平成20～24）年の第一約束期間内の排出量を，1990（平成2）年と比較して少なくとも5%（日本6%，米国7%，EU 8%）削減することが求められた。また，京都議定書に盛り込まれた温室効果ガス削減のための社会的な仕組み（京都メカニズム）のひとつとして排出権取引（排出量取引）が盛り込まれている。京都議定書は対象国に明確な義務を課した点で画期的なものであったが，最大排出国である米国が経済への悪影響と開発途上国の不参加などを理由に離脱するという問題があった。さらに，2008年に開催された主要国首脳会議（洞爺湖サミット）では，2050年に世界の温暖化ガス排出量を半減させることが合意され，太陽光発電や燃料電池など新エネルギーの導入推進，CO_2排出権取引（排出量取引）など低炭素社会実現に向けた取り組みが進んでいる。また，2015（平成27）年より，削減対象となる温室効果ガスとして，京都議定書で定められた6種類に加えて三フッ化窒素が追加されている。2015（平成27）年のCOP21では2020（令和2）年以降の新たな国際枠組みとして，すべての国が温暖化対策に取り組むパリ協定が採択された。日本ではこのパリ協定を踏まえ，長期目標として2050年までに80%の温室効果ガスの排出削減を目指す「地球温暖化対策計画」を2016（平成28）年に閣議決定している。

（2）オゾン層の破壊

成層圏に存在するオゾン層には，太陽光に含まれる有害紫外線を吸収する役割がある。近年，フロンなどの化学物質によるオゾン層の破壊が進行し，地表への有害紫外線量の増加による生態系への影響が危惧されている。オゾン層は高緯度ほど薄くなっており，特に南極上空では顕著なオゾン量の減少（オゾンホール）が観察されている。オゾンホールの形成は1970年代中頃から観察され，1980～1995年頃には急激に拡大したが，2000年代以降は拡大と縮小を繰り返している。

オゾン層破壊の主な原因となっている化学物質はフロン類である。フロンは，メタンやエタンなどの炭化水素の水素原子を塩素あるいはフッ素原子で置換した化合物の総称であり，化学的安定性が高く，かつ毒性も低いため，冷房機器の冷媒，精密機器の洗浄剤，スプレー類の噴射剤として多用されていた。フロンに臭素原子が加わった化合物はハロンとよばれ，消火剤に使用されていた。オゾン層の破壊には塩素原子と臭素原子が大きく寄与しており，これらの原子を含む場合は特にオゾン層破壊作用が強い。また，フロンには温室効果ガスとしての作用もある。

オゾン層保護のための国際的取り組みとしてウィーン条約が1985（昭和60）年に，オゾン層を破壊する物質に関するモントリオール議定書が1987（昭和62）年に採択されている。その後，オゾン層の破壊が予想以上に進行していたことから，数回にわたる議定書改正などによって規制強化が図られ，オゾン層破壊物質の生産，消費の段階的な削減などを行うことが合意された。モントリオール議定書では，クロロフルオロカーボン，ハイドロクロロフルオロカーボンなどの特定フロンおよびハロンなどに加え，2016（平成28）年10月には非常に高い温室効果を持つ代替フロンのハイドロフルオロカーボンも規制対象となった。

日本国内では，1988（昭和63）年にウィーン条約およびモントリオール議定書に基づいて，特定物質の規制等によるオゾン層の保護に関する法律（オゾン層保護法）が制定され，フロン類の生産および輸入の規制が行われた。さらに，2001（平成13）年に，特定製品に係るフロン類の回収及び破壊の実施の確保等に関する法律（フロン回収・破壊法）が制定された。その後，国際的なハイドロフルオロカーボンの規制の動きに合わせ，さらにフロン類の製造から破壊に至るまでのライフサイクル全体における包括的な対策を推進するため，フロン回収・破壊法が改正され，フロン類の使用の合理化及び管理の適正化に関する法律（フロン排出抑制法）として2015（平成27）年に施行された。さらに，2020（令和2）年4月から改正フロン排出抑制法が施行されている。

（3）酸性雨

雨水の酸性度を示す水素イオン指数（pH）は，通常大気中の二酸化炭素のみが雨水に溶けて変動すると仮定され，この場合のpHは5.6となる。化石燃料の燃焼で硫黄酸化物（SOx）や窒素酸化物（NOx）が発生して大気中の水分に溶け込むと硫酸や硝酸が生成し，雨水のpHが低下した結果，pH 5.6以下となった雨水を酸性雨と定義されている。酸性雨は河川，湖沼，土壌水の酸性化，樹木の枯死，建造物へと広範囲に深刻な影響を及ぼし，生態系の破壊へとつながる。

酸性雨は国境を超え，発生源から遠く離れた地域にも影響を及ぼす。例えば，日本における酸性雨の主な原因は，中国大陸で発生して偏西風によって運ばれてきたSOxやNOxである。そのため，酸性雨の対策には国際的な協力が必要である。酸性雨に関する国際条約として，長距離越境大気汚染条約（ジュネーブ条約）が1979（昭和54）年に採択され，酸性雨等越境大気汚染の防止対策や被害影響の研究，モニタリングの実施，情報交換の推進などの義務が定められている。また，東アジア酸性雨モニタリングネットワーク（EANET）構想は日本の環境庁（当時）から提唱されたものであり，2001（平成13）年から国際的研究協力，技術協力等を目指した取り組みとして開始されている。

（4）熱帯林・森林の減少

熱帯地域の開発途上国では，人口増加とそれに伴う農地の拡大，生活燃料の薪炭材への過剰伐採，焼畑，過放牧などにより熱帯林が急激に減少している。また，世界の森林は40億haで陸地面積の約31％を占めるが，国連食糧農業機関（FAO）では，2000～2005（平成12～17）年の間に，年平均約730万haが減少したと報告している。

熱帯林・森林の減少は，大気中の二酸化炭素濃度の上昇を引き起こして地球温暖化の原因となるだけでなく，砂漠化，野生動物種の減少にもつながり，これらの地球環境問題とともに生態系への影響が危惧されている。

熱帯林の保全を図るための取り組みとして，2006（平成18）年に新たに国際熱帯木材協定（ITTA）が採択され，生産国への熱帯木材の輸出を，持続可能に経営されている供給源からのものにするための生産国への支援などが強化されている。

（5）砂 漠 化

砂漠とは，土壌の乾燥により植物の生育が極めて少ない，あるいは欠如している地域である。干ばつ，乾燥化などの気候的要因に加えて，家畜の過放牧，森林の過剰伐採などの人為的要因により，安定な土地の劣化，浸食，塩性化などが生じる現象を砂漠化という。全陸地の約1/4（耕作可能な乾燥地域の約70％），世界人口の約1/6が砂漠化の影響を受けており，干ばつ，飢餓，生物多様性の損失をもたらしている。

1994（平成6）年，パリにおいて砂漠化対処条約が採択され，同年発効した。これにより，アフリカ諸国など深刻な干ばつや砂漠化に直面している国に対処するための計画・戦略を策定・実施することに対して，先進国が支援することなどが定められている。

（6）野生生物種の減少

種の絶滅の防止，生物多様性の保全は世界的な課題である。野生生物種の減少が進んでおり，1990（平成2）年以降30年間に全世界の5〜15％の種が絶滅の危機に瀕していると推計されている。生物種の減少は人類に有用な資源の喪失をもたらすものであり，生物多様性の保全は不可欠である。

野生生物種の保護に関する国際的取り組みとして，絶滅のおそれのある野生動植物の種の国際取引に関する条約（ワシントン条約，1975（昭和50）年発効），水鳥の生息地として国際的に重要な湿地に関する条約（ラムサール条約，1975（昭和50）年発効），生物の多様性に関する条約（1993（平成5）年発効）などがある。

（7）有害廃棄物の越境移動

先進国でも処理が困難な有害廃棄物が，処分費用が安価で規制が緩い開発途上国へと輸出（越境移動）され，不適切な処理のために途上国の環境を汚染するという問題が発生している。有害廃棄物の越境移動は生態系の破壊にもつながるため，先進国も開発途上国も含めた地球的規模の対応が必要である。有害廃棄物の国境を越える移動及びその処分の規制に関する条約（バーゼル条約）が1992（平成4）年に発効され，2020（令和2）年にはリサイクルに適さない「汚れたプラスチックごみ」が規制対象に追加された。日本では，バーゼル条約発効の同年に「特定有害廃棄物等の輸出入等の規制に関する法律（バーゼル法）」が公布され，2021（令和3）年の改正では「汚れたプラスチックごみ」の国内リサイクルがこれまで以上に求められるようになった。

(8) 海洋汚染

陸上で発生した廃棄物の海洋投棄，船舶の事故による原油流出，有害化学物質などによる海洋全般の汚染の進行により，海洋資源および生態系への深刻な影響が生じる。特に北海，バルト海や地中海，日本の東京湾や瀬戸内海のような閉鎖性海域では，富栄養化によるプランクトンの異常増殖による赤潮が多発するなどの問題が深刻化している。

海洋汚染に関する国際的な取り組みとしては，廃棄物その他の物の投棄による海洋汚染の防止に関する条約（ロンドン条約，1975（昭和50）年発効），船舶による汚染の防止のための国際条約（マルポール73/78条約，1983（昭和58）年発効）がある。また，大規模タンカー油流出事故を契機に，油による汚染に係る準備，対応及び協力に関する国際条約（OPRC条約）が1995（平成7）年に発効された。2001（平成13）年には有機スズ化合物を含有する船底塗料の使用の規制を目的に，船舶についての有害な防汚方法の管理に関する国際条約（AFS条約）が採択された。日本では，廃棄物の処理及び清掃に関する法律（廃棄物処理法）や海洋汚染及び海上災害の防止に関する法律（海洋汚染防止法）が定められている。2007（平成19）年以降は，一部で従来行われていたし尿の海洋投棄が全面禁止されている。

さらに，近年ではマイクロプラスチック（直径5 mm以下の微細なプラスチックごみ）による海洋汚染が地球規模で広がっている。マイクロプラスチックには脂溶性の高い化学物質が吸着しやすい性質があり，残留性有機汚染物質（POPs，2.1(3) 参照）の吸着が確認されている。そのため，食物連鎖を介して生態系に悪影響を及ぼす可能性が懸念されており，海洋のプラスチック廃棄物や海洋ごみに対処する国際的な連携・協力の強化が急務となっている。

2．環境汚染と健康影響

2．1　環境汚染

(1) 環境保全対策

環境汚染は人に対する健康被害や生態系の破壊の原因となる。しかしながら，環境汚染の主な原因は事業活動など人間の生活活動によるものである。そのため，行政が中心となって国民の健康保護や生活環境の保全を積極的に行う必要がある。日本の環境政策は，公害対策基本法（1967（昭和42）年制定）と自然環境保護法（1972（昭和47）年制定）が統合，整備され，1993（平成5）年に制定された環境基本法に基づいて実施されている。環境基本法の基本理念として，①現在および将来の世代の人間への環境の恵沢の享受，②環境への負荷が少ない持続的発展が可能な社会の構築，③国際的協調の下での地球環境保全の積極的な推進，の3点が掲げられている。

環境基本法に基づき，環境の保全に関する施策の推進を図るための環境基本計画が政府により定められている。1994（平成6）年の第一次計画に始まり，2018（平成30）年には第五次環境基本計画が閣議決定された。この第五次計画では国際目標である持続可能な開発目標（SDGs）の考え方を活用しながら，経済，国土，地域，暮らし，技術，国際といった6つの重点戦略を設定し，将来に渡っての質の高い生活をもたらす新たな成長につなげていくこととしている。

（2）典型七公害

環境基本法において，公害は「事業活動，その他の人の活動に伴って生ずる相当範囲にわたる汚染によって，人の健康又は生活環境に係わる被害が生じること」と定義されている。この法律においては，大気汚染，水質汚濁，土壌汚染，悪臭，騒音，振動，地盤沈下を典型七公害とよび，このような環境問題の対策を総合的に推進することが定められている。また，建築物による日照阻害，放送電波の受信障害など人間活動の結果として生み出され，一般公衆や地域社会に有害な結果を及ぼす現象も公害として捉えられる。

1）大気汚染

①　大気汚染の原因　人間生活ならびに産業活動によって大気中へと排出された汚染物質が，多くの住民に不快感や健康被害あるいは生態系に悪影響を及ぼす濃度となっている大気の状態を大気汚染という。大気汚染物質による汚染度は天候，風速，風向，大気安定度などの気象条件や地形などによって大きく影響を受ける。大気が安定（気流が停滞した）な状態では汚染物質が滞留し，大気が不安定（気流が発生した）な状態では汚染物質が拡散される。特に，大気下層の気温が上層よりも低くなる逆転層の発生は，大気が安定な状態となり大気汚染度に最も大きな影響を与える。逆転層が発生する原因には，放射冷却による放射性逆転（接地性逆転），盆地などの低地で起こる地形性逆転，高気圧圏内で起こる沈降性逆転，寒冷前線が関係する前線性逆転がある。

大気汚染物質の発生源には，工場などの固定発生源と，自動車などの移動発生源がある。また，発生源から直接大気中へと排出される一次汚染物質と，一次汚染物質が大気中で太陽光による光化学反応などを受けて生成する二次汚染物質がある。大気汚染物質はその形状により，一酸化炭素，二酸化炭素，窒素酸化物，硫黄酸化物，光化学オキシダントなどのガス状物質と，ばい煙，浮遊粒子状物質などの粒子状物質に大別される。これら汚染物質の主な健康障害は，皮膚や粘膜に直接触れることによる刺激症状や，吸入による気管支や肺などの呼吸器障害，肺胞から血液中に移行することによる中枢神経障害がある。代表的な大気汚染物質の発生源と生体影響を表2-1に示す。

②　大気汚染に関係する環境基準と排出基準　大気汚染に関係する環境基準は環境基本法により設定されており，二酸化硫黄，二酸化窒素，一酸化炭素，浮遊粒子状物質（SPM），微小粒子状物質（$PM_{2.5}$），光化学オキシダント，ベンゼン，トリクロ

表2-1　代表的な大気汚染物質の発生源と影響

汚染物質	発生源と環境基準の達成率	影　響
二酸化硫黄（SO_2）	硫黄分を多く含む化石燃料の燃焼に伴い発生する。大気中で水分を吸収しH_2SO_4となり，硫酸ミストとなる。燃料・排煙の低硫黄化・脱硫対策により近年の環境基準の達成率は高い（2020年は，一般局，自排局ともにほぼ100％）。	易水溶性で，吸入されると上気道に吸着され，気管支，喉頭，鼻粘膜などに刺激性があり，慢性気管支炎，ぜん息，肺気腫の原因となる。酸性雨の原因物質である。四日市ぜん息など多くの大気汚染の原因物質として知られている。
二酸化窒素（NO_2）	高温での燃焼により発生する一酸化窒素（NO）の酸化により生成する。固定発生源対策，自動車排出対策等が行われ，近年の環境基準の達成率は高い（2020年は，一般局100％，自排局ほぼ100％）。	目や呼吸器を刺激し，水に吸収されにくいので下部気道（肺の深部）にまで到達し，慢性気管支炎や肺水腫を起こす。酸性雨の原因物質でもある。
一酸化炭素（CO）	燃料等の不完全燃焼によって発生する。自動車排出ガスが主な発生源である。現在ではすべての地域で環境基準を達成している。	血液中のヘモグロビンと親和性が強く（酸素の200倍以上），酸素の組織への運搬能を阻害する。中毒の初期症状は，吐気，頭痛，めまいを起こし，症状の進行とともに意識障害を起こす。温室効果ガスであるメタンガスの寿命を長くする。
浮遊粒子状物質（浮遊粉じん）	大気中に浮遊し，粒径10 μm以下のものをいう。発生源は多種多様で，化石燃料等の燃焼（工場，事業場のばい煙，ディーゼル自動車排出ガス）によって生じるが，土壌など自然界に起因するものもある。また，大気中での光化学反応等によって二次的にも生成する。近年の環境基準の達成率は高い（2020年は，一般局ほぼ100％，自排局100％）。	微小であることから長期間大気中に滞留し，吸入により肺や気管に沈着して呼吸器に悪影響をおよぼす。粒径0.1〜5 μmのものは，肺胞に沈着しやすい。ディーゼル排気微粒子は，ヒトに対する発がん性や気管支ぜん息・花粉症等のアレルギー性疾患との関連性が懸念されている。浮遊形態は，ミスト，フューム，エーロゾル，粉じん，煙（smoke），蒸気などがある。
微小粒子状物質（$PM_{2.5}$）	大気中に浮遊している2.5 μm以下の小さな粒子のことで，従来から環境基準に定められている浮遊粒子状物質（10 μm以下）よりも小さな粒子。2009年に環境基準が設定され，2010年度より測定が開始されている。2020年度の環境基準達成率は，一般局98.3％，自排局98.3％。	粒子の大きさが非常に小さく，肺の奥まで入りやすく，ぜん息や気管支炎などの呼吸器系の疾患，肺がんのリスクの上昇や，循環器系への影響を引き起こすとされている。たばこの煙にも多くの有害な微小粒子が含まれる。
光化学オキシダント	窒素酸化物（NOx）と炭化水素類が太陽光（紫外線）の作用により反応して生成されるオゾン，アルデヒド，パーオキシアシルナイトレート（PAN）などの，強い酸化力をもった物質の総称である。主成分は，オゾンである。光化学スモッグの主原因物質である。気象条件により大きく左右されるが，環境基準の達成率は極めて低い水準にある（2020年は，一般局，自排局ともに0％）。	粘膜への刺激，呼吸器への悪影響など人間の健康に悪影響をおよぼすほかに農作物などへの影響もみられる。光化学オキシダント濃度の1時間値が0.12 ppm以上で，気象条件からみて，汚染の状態が継続すると認められるときには「光化学オキシダント注意報」が発令される。同様に0.24 ppm以上で「光化学オキシダント警報」が発令される。

資料）厚生労働統計協会編：国民衛生の動向2022/2023（2022），荒木　峻ほか編：環境科学辞典，東京化学同人（1985），緒方正名編：詳述衛生・公衆衛生学，同文書院（1988），井村伸正・渡部　烈編：薬学における衛生・公衆衛生学，丸善（1988）

ロエチレン，テトラクロロエチレン，ジクロロメタンが該当する。また，ダイオキシン類の環境基準はダイオキシン類対策特別措置法によって定められている。さらに，大気汚染防止法により固定発生源と移動発生源に対する排出規制が定められている。加えて，大都市圏（埼玉，千葉，東京，神奈川，愛知，三重，大阪，兵庫）の特定地域では，自動車から排出される窒素酸化物及び粒子状物質の特定地域における総量の削減等に関する特別措置法（自動車NOx・PM法）によってトラック，バス，ディーゼル乗用車に対する規制が行われている。

2）水質汚濁

①　自浄作用と富栄養化　水質汚濁は，人間生活によって生じる生活雑排水，産業排水，農業排水が河川，湖沼，海域の公共用水域へと流入することによって起こる。公共用水域に汚染物質が流入した場合，通常は自浄作用によって清浄な元の状態へと戻ろうとする。自浄作用には，①希釈，拡散，沈殿，ろ過などの物理的作用，②酸化，還元，加水分解反応などの化学的作用，③微生物による好気的あるいは嫌気的分解などの生物学的作用がある。この自浄作用が機能できないほどの汚染物質の流入量が増えた場合，水が汚濁して水質が悪化する。

公共用水域に汚染物質が流入し，水中のリンや窒素などの栄養塩類の濃度が高まることによって植物プランクトンが異常増殖する現象を富栄養化という。富栄養化は水の流れが滞留した湖沼や閉鎖性海域で起こりやすい。ケイ藻類が異常発生した海域では海面が赤色や褐色を呈することがあり，これは赤潮とよばれる。また，湖沼に藍藻類の一種であるアオコが異常発生すると，水の華とよばれる湖面が緑色となる現象が起こる。特に，水道水の水源となる湖沼やダム湖で富栄養化が発生すると，藍藻類が生成するカビ臭物質のジェオスミンや2-メチルイソボルネオールによって水道水の異臭（カビ）味が発生する原因となる。また，藍藻類の一種であるミクロキスティスは肝臓毒であるミクロシスチンを産生し，水道水の安全性を脅かす原因となる。

②　水質汚濁に関係する環境基準と排水基準　水質汚濁に関係する環境基準は環境基本法に基づき，生活環境の保全に関する環境基準と人の健康保護に関する環境基準が定められている。生活環境の保全に関する項目には，水の酸性度を示す水素イオン濃度（pH），有機物質汚染の指標となる生物化学的酸素要求量（BOD）ならびに化学的酸素要求量（COD），浮遊物質量（SS），大腸菌群数などの項目がある。人の健康保護に関する項目には27項目が設定されており，アルキル水銀，PCB，全シアンの3項目については「検出されないこと」とされている。環境基準の達成率は，人の健康保護に関する環境項目は99.1％（2020（令和2）年度）でほぼ達成されている。一方，下水道対策が十分でないなどの理由により，生活環境の保全に関する項目では，BODまたはCODの環境基準の達成率は望ましい状況に至っておらず，湖沼での達成率が低い状況である（河川93.5％，湖沼49.7％，海域80.7％）。また，地下水の汚染の状況については，施肥，家畜排せつ物，生活排水等が原因とみられる硝酸性窒素及び亜硝酸性窒素の項目で基準値の超過率が高い傾向がみられている（2020年度環境省

調査）。

公共用水域の水質保全のための排水基準は水質汚濁防止法で定められており，工場などからの産業排水に対する規制が行われている。この排水基準においては，アルキル水銀が「検出されないこと」とされている。

3）土壌汚染

土壌汚染は，工場などからの漏えいや不法投棄によって有害化学物質が土壌中に排出，蓄積した状態であり，農作物や地下水に影響して人の健康に悪影響を及ぼすおそれがある。また、栄養分や水を土壌から取り込む植物は食物連鎖の下位に位置しているため，土壌を介した有害化学物質の生物濃縮が懸念される。その逆に，水や大気から二次的に土壌が汚染されることもある。

土壌汚染に関係する環境基準は土壌汚染対策法により定められており，PCBなどの有機塩素系化合物やカドミウム，アルキル水銀などの重金属化合物，有機リン化合物などは特定有害物質に指定されている。また，ダイオキシン類対策特別措置法により，土壌中ダイオキシン類の環境基準が設定されている。さらに，水質汚濁防止法，大気汚染防止法，廃棄物の処理及び清掃に関する法律（廃棄物処理法），農薬取締法でも土壌中の有害化学物質が規制されている。

4）悪　臭

人に不快感や嫌悪感を与える臭いの総称を悪臭という。悪臭防止法においては，悪臭の原因となるアンモニア，メチルメルカプタン，硫化水素などの化学物質22種を特定悪臭物質に指定し，その規制基準値の範囲は工場や事業所の敷地境界線における大気中許容濃度で設定されている。また，嗅覚は個人差があるため，その規制基準には特定悪臭物質の濃度とともに，人の嗅覚を用いた指数（臭気指数）が用いられている。

5）騒　音

騒音は不快感や生活妨害の原因となり，公害に関する苦情の中でも件数が多く，増加傾向にある。騒音に関する環境基準は，一般騒音，道路に面する地域，航空機騒音，新幹線騒音において設定されている。また，工場からの騒音については騒音規制法で規制されている。

6）振　動

振動公害として問題となるのは，主に工場，建設現場，交通からの振動による睡眠妨害や物的被害である。振動の環境基準は設定されていないが，工場，建設作業，道路交通からの振動を対象とした規制基準が振動規制法により設定されている。

7）地盤沈下

地下水の過剰な採取により地盤中の粘土層の収縮が起こる現象を地盤沈下という。長期的な地盤沈下は建築物の損壊や洪水による浸水被害の原因となる。そのため，工業用水法や建築物用地下水の採取の規制に関する法律により，地下水の過剰な取水が制限されている。

（3）化学物質による環境汚染

2023（令和5）年4月時点では，米国化学会の情報部門であるChemical Abstracts Service（CAS）には2億7,900万以上の化学物質が登録されており，その登録数は日々増加している。また，工業的に生産される化学物質は世界で約10万種存在するといわれており，その種類と生産量は年々増加傾向にある。様々な工業製品の製造で使用される化学物質は，人間の生活の利便性を向上させた一方で，製造，使用，廃棄の過程で環境中に排出され，拡散，蓄積によって人間の健康や生態系に悪影響を及ぼすことが懸念されている。

1）有害化学物質による環境汚染と保全対策

化学物質の製造，使用，廃棄については，種々の法律に基づいて規制されている。有害化学物質による環境汚染や人および生態系への悪影響を未然に防止するための法律として，化学物質の審査及び製造等の規制に関する法律（化審法），特定化学物質の環境への排出量の把握等及び管理の改善の促進に関する法律（化管法；PRTR制度・SDS制度の2本立ての法律），廃棄物の処理及び清掃に関する法律（廃棄物処理法），農薬取締法，大気汚染防止法，水質汚濁防止法，土壌汚染対策法などが該当する。

化学物質の中には，環境中で分解されにくく残留性が高い（難分解性），脂溶性が高く生物体内に蓄積されやすい（高蓄積性），人や生態系に悪影響を示す（毒性），拡散することで広範囲を汚染する（長距離移動性）という性質を有するものがある。このような化学物質は残留性有機汚染物質（POPs）とよばれる。

POPsによる人の健康および環境の保護を目的に，2004（平成16）年に残留性有機汚染物質に関するストックホルム条約（POPs条約）が発効され，2021（令和3）年3月現在ではPCBやダイオキシン類などの有機ハロゲン化合物を中心に33物質が対象となっている。

2）有機ハロゲン化合物による環境汚染

ポリ塩化ビフェニル（PCB）は化学的安定性，脂溶性，不燃性，絶縁性に優れた有機塩素系化合物であり，幅広く工業製品に使用されてきた。しかし，これらの優れた性質が環境を広範囲に汚染することとなり，PCBによる環境汚染は今現在も続いている。また，1968（昭和43）年にPCBが混入した食用米ぬか油による大規模食品汚染事故（カネミ油症事件）が発生し，化学物質の審査及び製造等の規制に関する法律（化審法）が制定される契機となった。その後，1972（昭和47）年にはPCBの製造・使用は禁止されている。後年の調査により，カネミ油症事件の原因油からPCBとともにポリ塩化ジベンゾフラン（PCDF）が検出され，現在ではPCDFとPCBの異性体の一種であるコプラナーPCB（Co-PCBs）がこの事件の主な原因物質とされている。

ポリ塩化ジベンゾ-*p*-ジオキシン（PCDDs），PCDFsおよびCo-PCBsの3種の化合物群を総称してダイオキシン類といい（図2-1），塩素原子を含む廃棄物の焼却や有機塩素系農薬の製造時の副産物として非意図的に生成する（非意図的生成物）。ダイオキシン類は化学構造が類似しているため，化学的性質，環境中動態や毒性も類似し

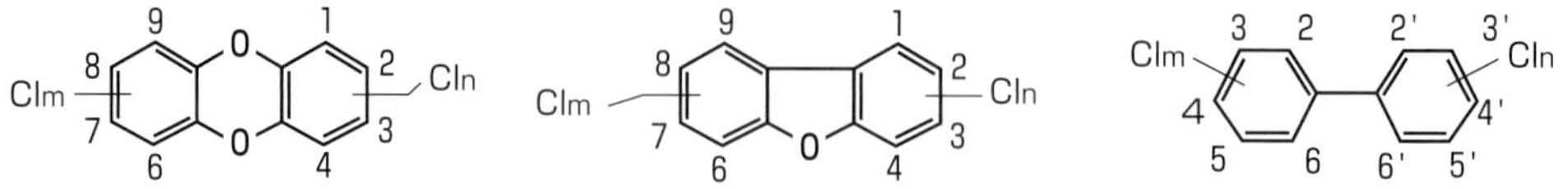

PCDD (m+n=1~8)　　PCDF (m+n=1~8)　　Co−PCB (m+n=4~7)

図2-1　ポリクロロジベンゾ-*p*-ジオキシン（PCDD），ポリクロロジベンゾフラン（PCDF）およびコプラナーPCB（Co − PCB）の化学構造式

ている。ダイオキシン類には多数の構造異性体が存在し，四塩化体PCDDsである2,3,7,8-TCDDの毒性が最も高い。ダイオキシン類の亜急性毒性にはニキビ様皮疹（クロルアクネ），歯茎や爪への色素沈着，倦怠感がある。また，難分解性で脂溶性が高いことから，食物連鎖を通した生物濃縮による慢性的な毒性が問題となり，ダイオキシン類の慢性毒性として催奇形性，発がん性，免疫抑制，生殖毒性，内分泌かく乱作用などがある。人は主に食品を介してダイオキシン類を摂取しており，大部分は魚介類からの由来で，肉類，牛乳・乳製品がこれに続いている。

ダイオキシン類による環境汚染対策として，1999（平成11）年にダイオキシン類対策特別措置法が制定された。この法律においては，ダイオキシン類に関する規制基準や人の健康基準として水，大気，土壌における環境基準値などを設定している。この基準値の単位は，各異性体の毒性を2,3,7,8-TCDDの毒性を1としたときの相対値で表す毒性等価係数（TEF）を用いて，TEFに各異性体の実測濃度を乗じた数値の総和である毒性等量（TEQ）で表される（巻末付録参照）。

ドライクリーニング剤や電子部品の洗浄剤として使用されているトリクロロエチレンやテトラクロロエチレンは，地下水の混入による水質汚染が問題となっている。これらの物質は環境基準や水道法における水質基準の規制値が設定されており，化審法による規制対象でもある。現在は代替物質への置き換えが進んでいる。また，水道水の塩素消毒副生成物であるトリハロメタンや，オゾン層破壊作用を示すフロン類およびハロン類も低沸点有機ハロゲン化合物に分類される。

家電製品などのプラスチック製品や電子基板，カーテンなどの繊維製品には，燃焼の抑制を目的に難燃剤が添加されている。難燃剤の一種である臭素系難燃剤としてポリ臭素化ビフェニル，ポリ臭素化ジフェニルエーテル，ヘキサブロモシクロドデカンなどがあり，PCBやダイオキシン類と同様の環境汚染を起こすことが明らかになってきている。さらに，ペルフルオロオクタン酸やペルフルオロオクタンスルホン酸などの有機フッ素系化合物による環境汚染も新たな問題となってきている。現在，これらの化合物は化審法やストックホルム条約（POPs条約）により国際的に規制が進められている。

3）内分泌かく乱化学物質による環境汚染

内分泌かく乱化学物質（いわゆる環境ホルモン）は，「生体の恒常性，生殖，発生，あるいは行動に関与する種々の生体内ホルモンの合成，貯蔵，分泌，体内輸送，結合，作用あるいは排除などを阻害する生体外由来の物質」と定義されている。女性ホルモン（エストロゲン）様作用を示すものが多いが，抗男性ホルモン（アンドロゲン）様作用や甲状腺ホルモン様作用を示すものもあり，生体内の正常なホルモン作用をかく乱し，野生生物では生殖異常の原因物質とされている。特定の野生生物種や人の生殖機能などへの影響の疑いは否定できないものの，科学的な裏付けは明確ではない部分も多く，未だ確固たる結論は得られていないのが現状である。

4）化学物質過敏症

微量の化学物質に異常に敏感な反応を示す症状を化学物質過敏症とよぶ。特定の多量の化学物質に曝露されるか，あるいは微量の化学物質への長時間曝露によって過敏性を一度獲得すると，その後は微量の曝露でも様々な症状が現れる。その症状は，粘膜刺激症状，皮膚症状，呼吸器症状，循環器症状，消化器症状，自律神経症状，精神症状など多種多様である。発症のメカニズムについては不明な点が多いが，栄養，解毒，免疫，神経系の個人的な要因が関与しており，その解明は困難な状況にある。

化学物質過敏症の原因物質にはホルムアルデヒド，シロアリ駆除剤，有機溶剤，各種芳香剤，洗剤，化粧品などがあり，これらの物質による室内空気汚染が主な原因とされる。厚生労働省は化学物質過敏症やシックハウス症候群（3.7(1)参照）など室内空気汚染による健康影響への対策のため，ホルムアルデヒド，トルエン，キシレンなど揮発性有機化合物（VOCs）13種類について室内濃度指針値を策定している。この指針値は，人がその化合物を一生涯曝露されたとしても健康への有害な影響を受けないと判断される濃度を算出したものである。

2.2 公　害

日本は世界的に最も深刻な公害問題を抱えてきた国である。日本における公害問題の原点は，明治時代の三大鉱毒事件（足尾銅山鉱毒事件，日立鉱山煙害事件，別子銅山公害事件）といわれているが，当時は特定の地域での問題としか認識されておらず，公害問題に対する意識が低かった。さらに，戦後の昭和30～40年にかけての高度成長に伴い，生産技術がすべてに優先され環境汚染に対する対策が後回しとされた結果，典型七公害（2.1(2)参照）をはじめ，水俣病，新潟水俣病（第二水俣病），イタイイタイ病，四日市ぜん息の四大公害病に代表される様々な問題が浮き彫りとなった。

各地で発生した公害問題に対して，総合的かつ計画的な行政政策によって対応することを目的に公害対策基本法が1967（昭和42）年に制定された。さらに新たな時代の環境保全に対応するため，この法律は1972（昭和47）年に制定された自然環境保護法と統合，整備され，1993（平成5）年に環境基本法へと改定されて現在に至っている。

（1）四大公害病

環境汚染によって発生した公害被害のうち，歴史上特に大規模な健康障害を引き起こしたものは四大公害病とよばれている。

1）水 俣 病

1953（昭和28）年頃から，熊本県水俣市の水俣湾沿岸地域を中心に中枢神経障害を疑う疾患が多発した。この疾患は有機水銀化合物のメチル水銀が原因物質であり，新日本窒素水俣工場からメチル水銀を含有する排水が水俣湾に流入した結果，メチル水銀がこの海域の魚介類に食物連鎖を通じて生物濃縮され，この汚染された魚介類を日常的に摂食したために起こったものである。メチル水銀は中枢神経系障害を起こし，知覚異常，運動失調，求心性視野狭窄，言語障害，聴覚障害などの症状（ハンター・ラッセル症候群）を示す。また，メチル水銀に汚染された魚介類を摂取した母親からは，メチル水銀が胎盤を通過して胎児に重篤な中枢神経系障害を起こす胎児性水俣病の発生も確認された。

1956（昭和31）年に患者発生が公式確認され，1968（昭和43）年に厚生省（現 厚生労働省）が「工場排水に含まれるメチル水銀が原因である」ことを認めるまで多数の患者や死者が発生した。1995（平成7）年に政府からの最終解決策が出されたが，2022（令和4）年3月末現在での認定患者数は実に2,283人（熊本県1,790人，鹿児島県493人）である。水俣病は環境汚染による食物連鎖が原因となって起こった史上初の大規模メチル水銀中毒であり，後にメチル水銀が原因の公害病は「Minamata disease（水俣病）」と国際的にも呼称されるようになった。

2017（平成29）年，水銀化合物による環境汚染や健康影響の保護を目的に，包括的な水銀規制を定めた国際条約である「水銀に関する水俣条約（水俣条約）」が発効した。水俣条約という名称は，「我が国で発生した水俣病の教訓を世界の人々と共有してその対策に取り組む」という観点から日本が提案したものである。この条約の発効と同日に「水銀による環境の汚染の防止に関する法律（水銀汚染防止法）」が施行された。

2）第二水俣病（新潟水俣病）

1965（昭和40）年に新潟県阿賀野川流域で，水俣病と同様のメチル水銀中毒患者の発生が確認された。1968（昭和43）年に昭和電工鹿瀬工場からメチル水銀を含有する排水が阿賀野川に流入した結果発生したものであることが判明した。発生経緯や患者の症状が水俣病と同様であるため，第二水俣病（新潟水俣病）とよばれている。2022（令和4）年3月末現在で認定された患者総数は716人である。

3）イタイイタイ病

1955（昭和30）年頃から富山県神通川流域で骨病変を主症状とする疾患が多発した。骨の変形により歩行障害をきたし，わずかな衝撃で骨折して寝たきりとなり，やがて「痛い，痛い」と訴えながら死に至るものであったため，地元の医師によってイタイイタイ病と名付けられた。当初は風土病とされていたが，1968（昭和43）年にイタイイタイ病はカドミウムによる慢性中毒であり，三井金属工業神岡鉱業所からカドミ

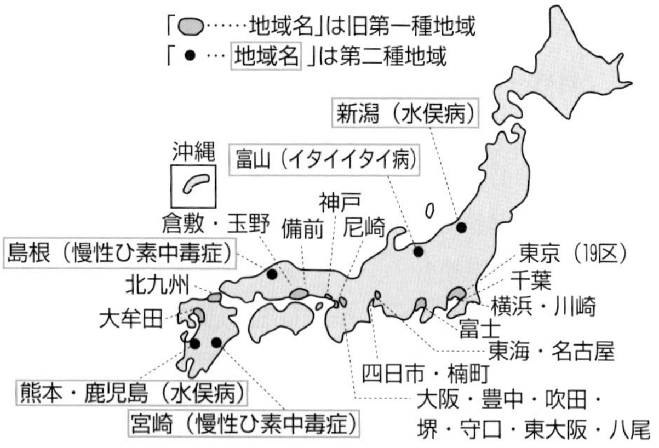

図2-2　公害健康被害の補償等に関する法律の指定地域と指定疾病一覧

出典）厚生労働統計協会：国民衛生の動向2022/2023（2022）

ウムを含有する排水が神通川に流入した結果，カドミウム汚染された農作物の摂取によって起こったものであることが判明した。2022（令和4）年3月末現在での認定患者数は200人である。

4）四日市ぜん息

1960（昭和35）年頃から三重県四日市市の石油コンビナート地帯で，住民にぜん息発作，慢性気管支炎，などの呼吸器疾患が多発した。主な原因は，石油の燃焼によって発生する硫黄酸化物であると考えられている。また，川崎市，横浜市，尼崎市，北九州市などの重化学工業都市においても，同様の症状を認める患者が続発した。

（2）公害による健康被害の補償制度

公害被害者の迅速かつ公正な保護を図ることを目的として1974（昭和49）年に公害健康被害補償法（公健法）が施行され，さらに1988（昭和63）年に公害健康被害の補償等に関する法律へと名称が改正された。この法律は公害による健康被害を第一種地域*と第二種地域*に区別し，指定要件（指定疾病，指定地域，曝露期間）を満たす患者は都道府県知事などの認定を受けると，公害医療手帳が交付されて種々の補償を受けることができる。原因物質排出者の費用負担により，補償給付などが行われる（図2-2）。

＊**第一種地域（非特異的疾患）**　大気汚染が著しく，その影響による気管支ぜん息などの疾病が多発している地域。1988（昭和63）年に大気汚染の改善状況を踏まえて指定が解除され，新たな患者の認定は行われていないが，既認定者に対する補償給付は継続されている。

＊**第二種地域（特異的疾患）**　水俣病，イタイイタイ病および慢性ひ素中毒症のような原因物質と疾病との間に特異的な関係がある疾患が多発している地域。

3. 環境衛生

3.1　気候・季節

気温，気湿，気流など大気の総合的な状態を気象といい，一定の地域における長期の気象の平均的な状態を気候という。気候は気温，気湿，気流，気圧，太陽放射線量，降水量などの気候要素によって形成され，人の健康に直接的，間接的に影響を及ぼしている。日本は温帯性の気候であり，四季が明確となっている地域である。

人の健康と気象，気候，季節は密接に関係する。人の身体は気象や気候の変化に対して調節機能を示すことができ，人間がそれまでとは違った気候の土地に移り住んだとき，その土地の気候環境に順応していくことを気候順応または気候馴化という。気象や気候の変化に対する調節機能が不十分な場合，身体に悪影響を受ける場合がある（気象病）。気象病の例としては傷跡の疼痛，リウマチ，神経痛，気管支ぜん息などがある。疾病の中には，季節の移行時期や特定の季節になると多発するものや，病状が悪化するものがある（季節病）。例として，インフルエンザなど呼吸器系の感染症は湿度が低い冬期から春期に多く，媒介昆虫が多く発生する夏期には日本脳炎や細菌性食中毒，消化器系の感染症が多い。花粉症は春期または秋期に多い。

3.2　空　気

乾燥空気中の主要成分の組成は，窒素78%，酸素21%，アルゴン0.9%，二酸化炭素（炭酸ガス）0.03～0.04%であり，その他ネオン，ヘリウム，クリプトンが微量含まれている。二酸化炭素の大気中の量は徐々に増加しており，地球温暖化の主な原因となっている。

酸素は血液中のヘモグロビンと結合し，各組織へと供給される。空気中の酸素濃度が18%未満の状態を酸素欠乏といい，空気中の酸素が少ない換気不良の場所などに立ち入ると酸素欠乏症を引き起こす原因となる。内燃機関や燃焼器具の不完全燃焼によって発生する一酸化炭素は，ヘモグロビンとの親和性が酸素よりも200～300倍強く，各組織への酸素供給を妨げる一酸化炭素中毒を引き起こす。家庭においても，冬期に換気不十分な環境での燃焼器具の使用による事故例が多く，このような器具を使用する際には換気に注意が必要である。

窒素は生理的に不活性な気体であるため，常圧空間での生体影響は問題とはされないが，急激な減圧空間では血液中に溶存している窒素が気泡化して血管を閉塞することがあり，減圧症の原因（潜函病，潜水病）となる。

二酸化炭素は呼気中に約4%含まれ，多人数が集まる室内では二酸化炭素濃度が徐々に増加する。また，二酸化炭素は呼吸の他，室内での調理や暖房器具の使用によっても発生するため，室内空気の汚染や換気の指標に用いられている。空気環境中の二酸化炭素の基準値は，建築物における衛生的環境の確保に関する法律（建築物衛生法）では0.1%（1,000 ppm）以下，学校環境衛生基準では0.15%（1,500 ppm）以下とされている。

3.3 温　熱

熱中症とは，暑熱環境下で引き起こされる健康障害の総称である。熱中症は，体内の水分や電解質（ナトリウムなど）が発汗によって喪失し脱水状態となった後，体温の調節機構が破綻することによって起こり，死に至る可能性もある。特に高齢者の熱中症は重篤化しやすい。熱中症の重症度別症状と簡単な対処法を表2-2に示す。

近年，地球温暖化と都市部のヒートアイランド現象の影響により，熱中症の発生数が著しく増加している。消防庁によると，2022（令和4）年（6～9月）のわが国の熱中症による救急搬送人員数は71,029人となっており，前年2021（令和3）年（6～9月）よりも23,152人の増加となっている。夏期の高温環境下での屋外作業や運動時だけでなく、屋内でも火を使用する調理場や鍛冶場では熱中症が発生しやすい環境となり，労働環境の管理が重要となる。

環境省では熱中症環境保健マニュアルの作成・配布や，気温，気湿，輻射熱を考慮した湿球黒球温度（WBGT）を「暑さ指数」として情報提供を行っている。2021（令和3）年からは，熱中症リスクが極めて高い気象条件（「暑さ指数」の値が33以上）が予測される場合，環境省と気象庁が「熱中症警戒アラート」を発表し，熱中症予防対策に資する効果的な情報発信を行っている。

表2-2　熱中症の重症度別症状と対処法

分　類	症　状	対処法
重症度　Ⅰ度 (熱失神)(熱痙攣)	めまい，立ちくらみ 筋肉痛・筋肉の硬直，大量の発汗	水分・塩分の補給。
重症度　Ⅱ度 (熱疲労)	頭痛，吐き気，嘔吐，倦怠感，虚脱感，判断力・集中力低下	足を高くして休ませる。 水分・塩分の補給（自分で補給が出来なければ病院へ搬送）。
重症度　Ⅲ度 (熱射病)	意識障害，痙攣，高体温，皮膚乾燥，手足の運動障害	首，脇下，足の付け根などを水や氷で冷やす。救急隊を要請。

3.4 放射線

放射線は電離放射線と非電離放射線に大別される。一般的に放射線とは，電離放射線を示すことが多い。

（1）電離放射線

電離放射線はα線，β線，中性子線の粒子線と，γ線，X線の電磁波があり，被照射物に電離作用（イオン化）を起こす性質がある。電離放射線はDNAなどの生体高分子に損傷を与える。電離放射線の強さや生体影響を示す単位として，1秒間の放射性元素の壊変数（放射能）を示すベクレル（Bq），人体や物質が吸収した電離放射線の吸収線量を示すグレイ（Gy），人体が吸収した電離放射線の影響の大きさを数値化した線量当量・等価線量を示すシーベルト（Sv）などがある。

電離放射線の被曝様式として体外被曝と体内被曝がある。体外被曝とは，環境中や医療機器からの放射線を体外から受けるものであり，透過力が大きいγ線，X線，中性子線による影響が大きい。一方，体内被曝とは，食物や呼吸などから放射性物質を体内に取り込んだ結果，体内から放射線を受けるものであり，透過力が小さいα線やβ線による影響が大きい。電離放射線の被曝による生体影響は，被曝した放射線の種類，線量の大小，被曝回数などによって大きく異なり，被曝後数分～数日で現れる急性障害と，被曝後数ヶ月～数十年後に現れる晩発性障害に大別される。急性障害として，皮膚の紅斑，白血球減少，脱毛，不妊などがある。これらの影響は被曝線量に閾値が存在する確定的影響であり，閾値以下の被曝では影響が現れない。晩発性障害として，遺伝的影響，白血病，発がん，白内障がある。このうち，白内障は確定的影響であるが，遺伝的影響，白血病，発がんには閾値が存在しない確率的影響であるため，少量の被曝でも影響が現れる可能性がある。

（2）非電離放射線

電離作用を起こさない非電離放射線には紫外線，可視光線，赤外線，マイクロ波などがある。これらの非電離放射線は電磁波であり，波長が短いほどエネルギーが強く，波長が長いほど透過力が強いという性質がある。

1）紫 外 線

紫外線は，太陽光線のうち波長10～400 nmの電磁波である。紫外線は、波長によってUVA（320～400 nm），UVB（280～320 nm），UVC（100～280 nm）の3種に大別される。UVAは地表に到達する紫外線の9割を占めている。UVAのエネルギーは弱いが透過力が強いため皮膚の真皮にまで到達し，皮膚組織へのメラニン色素の沈着（サンタン）を起こす。UVBは皮膚のサンタンのみだけでなく，皮膚の紅斑や炎症を伴う日焼け（サンバーン）を起こす。UVBにはDNAの吸収波長領域も含まれているため，DNAの突然変異を引き起こし，皮膚がんの原因となる。UVBのうち230～350 nm付近の波長はドルノー線（健康線）とよばれ，表皮中で7-デヒドロコレステロールをビタミンDに変換するため，くる病や骨粗しょう症の予防に有効である。UVCはUVBよりもエネルギーが高いためDNA傷害性が強く，生物に対して最も有害な紫外線であるが，大気中のオゾン層に吸収されるため地表へはほとんど到達しない。また，UVCのうち250～280 nm付近の波長は殺菌力が強く，254 nmを主波長とする水銀灯は殺菌灯として利用されている。

2）可視光線

可視光線は太陽光線のうち波長400～800 nmの電磁波であり，網膜の錐状体がこの波長領域の光によって刺激され物体の色や形を識別する。可視光線は生体への有害な作用はほとんどないが，強い光線や波長435 nm付近の青色光（ブルーライト）に長時間曝露された場合，網膜の損傷を引き起こす危険性がある。

3）赤 外 線

赤外線は可視光線よりも波長が長い（800 nm～1 mm）電磁波である。赤外線には熱線としての性質がある。太陽光線中の赤外線は大気中の二酸化炭素や水蒸気に吸収されるため，地表へ到達する赤外線の量はわずかである。しかしながら，二酸化炭素やメタンなどの温室効果ガスの増加に伴い，赤外線による輻射熱によって地球温暖化の原因となっている。赤外線は波長が長いため皮膚透過性が高く，過剰な照射によって熱傷を引き起こす原因となる。眼への長時間曝露は水晶体タンパク質の熱変性を引き起こし熱性白内障の原因となるため，溶接作業，ガラス工，鋳物作業に従事する際には赤外線の長時間曝露に注意を要する。

4）マイクロ波

電磁波のうち光よりも波長が長い電磁波を電波とよび，電波の中で最も短い波長領域の電磁波はマイクロ波とよばれる。マイクロ波は，TV，レーダーなどの各種通信に用いられ，電子レンジや携帯電話などの家電にも多方面に利用されている。皮膚透過性は波長が長くなるほど大きくなり，組織に吸収されると熱を発生する。国際がん研究機関（IARC）は，長時間の携帯電話の使用はマイクロ波による発がんのリスクを高める可能性があるとしているが，電波による生体影響に関する見解は研究者により分かれている。

3.5　上水道と下水道

生物の生命維持に水は必須である。人は体重の約60～70％を水が占めており，その10％を失うと脱水症状を引き起こし，20％を失うと生命に危険な状態となる。成人の場合，尿や汗から1日で約3Lの水分が排泄されており，この排泄分は生存のために最小限必要な水分量として必ず補給する必要がある。また，水は生命維持だけでなく，生活用水や産業用水として使用されている。

自然界の水は，浄化され上水として生活用水や産業用水などに使用された後，下水として浄化されて最終的に河川や海域などの公共用水域へと排出された後，再度人が利用する水の水源ともなる。このように水は生態系を絶えず循環しており，公共用水域の汚染は生態系の破壊につながるため，地球環境保全や生態系の維持には安全な水の供給が不可欠となる。

（1）上 水 道

1）水　　道

水道法において，水道は「導管その他の工作物によって人の飲用に適する水を供給する施設の総体をいう」と定義されている。水道は，水源から原水を取水する取水施設，取水された水を浄水場に送る導水施設，水を浄化する浄水施設，浄水を配水池へと送る送水施設，家庭や工場へと供給する配水施設から構成されている（図2-3）。日本の水道普及率は2021（令和3）年度末で98.2％である。水道の普及は公衆衛生の向上に大きく寄与しており，腸チフスや赤痢など水系感染症の発生は水道普及率の増

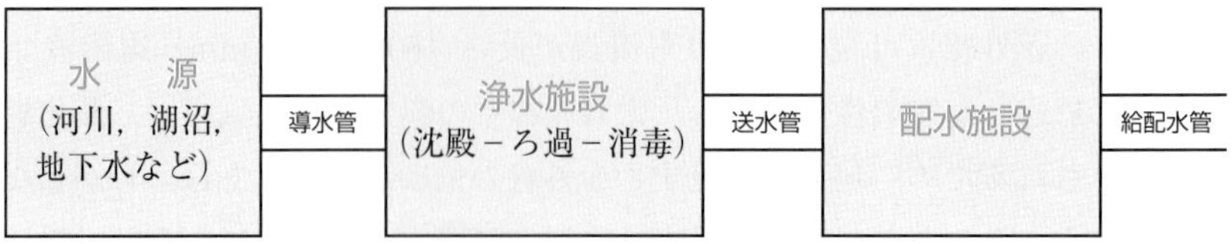

図2-3　上水道の構成

加に伴って大きく減少した。

水道の原水として，表流水（ダム湖水，河川水，湖沼水など）が約70％を占めている。その水質は気候や天候の他，生活排水や工場排水の流入による人為的汚染を受けやすいため，水源の管理が重要である。水質の悪化は自浄作用によってある程度は自然回復するが，自浄作用を上回る汚染が発生すると水質の回復が困難となることがある。特に，ダム湖や湖沼のような閉鎖性水域にリンや窒素などの栄養塩類を多く含む生活排水が混入すると富栄養化を引き起こし，水道水のカビ臭や異臭味の原因となる。その他の水源には井戸水，地下水，伏流水があり，これらの水は地層を通過する際に微生物や有機物が除去され，人為的汚染も受けにくいため，一般に地表水よりも水質が良く安定している。その一方，自浄作用が低いため一度汚染を受けてしまうと回復に時間を要する。

2）浄水法

原水は，清浄度が高い地下水や伏流水の場合は消毒のみが行われることがあるが，基本的には浄水施設において，水道法で定められた水道水質基準に適合した水へと浄化される。水の浄化過程は，沈殿，ろ過，消毒の3段階を経て行われる。取水された原水はスクリーンと沈砂池で大きな浮遊物質が除去され，沈殿池で微細な浮遊物質を沈殿させた後，ろ過によって清浄化されている。その後，塩素処理による消毒が行われた後，水道水として給配水されている。また，原水の汚染度が高い都市部においては，これらに加えて高度浄水処理法が導入されている。

①　**沈殿，ろ過**　　沈殿とろ過は，普通沈殿－緩速ろ過法と薬品凝集沈殿－急速ろ過法に大別される。

普通沈殿－緩速ろ過法は，沈砂池を通過した原水を普通沈殿池で平均30 cm/分以下の流速で浮遊物質を緩徐に沈殿させた後，砂層と砂利層で構成されたろ過層へと流速3～5 m/日の緩慢な速度で通水させる方法である。この方法は，ろ過時の砂層に好気性微生物が付着した生物ろ過膜が形成されるため，ろ過膜によって原水中の有機物質や金属などがほとんど除去され，良質な水質が得られる。しかし，沈殿やろ過速度が遅く，大量の原水処理には広い敷地が必要となるという欠点がある。

薬品沈殿－急速ろ過法は，沈殿池にポリ塩化アルミニウム（PAC）や硫酸アルミニウム（硫酸ばん土，$Al_2(SO_4)_3 \cdot nH_2O$）等の化学薬品（凝集剤）を注入して，原水中に浮遊あるいは溶解している物質や細菌などの微粒子をフロック（凝集塊）として沈殿除去した後，砂層と砂利層で構成されたろ過層へと流速100～150 m/日（緩速ろ過法の30～50倍）で高速に通水させる方法である。急速ろ過法では生物ろ過膜が形成されないため，沈殿で除去されなかった微小浮遊物質は除去されるが，細菌や臭気の原因となる有機物質の除去率は低く，水質は緩速ろ過法に劣る。ただし，沈殿やろ過速度が速く，大量の原水処理にも広い敷地を必要としないため，大量の水を効率よく処理することが可能である。都市部の浄水場では薬品沈殿－急速ろ過法が主流であり，現在の日本で広く使用されている処理方法である。

② **消毒**　沈殿およびろ過過程で原水中の細菌類は大部分が除去されるが，完全ではない。また，浄化施設から給配水される過程で病原微生物による汚染を受ける可能性があるため，浄化過程の最終段階で消毒が行われる。日本では水道法において塩素消毒を行うことが義務付けられている。塩素消毒は，消毒効果が高い，残留性が高い，大量の水の消毒が可能である，安価である，測定が容易であるなどの利点が多いため，国際的に導入されている方法である。

塩素消毒は，塩素ガスまたは次亜塩素酸塩として水に注入することによって行われる。塩素ガスを水に注入した後，以下の化学反応により生成した次亜塩素酸（HOCl）と次亜塩素酸イオン（OCl^-）が殺菌力を示す。このHOClとOCl^-は遊離残留塩素とよばれている。

$$H_2O + Cl_2 \rightarrow HOCl + HCl$$
$$HOCl \rightarrow H^+ + OCl^-$$

一方，アンモニア，アミン類，アミノ酸などの窒素化合物が存在する水に塩素を注入すると，生成したHOClがこれらの化合物と反応し，以下の化学反応によりモノクロラミン（NH_2Cl），ジクロラミン（$NHCl_2$），トリクロラミン（NCl_3）が生成する。これらのクロラミン類は結合残留塩素とよばれている。

$$NH_3 + HOCl \rightleftarrows NH_2Cl + H_2O \quad \text{(pH 7.5以上で進行)}$$
$$NH_2Cl + HOCl \rightleftarrows NHCl_2 + H_2O \quad \text{(pH 5.0～6.5で大)}$$
$$NHCl_2 + HOCl \rightarrow NCl_3 + H_2O \quad \text{(pH 4.4以下で進行)}$$

浄水過程における水のpHは中性付近であり，塩素消毒された水道水中には結合残留塩素としてNH_2Clと$NHCl_2$が含まれている。結合残留塩素は遊離残留塩素よりも残留性が高いが，殺菌力は劣る。日本では水中の窒素化合物，鉄やマンガン，硫化物などの還元性無機物質を除去するとともに，消毒効率を高めるために不連続点塩素処理を行い，主に遊離残留塩素が残留するように塩素注入量を調節している。

水道法施行規則第17条では「給水栓における水の遊離残留塩素を0.1 mg/L（結合残留塩素の場合は0.4 mg/L）以上を保持すること。ただし，供給する水が病原生物に著しく汚染される恐れのある場合，または病原生物に汚染を疑わせるような生物，もしくは物質を多量に含む恐れのある場合の給水栓における水の遊離残留塩素は

0.2mg/L（結合残留塩素の場合は1.5mg/L）以上とする。」ことが規定されている。ただし，塩素はそれ自身の塩素臭やクロラミンによる特異的異臭（カルキ臭）を生じるため，水質管理設定項目として残留塩素の目標値が1mg/L以下に設定されている。

③　**高度浄水処理法**　塩素消毒の際，原水中に含有するフミン質*などの有機物質が塩素と反応して発がんのおそれがあるトリハロメタンなどの塩素消毒副生成物を生成することや，塩素消毒に抵抗性を示す病原微生物のクリプトスポリジウム原虫の対策など，水道水に関する新たな問題も出てきている。近年ではこれらの問題の対策として，曝気処理，オゾン処理，活性炭処理，薬品沈殿処理後の中間塩素処理といった高度浄水処理法が導入されている。この処理法により，カビ臭や異臭味の原因物質の除去やトリハロメタンの低減化が行われ，都市部の上水道の水質が改善されている。

＊**フミン質**　トリハロメタンの前駆物質であり，土壌中の腐植質に由来するフミン酸やフルボ酸などの水溶性有機物質の総称である。微生物による分解をほとんど受けず，水溶性であるため普通沈殿－緩速ろ過法での除去が難しく，主流な浄水法である薬品沈殿－急速ろ過法でも分子量が小さいフミン質の場合は除去できない。活性炭処理により効果的に除去が可能である。

（2）下 水 道

1）下　　水

下水道法において，下水とは「生活もしくは事業（耕作の事業を除く）に起因し，もしくは付随する廃水（以下，汚水という）または雨水をいう。」と定義されている。すなわち，雨水による浸水を防ぎ，人の生活活動によって発生する汚水を生活の場から遠ざけ，衛生的な処理を行って自然の水循環系に戻すことが下水道の役割である。下水道とは「下水を排除するために設けられる排水施設（かんがい排水施設を除く），これに接続して下水を処理するために設けられる処理施設（し尿浄化槽を除く），またはこれらの施設を補完するために設けられる施設の総体をいう。」と定義されている。法律で定められた下水道には，公共下水道，流域下水道，都市下水道の3種がある。下水を排水する方式には，汚水と雨水を同じ下水道に流す方式（合流式下水道）と，汚水と雨水を区別して別の下水道に流す方式（分流式下水道）に大別される。合流式下水道は大雨時に汚水の一部が未処理の状態で公共水域に流入するため，水質汚濁および公衆衛生上の問題となっている。現在，合流式下水道の改善が進められており，下水道を新設する場合には分流式下水道が採用されている。

日本の下水道普及率は2021（令和3）年度末で80.6%であり，都市部では高いが郊外や農村部では低く，国内での地域格差が大きい。欧米諸国と比較して依然低い状況であり，下水道の普及率はその国の公衆衛生状態の指標となるため，早急な普及率の向上が必要となっている。

2）下水処理法

下水は下水道の終末処理場（下水処理場）で浄化された後，河川や海域などの公共水域へと排出される。一般に下水処理は，一次処理（物理的処理），二次処理（生物学的処理），三次処理（高度処理）の過程を経て進められる。

① **一次処理（物理的処理）**　一次処理は下水をスクリーンに通した後，沈砂池，最初沈殿池を通過させることによって下水に含まれる浮遊物質や砂を物理的に除去する過程である。

② **二次処理（生物学的処理）**　二次処理は好気性微生物により下水中の有機物質を生物学的に分解する過程である。二次処理法には標準活性汚泥法，オキシデーションディッチ法，散水ろ床法，嫌気的処理法があり，日本の多くの下水処理場では標準活性汚泥法が用いられている。この方法は活性汚泥とよばれる好気性微生物の集合体を用いる処理方法であり，下水に活性汚泥を混合して曝気槽（生物反応槽）で酸素を供給すると，好気性微生物が下水中の有機物質を酸化分解する。その後，活性汚泥はフロック（凝集塊）を形成して沈降分離するため，最終沈殿池で清浄な上澄水となる。標準活性汚泥法は浄化率が高い，広い面積を必要としない，臭気が少ないなどの利点が多い。

③ **三次処理（高度処理）**　下水中の有機物質は二次処理によって大部分が除去されるが，富栄養化の原因となるリンや窒素などの栄養塩類は十分に除去されない。二次処理で除去されない有機物質や栄養塩類を除去する過程を三次処理（高度処理）といい，薬品凝集沈殿法，活性炭吸着法，アンモニアストリッピング法，嫌気・好気活性汚泥法，生物学的硝化－脱窒素法などがある。閉鎖性水域や水道水源水域の水質改善のため高度処理の推進が図られている。

3.6　廃棄物処理

廃棄物とは人間活動に伴って発生した不要物，所謂ごみである。近年の社会構造上，多種多様な廃棄物が発生するため，廃棄物の適正処理は生活環境の保全に重要である。

廃棄物の処理は，廃棄物の処理及び清掃に関する法律（廃棄物処理法）によって整備されている。この法律において，廃棄物は「ごみ，粗大ごみ，燃え殻，汚泥，ふん尿，廃油，廃酸，廃アルカリ，動物の死体その他の汚物又は不要物であって，固形状又は液状のもの」と定義されており，一般廃棄物と産業廃棄物に大別される。また，一般廃棄物，産業廃棄物のうち，人の健康または生活環境に被害を生じるおそれのある廃棄物は，さらに特別管理廃棄物として区分される。

（1）一般廃棄物

一般廃棄物は，家庭や企業の日常生活によって排出される生活ごみやし尿である。一般廃棄物の処理責任は各市町村が有しており，できるだけ資源化・再利用を図り，残りのごみを焼却・埋め立てなどで衛生的に処理することが基本となっている。ごみ排出量は年々減少しており，2021（令和3）年度の日本のごみ総排出量は年間4,095万t，1人1日当たりのごみ排出量は890gとなっている。また，2000（平成12）年の

表2-3　廃棄物処理・資源の有効利用に関する法律

資源の有効な利用の促進に関する法律〔2001年4月施行〕
再生資源の利用の促進に関する法律〔1991年10月施行〕を改正。
容器包装に係る分別収集及び再商品化の促進等に関する法律（容器包装リサイクル法）〔1997年4月施行〕
ガラスビン，ペットボトル，紙製・プラスチック製容器等を対象とする。
特定家庭用機器再商品化法（家電リサイクル法）〔2001年4月施行〕
エアコン，テレビ，冷蔵庫および洗濯機を対象とする。
建設工事に係る資材の再資源化等に関する法律（建設リサイクル法）〔2002年5月施行〕
コンクリート廃材，アスファルト廃材，廃木材を対象とする。
食品循環資源の再生利用等の促進に関する法律（食品リサイクル法）〔2001年5月施行〕
食品の製造過程において大量に発生する食品廃棄物を対象にする。
使用済自動車の再資源化等に関する法律（自動車リサイクル法）〔2005年1月施行〕
被けん引車，二輪車，特殊自動車，農業機械などを除くすべての自動車を対象とする。

循環型社会形成推進基本法の制定以降，資源の有効利用を図るとともに，廃棄物の発生の抑制，環境保全に資することを目的に，各種法律（表2-3）が施行され，資源化量，リサイクル率の上昇がみられたが，近年は横這いである（2020（令和2）年総資源化量は833万t/年，リサイクル率は20.0%）。

し尿は下水道に流し，終末下水処理場で処理するのが理想的であるが，下水道普及率が低い農村部においては合併処理浄化槽の普及が図られている。水洗化率は95.6%（2020年度末）であり，公共下水道に流しているものが76.7%，浄化槽で処理しているものが18.9%となっている。非水洗化率も4.4%で，し尿と浄化槽汚泥の処理施設の拡充・整備が必要となっている。

（2）産業廃棄物

産業廃棄物は事業活動に伴って生じる廃棄物のうち，燃え殻，汚泥，廃油，廃プラスチック，がれき類，動物のふん尿など計20種類が政令で定められている。産業廃棄物の年間排出量は，近年は約4億tで前後している。2021（令和3）年度の排出量は3億7,056万tであり，種類別の排出量は汚泥が最も多く（43.9%），動物のふん尿（21.9%），がれき類（15.5%）の順に多くなっている。

産業廃棄物の処理責任は原則として排出事業者にあるが，通常は都道府県知事等の許可を受けた処理業者に処理が委託されている。排出事業者から処理業者に産業廃棄物の処理を委託する際には，産業廃棄物の性状等を正確に伝達するとともに，不法投棄などの不適切な処理の防止を図ることを目的に，産業廃棄物管理票（マニフェスト）の交付が義務付けられている。

（3）特別管理廃棄物

一般廃棄物，産業廃棄物のうち，爆発性，毒性，感染性など，人の健康または生活環境に被害を生じるおそれのある廃棄物は，特別管理一般廃棄物および特別管理産業廃棄物として区分され，適正な処理のために特別な措置が講じられている。

廃棄物処理法において，「病院，診療所，介護老人保健施設などの医療関係機関等から生じる廃棄物（医療廃棄物）のうち，人が感染し，もしくは感染するおそれのある病原体が含まれ，もしくは付着している廃棄物またはこれらのおそれがある廃棄物」は感染性廃棄物と定義されており，特別管理廃棄物に分類されている。感染性廃棄物はその他の廃棄物と区別して排出する必要があるため，廃棄物処理法に基づく感染性廃棄物処理マニュアルによって分別し，感染性廃棄物には種類に応じた色のバイオハザードマークを表示しなければならない（図2-4）。また，感染性廃棄物と明確に区別するため，非感染性廃棄物には非感染性廃棄物ラベルを表示することが推奨されている。

3.7 建築物衛生

百貨店，店舗，学校，旅館などの特定建築物の衛生環境は，建築物における衛生的環境の確保に関する法律（建築物衛生法）に基づき，空気環境，給排水管理，ねずみ等の防除など環境衛生上の維持管理について建築物環境衛生管理基準が定められている。

（1）室内空気汚染

近年問題になっているシックハウス症候群は，住宅の建築材料（接着剤，塗料など）や家具から発生するホルムアルデヒドなどの化学物質や，ダニの死骸などのハウスダストに由来する皮膚や粘膜の刺激症状，頭痛，吐き気，めまいなどの健康障害の総称である。厚生労働省は，ホルムアルデヒド，トルエン，キシレンなどの揮発性有機化合物（VOCs）13種類について室内濃度指針値を策定しており，シロアリ駆除剤であるクロルピリホスの使用を禁止している。建築物環境衛生管理基準では，ホルムアルデヒドについて法定基準が定められている。

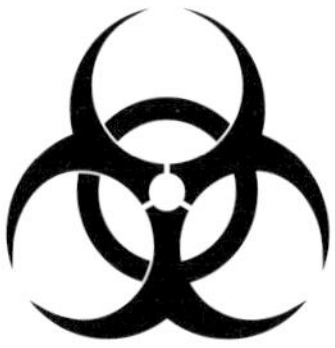

マークの色	赤色	橙色	黄色
廃棄物の種類	液状・泥状のもの	固形状のもの	鋭利なもの
例	血液，体液	血液が付着したガーゼ	注射針，メス，アンプル

図2-4　感染性廃棄物のバイオハザードマーク

（2）ねずみ，衛生害虫

ねずみや害虫は，感染症の媒介など健康被害の原因となる。建築物環境衛生管理基準では，ねずみや衛生害虫の防除に関する規定が設けられている。

文　　献

●参考文献

・厚生労働統計協会編：国民衛生の動向2022/2023　(2022)
・木村美恵子・徳留信寛・圓藤吟史編：公衆衛生学，化学同人　(2010)
・田中平三・徳留信寛・辻　一郎・吉池信男編：社会・環境と健康，南江堂　(2010)
・柳川　洋・尾島俊之編：社会・環境と健康　公衆衛生学，医歯薬出版　(2021)
・野中浩一編：学生のための現代公衆衛生，南山堂　(2022)
・篠田純男・三好伸一・伊東秀之・水野　環：人間と環境，三共出版　(2019)
・川添禎浩編：健康と環境の科学，講談社　(2014)
・上野　仁，小嶋仲夫，中室克彦編：最新公衆衛生学，廣川書店　(2015)
・山野　茂，戸田晶久編：予防薬学としての衛生薬学，廣川書店　(2022)
・医療情報科学研究所編：公衆衛生がみえる 2022-2023，メディックメディア　(2022)

第3章

保健統計

公衆衛生は，集団を統計的に分析して対処を形成する学問であるが，中でも保健統計は疫学とともに統計の二大柱になっている。保健統計とは何かを理解し，保健統計の出し方，各数値の意義，対処策を考察する力を養う。数値は年々変化していくため，年次推移で保健状況を把握する。

1．保健統計の概要

保健統計は，公衆衛生的な事項について期間を定めてデータを記録し一覧にしたものである。その中で実際のデータを加工し，ある衛生状態についてわかりやすく数値化したものを保健指標または衛生指標という。保健指標は衛生状態をよく反映していることと，その数値が実感として理解できるものでなければならない。

ある事項について，多くのデータをみて状況判断することよりも特定の数値のみですぐに判断できることに保健指標の意義がある。またある国・地域の保健状態を比較するには，多くの指標をみて判断することよりもひとつの指標で判断されることが多い。この保健指標を総合健康指標というが，平均寿命，PMI（PMR），乳児死亡率がこれにあたる。

ある事項の状況を端的に示すために新しい指標が開発されていくこともまれではない。例えば，胎児と新生児の衛生状況を知るために周産期という概念が出されて，その死亡率は周産期死亡率とよばれ定着している。ただし，周産期の期間は1995（平成7）年に妊娠28週から22週へ変更された。このように，保健指標は固定的なものではなく，新指標が生み出されたり，修正が加えられたりして進化していくものである。

2．保健統計調査

各種の衛生指標は，行政が行った統計調査のデータをもとにつくられている。行政の行う統計調査は全国規模であり多大なエネルギーと資金が必要とされる。その実施には，真実性確保，重複調査の回避などの効率性，秘密保護などが要求され，法的根拠が必要である。統計調査の実施を管轄する法律として統計法がある。この法律での統計調査は，重要項目の調査を行う基幹統計調査と，一般的な調査を行う一般統計調査に二分される。

基幹統計調査は総務大臣の承認を得て実施されるものである。基本的かつ重要な統計調査が該当し，現在50余の調査が指定されている。衛生分野では国勢調査，人口動態調査，国民生活基礎調査，医療施設調査，患者調査，薬事工業生産動態統計調査，学校保健統計調査などがある。

一般統計調査は実施前に総務大臣へ届出が必要なものであり，衛生分野では国民健康・栄養調査，病院報告，衛生行政報告例，食中毒統計，医師・歯科医師・薬剤師調査などがある。主な統計調査を表3-1に示した。

表3-1　主な衛生統計調査

調査名	区分	対象	実施	主な調査項目
国勢調査	基幹統計調査	全国民	5年に1回（西暦の末尾が0と5の年）	総人口数，家族構成，配偶者の有無，住宅状況，職業状況等
人口動態調査		市町村 戸籍法，死産の届出に関する規程により	毎月	出生率，死亡率，死因順位等
国民生活基礎調査		国民（無作為抽出）	大規模は3年に1回，小規模は毎年	有訴者数，通院者率，悩みストレス状況，健康意識，健康診断受診状況，介護状況等
医療施設調査		医療施設	動態調査は毎月，静態調査は3年に1回	診療科目， 従事者数等
患者調査		医療施設（施設無作為抽出）	3年に1回	主要疾病受療率（外来，入院） 推計患者数 在院日数
薬事工業生産動態統計調査		医薬品製造販売業者	毎月	医薬品，医薬部外品，医療機器の生産・販売量と金額
学校保健統計調査		学校（無作為抽出） 定期健康診断報告	毎年1回	身長，体重，疾病・異常被患率等
国民健康・栄養調査	一般統計調査	国民（無作為抽出）	毎年1回	身体状況，栄養摂取状況，食生活状況，生活習慣状況，栄養意識等
病院報告		病院と療養型病床群を有する診療所	毎年	病床数 利用患者数
介護サービス施設・事業所調査		介護保険事業者	毎年1回	介護施設における定員，利用者数，従業員者数等
衛生行政報告例		各都道府県・指定都市・中核市	毎月	公衆衛生，環境衛生，医務，薬務に関する業務内容
食中毒統計		保健所長 食品衛生法による報告	毎月	食中毒事件数，患者・死者数，原因物質，病因物質等
医療給付実態調査		医療保険の全保険者	毎年4回	傷病の種類，治療日数，点数等

3．人口静態統計

3．1　人口静態統計（国勢調査）の概要

人口統計には静態統計と動態統計がある。人口は，生死，引越しなどで刻々と動いている。ある期日を定めて，その日の人口状況を調べた人口調査が，人口静態統計である。これは，国勢調査という基本統計調査でなされる。

期日限定であるから短期間に日本全国一斉になされるので，かなりの大掛かりな調査である。これは5年に1回，西暦で最後に0と5がつく年に実施される。この年の10月1日現在をデータとして扱う。調査項目は家族構成，住居，通学・就業などであり，人口調査というより基本的生活調査の色彩が濃い。国勢調査より導かれる静態人口統計は，総人口，年齢別人口，世帯数，配偶関係別人口などである。

3．2　世界の人口の推移

世界の人口については，世界規模で人口調査が行われておらず，各国から提出された報告を国際連合がまとめ，Population and Vital Statistics Report（人口と動態統計）という形で出している。開発途上国の中には人口調査がなされていない国もあるので，世界の人口は推計人口である。

上記の国際連合の同統計（2023年版）によると，2005（平成17）年に65億人を突破し，2021（令和3）年には79億930万人となった。国連の世界人口白書2023によると，2022（令和4）年11月，世界の人口は80億人を突破したとしている。世界の人口の分布状況をみると，多くは低所得で貧しい生活をしていることがうかがえる（図3-1）。2020（令和2）年現在では，人口大国は第1位インド（14億2,860万人），第2位中国（14億2,570万人），第3位アメリカ合衆国（3億4,000万人），第4位インドネシア（2億7,750万人），第5位パキスタン（2億4,050万人）である。

世界の人口増加をみてみると，紀元後0年頃は約2～3億人と推定され，2倍の5億人になるのに約1,660年，20億人になるのに約170年，40億人になるのに44年と驚異的に増加してきた（図3-2）。グラフからみて，急増したのは20世紀に入ってからであり，それも1950（昭和25）年以降からである。この20世紀後半の人口急増を人口爆発（人口ビッグバン）と形容している。

世界の人口問題には先進国の問題と開発途上国の問題の2つがある。先進国では少子高齢化による人口減少であり，特に東欧では人口減少が著明である。開発途上国では人口爆発と一極集中化である。世界の人口急増は開発途上国での増加とほぼイコールである。

今後，世界の人口はどこまで伸びるかと，食料増産がどこまで進むかの問題が課題である。人口増加を支えた20世紀の食料増産は「奇跡の世紀」とよばれたが，21世紀は不明である。統計では2050年ごろが世界人口のピークで98億人程度と推測される。

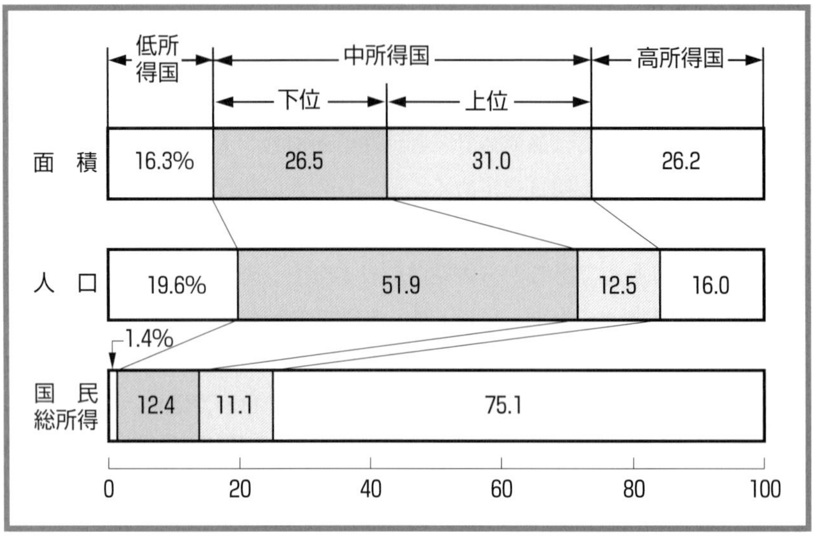

図3-1　世界銀行の分類による面積・人口・GNI（国民総所得）の分布

注）低所得国：GNI 1人あたり935ドル以下
　　中所得国下位：GNI 1人あたり936ドル以上3,705ドル以下
　　中所得国上位：GNI 1人あたり3,706ドル以上11,455ドル以下
　　高所得国：GNI 1人あたり11,456ドル以上
出典）矢野恒太記念会：世界国勢図会2009/2010（2010）

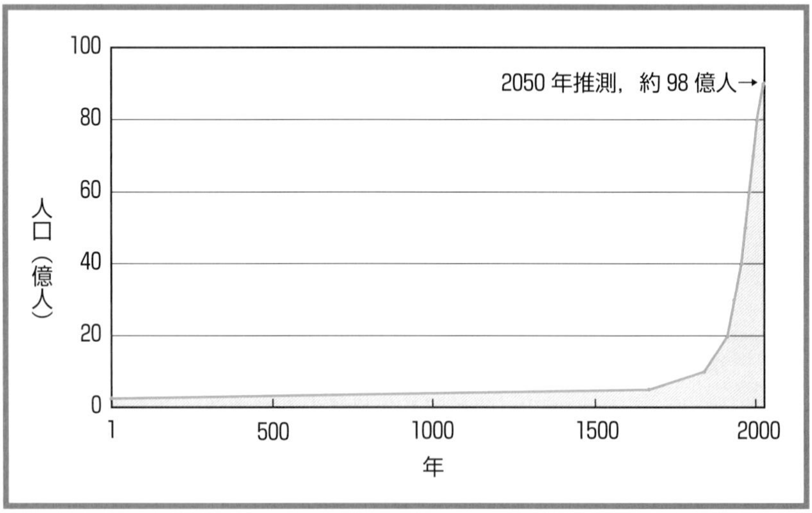

図3-2　世界人口の推移

資料）国立社会保障・人口問題研究所：人口統計資料集（2019）

3.3　日本の人口の推移と人口指標

日本の人口は2022（令和4）年10月1日現在，1億2,490万人である。推移をみると，推定では紀元後600年で約400万人，1750年で約2,600万人，1872（明治5）年で3,500万人（戸口調査），1920（大正9）年で5,600万人（第1回国勢調査），1970（昭和45）年

で1億467万人と増加をしてきた。近年になり人口の増加が起こり人口のピークに達しているかの議論があったが，2010（平成22）年の国勢調査で，過去人口の補正が行われ，人口のピークは2008（平成20）年の1億2,808万人となった。総務省は，2009（平成21）年より日本は人口減少時代に突入したと報告した。

日本の人口構成を年少（15歳未満者），生産年齢（15～64歳），老年（65歳以上）の3者に分けて変動をみると，年少人口率の減少と老年人口率の増加がみられる（図3-3）。老年人口が全人口の7％を超すと高齢化社会，14％を超えると高齢社会，21％を超えると超高齢社会とされる（WHOの定義）。日本は1970（昭和45）年に高齢化社会に，1995（平成7）年に高齢社会となり，2007（平成19）年には21％を超え，すでに超高齢社会に入り，2022（令和4）年は29.0％となっている。

生産年齢と年少，老年の関係をみたものを年少人口指数，老年人口指数といい，生産年齢者がどのぐらいの年少・老年者の人数を支えているかを表したものである。年少，老年人口数を生産年齢人口数で割り，100をかけて得られる。つまり，生産年齢者100人が何人の年少人口と老年人口数を支えているかの指標である。開発途上国では年少人口指数は高くなり，先進国では老年人口指数が高くなる。両者の人口を足し，生産年齢人口で割り，100をかけたものを従属人口指数という。日本の従属人口指数はここ数年，老年人口の増加に伴い上昇しており，2022（令和4）年で68.4である。このほかにも，15歳未満人口100人に対する65歳以上人口の比で表す老年化指数も年々上昇しており，少子高齢化が急速に進んでいる。

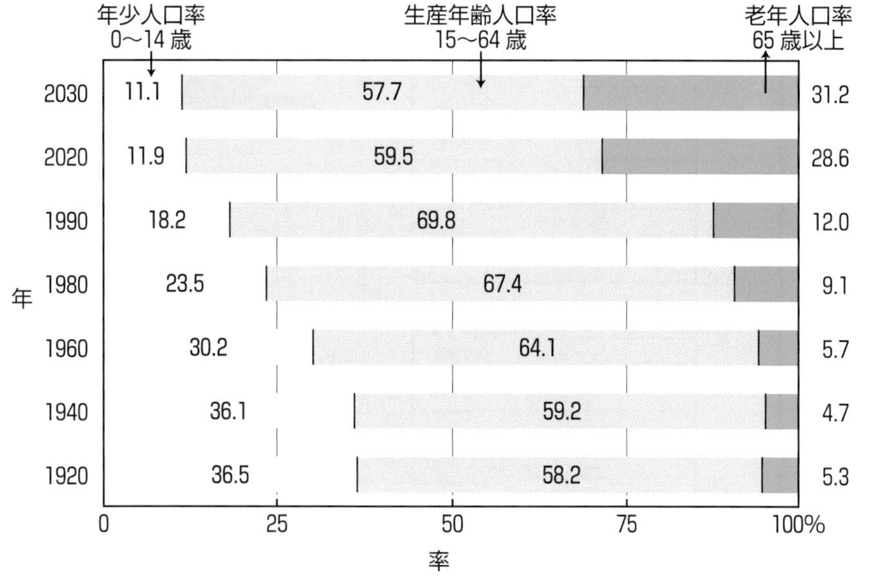

図3-3　人口構成の推移

注）2030年の推計については国立社会保障・人口問題研究所「日本の将来推計人口（平成29年推計）」より
資料）国立社会保障・人口問題研究所：人口統計資料集（2022）

3.4　人口ピラミッド

将来人口の推計は，人口ピラミッドの形と合計特殊出生率，総再生産率，純再生産率から判断される。人口ピラミッドは男女別について，年齢別毎に分けた横棒グラフをつなぎ合わせたものであり，一般に5歳刻みで作成される。人口ピラミッドの型は3型ある。下部が最も広く上に行くほど狭くなる富士山型，上部は狭くなるが途中からほとんど変わらない釣り鐘型，中部が最も膨らみ，上部と下部が狭くなるつぼ型がある（図3-4）。富士山型は人口が増加，釣り鐘型が現状維持，つぼ型は人口減少が，将来起こると予想される。日本の人口ピラミッドはつぼ型に属する。図からみられるように第1次ベビーブーム世代が老年に達すると急速に老年人口が拡大し，年金・介護保険の維持が困難となるのがうかがえる。

将来人口推計は，人口ピラミッドのほかに合計特殊出生率でなされる。合計特殊出生率は，2.1を切ると人口減少が起こるとされる。日本では1975（昭和50）年に2.1を切り，2005（平成17）年には1.26になった。日本の人口減少の開始年は2009（平成21）年のため．2.1を切ってから34年かかって人口減少が生じた。以降，合計特殊出生率の低下が著しいので，人口低下が顕著になるといえる。

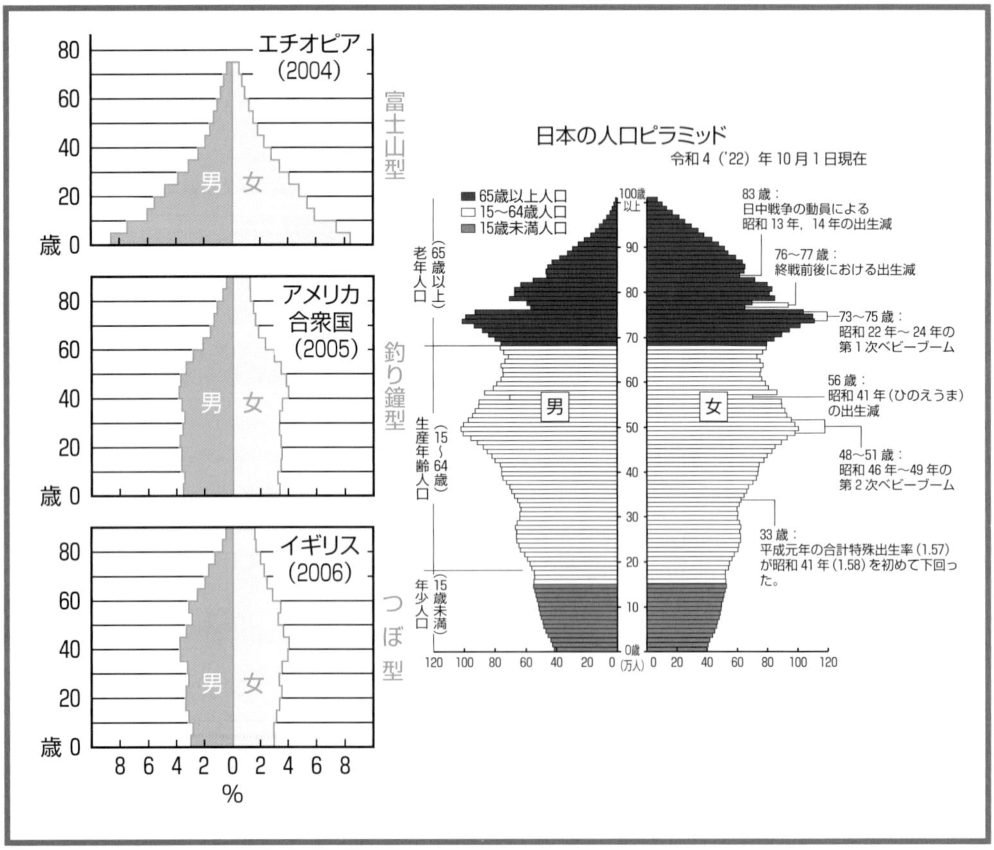

図3-4　世界の人口ピラミッド

資料）総務省統計局：令和4年10月1日現在推計人口

人口ピラミッドから，第一次ベビーブーム世代の65歳超えから数年が経過しており，介護保険の利用拡大とそれを支える第二号被保険者の減少は明白であるため，負担増が懸念されている。

4. 人口動態統計

4.1 人口動態統計の概要

厚生労働省が戸籍法と死産の届出に関する規程により市町村から毎月提出される報告を，月毎または年毎に集計し全国版としたものを人口動態統計とよぶ。

この調査は基幹統計調査である。出生，死亡，死産，婚姻，離婚の5事項についての統計であるが，人口数も毎年発表されている。正式な人口数は5年ごとに行われる人口静態統計によるが，出生と死亡から変化がわかるので便宜的に毎年発表されている。

戸籍法では，出生の場合は14日（国外での場合は3か月）以内，死亡の場合は7日以内に出生・死亡地または届出人の所在地の市役所，区役所，町村役場に届け出ることになっている。

4.2 出　生

出生の代表的指標は粗出生率である。これは，ある地区で1年間に人口1,000人に対して何人出生したかを表すものである。日本の出生率は2005（平成17）年では8.4であり，一貫して年々減少していた。しかし2006（平成18）年は8.7に回復した。出生率は地域ごとに算出され，人口構成を濃く反映している。つまり，老年人口が増加すれば出生率は減少する。出生率を年次別に分析すると，20歳代が著明に減少，30歳後半からは上昇傾向を示しており，母親となる年齢が上昇していることになる。

出生率は人口の将来を占う指標として用いられるが，合計特殊出生率，総再生産率，純再生産率がある。合計特殊出生率は15～49歳までの女子の年齢別出生率を合計したもので，1人の女子が一生の間に生む子どもの数と解釈すればよい。2人生まれれば，1人が女児であるので人口維持となる。しかし，児の死亡率も考慮すると，2.1が人口現状となる。総再生産率は女児だけについて母の年齢別出生率を合計したものであり，純再生産率は総再生産率の値に母になるまでの死亡率を考慮したものである。2021（令和3）年は，合計特殊出生率1.30，総再生産率0.64，純再生産率0.63である。

4.3 死　亡

死亡の代表的指標は粗死亡率である。これは人口1,000人について，1年間に何人死亡したのかという指標である。日本では年々上昇傾向を示していたが，2013（平成25）年で9.5となり，初めて粗死亡率が出生率を上回った。上昇の原因は人口の老齢化である。したがって老齢化率の高い地方の粗死亡率は高い。

広域での保健指標としての死亡率を比較するには年齢別人口構成の考慮が必要であ

る。年齢別人口構成を考慮した指標を年齢調整死亡率という。これは2015（平成27）年の年齢構成をモデル人口に人口を調整したものである。年齢調整死亡率は2021（令和3）年では男13.6，女7.4であり，年々減少傾向を示し，粗死亡率傾向の正反対を示す。

年齢調整死亡率は，対象人口が多い場合は直接法（観察集団の年齢階級別死亡率を使用する）で算出される。10万人未満の場合は，死亡数が小さく結果のばらつき（偶然誤差）が大きくなるので，間接法（観察集団の全死亡数と年齢階級別人口を使用する）による計算を行う。間接法では，観察集団の年齢階級別人口に基準死亡率をかけて期待死亡数を求め，観察集団の全死亡数を期待死亡数で割って標準化死亡比（SMR）を計算する。SMRに基準死亡率をかけて年齢調整死亡率を算出する。

PMI（PMR）は衛生総合指標として国際比較によく用いる。proportional mortality indicator（rate）の略で，全死亡者に占める50歳以上死亡者の割合（%）である。近年では65歳以上死亡者割合が使用されている。65歳以上PMIは，日本では91.3（2021年）で世界でも高位である。諸外国の状況を見ると，スウェーデン89.3（2021年），米国74.2（2019年），フランス85.3（2020年），イギリス84.7（2020年）となっている。

4.4　死因統計

死亡統計の中で死因統計は重要である。死因統計は医師が死亡と診断した場合に書かれる死亡診断書（1995年改訂版）をもとに作成される。原因病名はWHOの疾病及び関連保健問題の国際統計分類（国際疾病分類；ICD）の第10回修正版（ICD-10）に従い，分類されて統計がとられている。ICD-10に切り替えられたのは1995（平成7）年で，また2016（平成28）年からはICD-10（2013年版）が適用されているので，継続性があるわけではないことを留意すべきである。また，ICD-10に準拠した疾病，傷害および死因分類が作成され，統計法に基づく統計調査に使用されるほか，医学的分類として医療機関における診療録の管理等に活用されている。2021（令和3）年の上位3死因（概数）は順に，悪性新生物，心疾患，老衰である。肺炎は1975（昭和50）年から長らく第4位であったが2011（平成23）年から脳血管疾患にかわり第3位となった。2018年では5位となったが，これは従来の肺炎が，肺炎と誤嚥性肺炎に二分されたためである。悪性新生物，心疾患，脳血管疾患，肺炎を主要四死因とよぶ。主要四死因が全死因に占める割合は，2022年では50.9%であった。

4.5　死産，乳児死亡，周産期死亡，妊産婦死亡

死産とは，死産の届出に関する規程によると，妊娠満12週（第4月）以後の死児の出産をいう。ちなみに12週未満は流産といい，区別している。死産率は，出産（出生＋死産）1,000に対する死産の割合をいう。死産には自然死産と人工死産がある。自然死産は母体または児に何らかの異常が発生して児が死亡し母体外に排出されたものをいい，人工死産とは人工的に児を死亡させ体外に排出させたものをいう。人工死産は人工妊娠中絶といい，日本では母体保護法により母性保護の観点から医師の認定

があればできることになっている。

死産率の特殊なものに周産期死亡率がある。これは妊娠満22週以後の出産千対の死産率と，生後1週未満の児の出生千対の死亡率（早期新生児死亡率）を合わせたもので，母子保健の保健指標である。

乳児死亡率は総合健康指標として用いられている。出生1,000人に対して1歳未満に何人死亡するかという指標である。日本は2022（令和4）年で1.8であり，世界のトップレベルの低率にある。

妊娠中の母親の保健指標として妊産婦死亡率がある。妊婦とは妊娠満12週から分娩以前までの母親，産婦とは分娩から産褥期（分娩後8週ぐらい）までの母親をいい，出産についての医療・保健状態を示している。出産数10万人について何人母親が死亡したかであるが，計算は妊産婦死亡数を出産数（出生数＋妊娠12週以後の死産数）でわり，10万をかけた値である。

4.6　婚姻と離婚

2022（令和4）年の婚姻件数は50万4,878件（組）であり，ここ数年ほぼ横ばい状態である。少子化により徐々に減じてくるはずであるが，横ばい状態を保っているのは，再婚の増加によるものといえよう。2022年には，初婚同士74.0%，夫が再婚で妻が初婚9.4%・夫が初婚で妻が再婚6.8%，再婚同士9.8%であったが，1990年では，初婚同士81.4%であったので，再婚が増加している。初婚年齢をみると，年々男女ともに上昇しており，特に女性の晩婚化が進み，夫婦間の年齢差が縮小している（図3-5）。

2022年の離婚件数は，17万9,096件（組）で，婚姻件数のおよそ1/3の数に達している（図3-6）。離婚率は人口1,000人に対しての離婚者数であるが，1.47であった。離婚大国の米国の2.9（2017年）には及ばないが，フランス1.93（2016年），ドイツ1.86

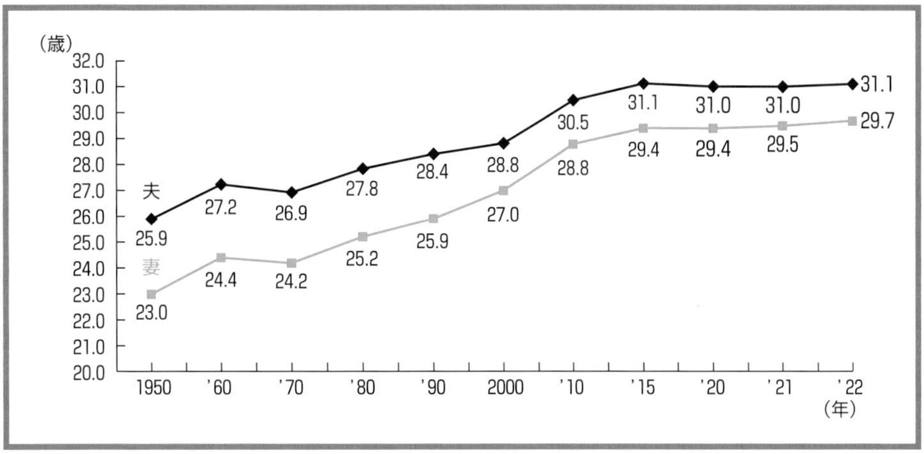

図3-5　平均初婚年齢および夫婦の年齢差の年次比較
資料）厚生労働省：人口動態統計（2022）

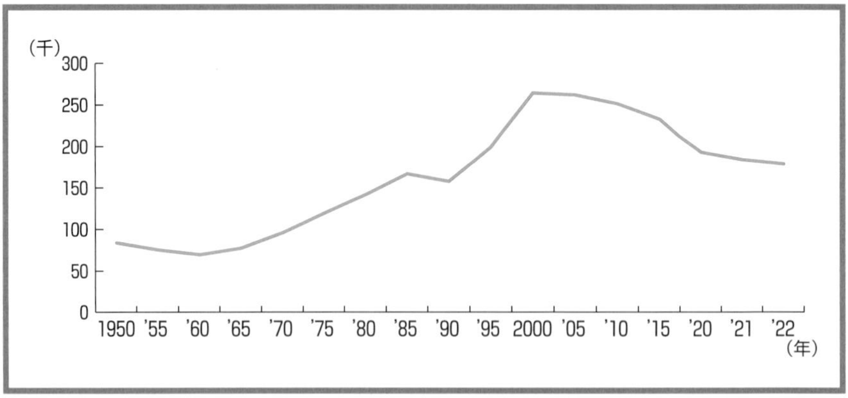

図3-6　離婚件数の年次比較
資料）厚生労働省：人口動態統計（2022）

（2017年）などのEU諸国と並ぶ水準である。ただし，離婚率は2003（平成15）年より減少傾向を示している。

日本では，離婚は夫婦の離婚意思があれば，役所に届出て成立する。夫婦の話し合いで離婚する協議離婚が9割を占め，家庭裁判所を介して離婚する調停・審判・判決などが少ないのが特徴である。離婚は女性の社会進出と相まって今後も増加することが考えられる。

5．生命表と平均余命

生命表とは，ある人口集団のある暦年の死亡統計をもとに計算（生命函数）で出された年齢別の人口変化数を表示したものである。生命表には，5年毎に実施される国勢調査のデータをもとに計算して出された完全生命表と，国勢調査の実施されない年に人口動態調査のデータをもとに計算して出された簡易生命表の2種がある。

生命函数で算出される指数は5種ある。まず，ある集団について死亡率（n*q*x）を求める。これはx歳の者がx＋n歳までに死亡する確率である。これから，10万人の者がx歳に達する数を死亡率より計算した生存数（*l*x）を出す。ここからx歳の者がx＋n歳までに何人死亡するかという死亡数（n*d*x）を求める。こうして求められたものが，ある年齢者における平均余命（*e*x）である。0歳児の平均余命を特に平均寿命という。

平均余命については，毎年10万人が生まれたものとして，この集団がその年のデータに従って推移していくという想定で成立しているものである。どの年齢も10万人出生したとし，その集団の変化で計算していくので，これを定常人口という。この指標は現在のデータをもとにしているので，未来は不明である。あくまでも，現状の状況が続いたならば，という条件つきである。新感染症の流行や医学の発達などを考慮しないので，真の平均余命は不明である。平均寿命は生活富裕度を示す1人当たり国内総生産高（GDP per Capita）に相関する。衛生状態の反映はもとより生活富裕度

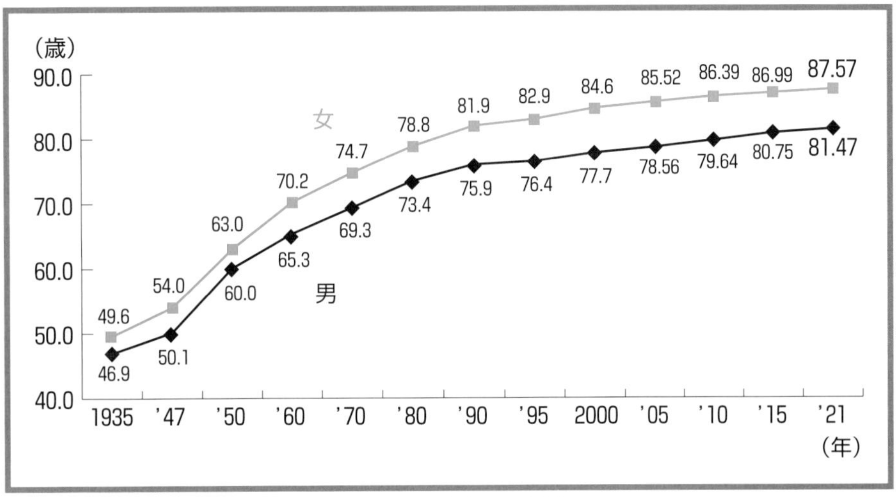

図3-7　平均寿命の推移

資料）厚生労働省：簡易生命表，完全生命表

の反映の指標であるともいえる。世界的にみると，2016（平成28）年の男女平均で80歳を超える国は日本，オーストラリア，アイスランド，イタリア，スペイン，スイスなど28か国である。米国は78.5歳，アフリカ諸国は60歳前後である。なお，世界一の長寿国は男性はスイスで日本は第2位，女性は日本が第1位である（WHO, 2018）。

日本の平均寿命は2021（令和3）年では男女差が著しく，男性81.47歳，女性87.57歳であり，男女差が6.10歳ある。前年より男性は0.09歳，女性は0.14歳下回った（図3-7）。平均寿命は戦後一貫して伸びてきたが，2005（平成17）年に初めて前年より低下（男女ともに0.1歳低下）したが2006（平成18）年以降は再び上昇した。

平均寿命の延伸に伴い年齢とともにその寿命の内容が問われ出してきた。つまり，人工呼吸器をつけるなどして寿命を延長しても本人にとって何の意義があろうかという疑問である。これが健康寿命という概念が近年生じてきた背景である。つまり健康寿命とは，寿命の中で自立した生活を送れる期間がどれくらいの年数あるかというものである。

日本の健康寿命の算出法として，健康日本21（第２次）では，サリバン法による「障害なしの平均余命（DFLE；disability-free life expectancy）が採用されている。実務的にはExcelフォームに必要なデータを入力することで求めることもでき，これによると2016（平成28）年では男性72.14歳，女性74.79歳となっている。

6．傷病統計

6.1　患者調査と受療行動調査

国民の疾病状況を把握することは疾病対策の企画などで重要であるが，疾病統計としては患者調査がある。この調査は全国の抽出された医療施設を対象に行われる基幹統計調査であり，3年に1回10月に実施されている。調査日に限定されたもので静態統計である。2020(令和2)年では，入院患者数は121万1,000人，外来患者数713万8,000人，計834万9,000人であった。前回調査の2017（平成29）年に比べて入院，外来ともに減少した。

疾病別にみるには患者数と受療率の2つの指標がある。患者数は直接的であるが増減の数値を把握しにくいことがあり，受療率が利用されている。受療率とは指定日に利用した推計患者数を人口10万人対でみたものである。2020年の調査における大分類臓器別でみると，入院は精神及び行動の障害（188），循環器系疾患（157）の順で，外来は消化器系疾患（1,007），健康状態に影響を及ぼす要因及び保健サービスの利用（794）の順となっている。

受療行動調査は，患者に対して受療の状況や受けた医療に対する満足度を調査し，患者の医療に対する認識や行動を明らかにすることを目的としている。1996（平成8）年を最初とし，以後3年ごとに実施される一般統計調査である。

6.2　国民生活基礎調査

国民生活基礎調査は1986（昭和61）年に各生活調査が統合され，一本化された基幹統計調査である。世帯の状況のほか，所得，貯蓄，保健，医療など生活の基礎的な事項についての調査がなされる。大規模調査が3年に1回，小規模調査がその間の2年について実施される。小規模調査では傷病の有無と入院通院状況しか把握できないが，大規模調査では健康票により，病気の有無や健康感など幅広く調査される。

病気の症状をみるのに有訴者率が代表的である。これは，調査日に何らかの自覚症状を訴える人の人口1,000人当たりの割合である。2019（令和元）年では，全国で302.5人で，前年よりわずかに減少した。

6.3　その他の傷病統計

（1）感染症発生動向調査

感染症統計は1874（明治7）年に医制開始とともに始まった伝染病統計をもとにしており，1999（平成11）年に感染症法の施行で感染症発生動向調査として名称と内容を変更し，新たにスタートした。厚生労働省の感染症発生動向調査事業の結果をとりまとめたもので，国立感染症研究所より週報と月報で発表されている。

まず県単位で定点の病院・医院が決められ，週ごとに県の感染症情報センターに集められる。そこから国立感染症研究所の感染症情報センターに集められ集計される。集計された統計は県に送られて還元される。一般の感染症と結核とで定点を異にしている。統計は全数統計と定点統計に分かれている。全数統計は感染症法の一類・二類・三類・四類感染症および五類の一部である。定点統計についても週報と月報統計に分かれ，週報統計は五類感染症の中でインフルエンザ，水痘，麻しんなどの感染症が該当する。結核については結核登録者情報調査として区別されている。

(2) 食中毒統計

1878(明治11)年に開始された統計である。1947(昭和22)年の食品衛生法施行により,現行の食中毒患者の保健所長への届出義務制となり,1952(昭和27)年より伝染病統計から独立して食中毒統計となった。統計法に基づく一般統計である。

医師より食中毒発生の報告があると,保健所長は調査により食中毒調査票を完成させる。さらに食中毒事件票を作成し,これを各都道府県知事・保健所設置市の市長に提出,集計し,厚生労働省に提出する。全国分をまとめたものが食中毒統計である。

2022(令和4)年は事件数962件,患者数6,856人であった。ここ数年は事件数,患者数ともに減少している。発生原因としては寄生虫が多く,特にアニサキスの患者が多かった。また,ノロウイルスの患者が大きな比重を占めてきた。

7. その他の保健統計

7.1 国民健康・栄養調査

国民の栄養状態統計は国民健康・栄養調査によってなされる。本調査は従来,国民栄養調査といわれていたもので,2003(平成15)年に根拠法が栄養改善法から健康増進法に変えられたのを機に改称された。1946(昭和21)年,終戦直後の食料不足を乗り切るためにGHQ(連合国軍総司令部)主導で都民に対して緊急調査がなされたのが第1回調査であり,翌年に全国規模とした。1952(昭和27)年の栄養改善法制定で法律に基づく承認統計調査になり,2003(平成15)年より健康増進法での調査に変わった。

国民健康・栄養調査の内容は,毎年調査を行う基本項目と,年度毎に特定される重点項目がある。基本項目には,食事・栄養摂取状況,身体活動・運動,休養・睡眠,喫煙,飲酒などの生活習慣と歯の健康が含まれる。2015(平成27)年以降の重点項目を以下に示す。なお,2020(令和2)年,2021(令和3)年の調査は,新型コロナウイルス感染症の影響により中止となっている。

2015年:社会環境の整備
2016年:糖尿病有病者等の推計人数
2017年:高齢者の健康・生活習慣
2018年:世帯所得と生活習慣の関連
2019年:社会環境の整備

7.2 県民栄養調査

県民栄養調査は,県民の栄養状態と食生活や運動習慣等の実態を把握し,生活習慣病対策を行う資料として実施されるものである。県によって県民栄養調査,県民健康調査,県民健康意識調査などと,呼称が変わる。1975(昭和50)年頃から開始されたもので,実施年は県によって異なるが,3~5年に1回行われている。県によって調査内容は異なるが,おおむね国民健康・栄養調査に類似しており,同調査の県民版といえる。対象は保健所単位に無作為抽出で世帯を抽出しており,対象人数は1,000~2,000人程度である。結果は県からの発表である。

7.3　保健統計データベース

（1）レセプト*情報・特定健診等情報データベース（NDB）

医療費が増大している現状下，より効率的・効果的な医療費の活用が望まれる。厚生労働省は，医療費の適正化を目指す調査・分析などに利用できる保健統計の提供として，2009（平成21）年からレセプト情報・特定健診等情報データベース（NDB）の運用を開始した。2011（平成23）年以降，高度の情報環境管理の下で行政機関や研究者に限定的に提供している。ここ数年，NDBの利用者は増加していることから，NDBの利活用を進めるサービスとして，2016（平成28）年に第1回NDBオープンデータが公表された（以降は毎年公表）。わが国の医療の実態や特定健診の結果が掲載されている。

*レセプト　診療報酬明細書のことをいい，医療機関等が患者負担額以外の負担分を保険者等に請求する請求書である。

（2）国民健康保険データベース（KDB）

特定健診・特定保健指導を活用した健康日本21（第二次）を着実に推進し、かつ地域における健康格差を縮小するための有用な保健統計が国民健康保険データベース（KDB）として提供されている。国民健康保険データベース（KDB）システムは，国保連合会が各システムデータ（健診・保健指導情報，医療情報，介護情報）の「統計情報」を作成して，保険者（市町村，後期高齢者医療広域連合，国保組合）からの委託を受けて，「個人の健康に関するデータ」を作成し，提供するシステムである。例えば，KDBを利用した事例として，健診の結果から血糖値が高く，腎機能の低下した状態（糖尿病性腎症）が疑われる市民（被保険者）を対象に市の健康増進課が開催する「糖尿病性腎症重症化予防プログラム」への参加を促す保健指導がある。

表3-2に，NDB・介護保険総合データベース・KDBの比較を示した。

7.4　学校保健統計調査

学校保健統計調査は基幹統計であり，学校保健安全法で行われる学校健康診査をまとめたものである。幼児，児童，生徒の発育状態と健康状態を把握するためになされる。全学校の結果集計ではなく，あらかじめ指定された学校（調査実施校）についてとりまとめられたものである。文部科学大臣が都道府県知事を通じ，調査実施校の校長に調査票を配布し，知事はそれを回収し大臣に送付する形式をとっている。

内容は発育状態では身長，体重（従来計測されていた座高は2016（平成28）年度に廃止された）であり，健康状態では疾病・異常の被罹患率となっている。被罹患率の高い疾病は，幼稚園・小学校ではう歯が多く，中学校・高等学校では裸眼視力1.0未満の者となっている。

表3-2　NDB・介護保険総合データベース・KDBの比較

	レセプト情報・特定健診等情報データベース（NDB）	介護保険総合データベース	国民健康保険データベース（KDB）
保有主体	国（厚生労働大臣）	国（厚生労働大臣）	保険者（国保連合会）
機　能	国・都道府県が，主体的に医療費適正化計画に資する分析をしながら，施策立案に活かす。	国が，主体的に介護保険の運営状況を地域別や事業所別等に分析しながら，施策立案に活かす。	利用する市町村・後期高齢者医療広域連合は，個人の保健・医療・介護に関する情報を閲覧できるようになり，保健指導等に活用する。市町村等が，保健事業を効果的に実施できるように支援する。
保有情報	・医療保険レセプトデータ ・特定健診・特定保健指導データ ※匿名化処理	・介護保険レセプトデータ ・要介護認定データ ・日常生活圏域ニーズ調査データ ※匿名化処理	・医療保険レセプトデータ ・特定健診・特定保健指導データ ・介護保険レセプトデータ ・要介護認定データ ※国保と後期高齢のみ
利 用 者	○国・都道府県，医療保険者等，研究者等	○国 介護保険事業の適正な運営等に資するように活用する。 ○都道府県・市町村 要介護認定情報の集計結果を閲覧できる。	○市町村・後期高齢者医療広域連合 個別の保健指導や保健事業の適正な運営に活用する。 ○国保連合会 統計情報の作成，保険者への提供

出典）厚生労働省：平成29年版厚生労働白書 ―社会保障と経済成長―（2017）

7.5　食料需給表

国際連合食糧農業機関（FAO）に提出するために，農林水産省が毎年行うもので，調査結果を1冊にまとめて発行している。統計内容は，日本で供給される食料の生産から最終消費に至るまでの総量を明らかにするとともに，食料自給率，国民1人当たりの供給純食料および栄養量を示したものである。2022（令和4）年の食料自給率はカロリーベースで38％であり，近年横ばいである。国民1人1日当たりの供給熱量は2,260 kcalで穀類790.1 kcal，肉類180.0 kcal，魚介類77.9 kcal，油脂類326.8 kcalが主な供給源となっている。長期的にみると，供給熱量はここ数年やや減少傾向にあり，供給源別では米や小麦の減少率が大きい。

文　献

●参考文献

・厚生労働統計協会編：国民衛生の動向2023/2024　(2023)
・矢野恒太記念会編：世界国際図会2009/2010　(2010)
・藤原元典・渡辺巌一編：総合衛生公衆学，南江堂　(1978)
・厚生労働省：令和元年国民健康・栄養調査報告，厚生労働省　(2020)
・厚生労働省：令和4年人口動態統計（確定数）の概況，厚生労働省ホームページ　(2023)
・厚生労働省：令和2年患者調査の概況，厚生労働省ホームページ　(2022)

第4章

健康状態・疾病の測定と評価

疾病と要因（リスクファクター）の因果関係を導き出す疫学手法の基本的内容（疫学の考え方，疫学の指標），また，疾病予防の対策・評価・管理に重要な事がらとなるスクリーニング検査，根拠に基づいた医療（EBM），サーベイランス，さらに，疫学研究を行う際の倫理規定と個人情報保護について学ぶ。

1．疫学の概念

1.1　疫学の定義

疫学の定義はいくつか提唱されているが，日本疫学会から提唱されている「明確に規定された人間集団の中で出現する健康関連のいろいろな事象の頻度と分布およびそれらに影響を与える要因を明らかにして，健康関連の諸問題に対する有効な対策樹立に役立てるための科学」という定義がわかりやすい。

疾病は地域，性，時間などによって発生の分布に差異がある。この差異の状態を明確にすれば，疾病の発生原因を探し出すことができる。疾病と関連のある要因（危険因子：リスクファクター）が解明されれば，これを人間集団から除去あるいは回避させ，疾病の発生を防ぐことができる。

疫学は，人間集団を対象として疾病の発生原因を明らかにして，疾病発生の有効な予防対策や健康増進施策を実施するための科学的根拠を提供する学問である。そのため疫学は予防医学としての公衆衛生活動の基礎学問として位置づけられている。

1.2　疫学の対象と領域

疫学は国，地域，性，年齢，職域，時間など様々に特性づけられた人間集団を対象とする。人間を対象とすること，さらに1人ではなく集団を対象とする科学であることが疫学の重要なポイントである。

疫学は，古くは急性期の感染症の発生に関する学問領域であった。しかし，近年ではより幅広く，がん，生活習慣病，難病などの様々な疾病を対象に，発生頻度や原因の調査，またそれに基づいた健康増進や疾病予防を図ることを目的としている。

2. 疫学の指標

2.1 疫学の基本指標

疫学では，対象集団における調査目的の健康関連事象（疾病を有している，疾病を発症する，治癒する，死亡するなど）の発生状況を集約した指標を求める。ある一時点で起こっている状況を評価するのか，一定の期間を考慮して評価するのか，その目的によって用いる指標が変わる。

（1）疾病発生に関する指標

疾病の発生状況を表す指標として，罹患率，累積罹患率，有病率などがある。

1）罹 患 率

罹患率は，対象集団において，一定期間中にどれくらい疾病の罹患（病気にかかること）が発生したかどうかを示す指標である。すなわち，罹患率は対象集団における疾病発生の速度を表すものである。ある集団を追跡調査する際は，追跡不能（疾患と関係のない死亡や引越など）や途中加入などで追跡期間が対象者ごとに異なることが多い。そのため，対象者の総観察期間を「人年」という単位で分母に取る人年法という計算方法が用いられる。

$$\text{罹患率} = \frac{\text{観察期間内の罹患者数}}{\text{観察集団全体の観察期間の合計}}$$

図4-1は人年法による罹患率の算出例である。ここでは，6名を対象とし，5年間の観察期間中にある疾患に罹患したかどうかを追跡調査している。まず，各対象者の追跡年数の和を計算する。追跡不能例は脱落（ドロップアウト）としてその時点までの観察期間のみ取り扱う。A氏は計4年間追跡して4年後に罹患しているので4人年，同様にB氏は3人年，C氏は4人年，D氏は4人年，E氏は2人年，F氏は3人年となる。これらを全て足し合わせた20人年が総観察期間である。追跡期間中に当該疾患に罹

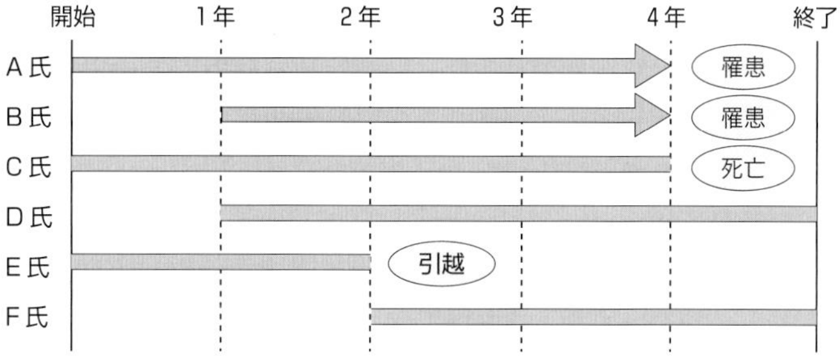

$$\text{罹患率} = \frac{2}{4+3+4+4+2+3} = 2\text{人}/20\text{人年} = 1\text{人}/10\text{人年}$$

図4-1 人年法による罹患率の算出例

患したのはA氏とB氏の2人であるため，これを分子にとって，2人/20人年が罹患率となる。これは1年間に20人中2人が罹患するという意味であるが，理解しやすいようにきりのよい数字に分母をそろえるのが一般的である。例えば分子と分母に5をかければ，「年間100人あたり10人が罹患する」という解釈になる。集団の規模が大きい場合，年間10万人あたりまたは年間100万人あたりにそろえることが多い。

なお，追跡の対象となる集団は，今後その疾患に罹患する可能性がある者に限る（危険曝露人口：population at riskという）。例えば，子宮がんの新規罹患を考える際には，男性やすでに子宮がんになったことのある女性は対象集団から除外する。

2）累積罹患率

累積罹患率は，対象集団において，一定期間内に疾患に罹患した人の割合である。観察開始時点の対象者を観察終了または罹患時まで追跡し，罹患した人数の割合を算出したものである。脱落があった場合は対象から除外するため，対象者の人数が少なく脱落が多い場合は結果に偏りが生じる可能性がある。全対象者の追跡期間がほぼ同じ場合には罹患率の代わりに使用できる。

$$\text{累積罹患率} = \frac{\text{観察期間内の罹患者数}}{\text{集団の観察開始時点の人数}}$$

3）有病率

有病率は，ある一時点において，対象集団のうちどの程度の人が疾病を有しているかを示す指標である。観察時点の対象者の人数のうち，疾病を有している者の割合として表される。

$$\text{有病率} = \frac{\text{観察時の有病者数}}{\text{観察時の人数}}$$

（2）死亡に関する指標

死亡の発生状況を表す指標としては，死亡率，致命率などが使用される。

1）死亡率

死亡率は，罹患率と同じ考え方で求められる指標であり，罹患を死亡に置き換えたものである。罹患率と同様に，人年法を用いて算出する。

$$\text{死亡率} = \frac{\text{観察期間内の死亡者数}}{\text{観察集団全員の観察期間の合計}}$$

2）致命率

致命率は，ある疾患に罹患した者のうち，一定期間内にその疾患が原因で死亡した者の割合である。すなわち，もしその疾患にかかった場合にどのくらい死亡するリスクがあるかを示す指標である。

$$\text{致命率} = \frac{\text{当該疾患による死亡者数}}{\text{当該疾患の罹患者数}}$$

2．2　曝露効果の指標

疫学では，上記の指標を基に，ある要因が健康関連事象の発生と関連があるかどうかを検討する。健康関連事象が起こる原因と推定される要因を有していることを曝露といい，曝露の影響を評価する指標として相対危険，寄与危険，オッズ比などを用いる。なお，相対危険や寄与危険は累積罹患率または罹患率を用いて算出するが，ここでは理解が容易な累積罹患率を用いて解説する。表4-1は要因に曝露しているグループ（曝露群）と曝露していないグループ（非曝露群）の疾病への罹患状況を2×2のクロス表に表したものである。A～Dはそれぞれの人数を示す。

表4-1　要因への曝露状況と一定期間中の疾病への罹患の有無

		疾患の罹患		計
		あり	なし	
要因への曝露	あり（曝露群）	A	B	A＋B
	なし（非曝露群）	C	D	C＋D
計		A＋C	B＋D	A＋B＋C＋D

（1）相対危険（リスク比）

相対危険は，曝露群の累積罹患率（または罹患率）と非曝露群の累積罹患率（または罹患率）との比で表される。すなわち，曝露によって疾病に罹患する可能性が何倍になるかを示す指標である。要因と疾病の因果関係を検討する際に重要な指標である。

$$\text{相対危険} = \frac{\text{曝露群の累積罹患率}}{\text{非曝露群の累積罹患率}} = \frac{\frac{A}{A+B}}{\frac{C}{C+D}}$$

（2）寄与危険（リスク差）

寄与危険は，曝露群の累積罹患率（または罹患率）と非曝露群の累積罹患率（または罹患率）との差で表される。すなわち，要因に曝露することによって罹患がどれくらい増えるのかを示す指標である。曝露が集団に与える影響の大きさを表すため，保健医療政策において重要な指標である。

$$\text{寄与危険} = \text{曝露群の累積罹患率} - \text{非曝露群の累積罹患率} = \frac{A}{A+B} - \frac{C}{C+D}$$

（3）寄与危険割合

寄与危険割合は，寄与危険を曝露群の累積罹患率（または罹患率）で除したもので表される。すなわち，曝露群の患者のうち，真に曝露が原因で罹患した者がどの程度いたのかを示す指標である。

$$寄与危険割合 = \frac{寄与危険}{曝露群の累積罹患率} = \frac{\dfrac{A}{A+B} - \dfrac{C}{C+D}}{\dfrac{A}{A+B}}$$

（4）オッズ比

オッズ比は，後述の症例対照研究など，罹患率が算出できない場合にその代替指標として用いられることが多い。オッズとは，ある事象が起こる確率をpとしたとき，pと（1－p）との比のことである。疾病ありのグループの曝露のオッズと疾病なしのグループの曝露のオッズの比がオッズ比になる。疾病発生頻度がまれである場合には，オッズ比は相対危険の近似値になることが知られている。

$$オッズ比 = \frac{AD}{BC}$$

3．疫学の方法

3.1　疫学の研究デザイン

疫学研究は表4-2のように観察研究と介入研究に大別される。観察研究にはさらに，健康関連事象の頻度と分布を測定し，仮説設定を行う記述疫学と，仮説が正しいかを検証をする分析疫学がある。分析疫学には，横断研究，生態学的研究，コホート研究，症例対照研究がある。介入研究は実験疫学ともいわれ，集団に対して意図的に要因を介入させて，仮説実証するものである。

3.2　観察研究

観察研究は，対象者に人為的な操作を加えることなく，ありのままを観察することによって頻度や分布を明らかにしたり，要因と疾病との関連を分析したりする疫学研究の方法である。記述疫学と分析疫学に大別される。

表4-2　疫学の研究デザインの種類

<table>
<tr><td rowspan="5">観察研究</td><td colspan="2">記述疫学</td></tr>
<tr><td rowspan="4">分析疫学</td><td>横断研究</td></tr>
<tr><td>生態学的研究</td></tr>
<tr><td>コホート研究</td></tr>
<tr><td>症例対照研究</td></tr>
<tr><td rowspan="3">介入研究</td><td colspan="2">ランダム化比較試験</td></tr>
<tr><td rowspan="2">非ランダム化比較試験</td><td>前後比較デザイン</td></tr>
<tr><td>準実験デザイン</td></tr>
</table>

（1）記述疫学

記述疫学は，人，場所，時間の3つの観点から，集団における健康関連事象の分布の特徴を正確に記述するものである。誰が（人），どこで（場所），いつ（時間），疾病に罹患したのかについて詳細に観察し，頻度や分布を提示する。これにより，疾病の発生要因に関する仮説を設定することが記述疫学の主な目的である。疾病の疫学的特性を基礎的資料として提示するものであり，疫学研究のファーストステップとなる。図4-2に記述疫学研究の例を示す。これは年齢別の子宮体がんの罹患率を示したものである。中高年の女性で罹患が多いという，「人」の観点からの特徴を把握することができる。この結果より，女性ホルモンの影響による発がんの可能性があるのではないか，というような仮説が立てられる。

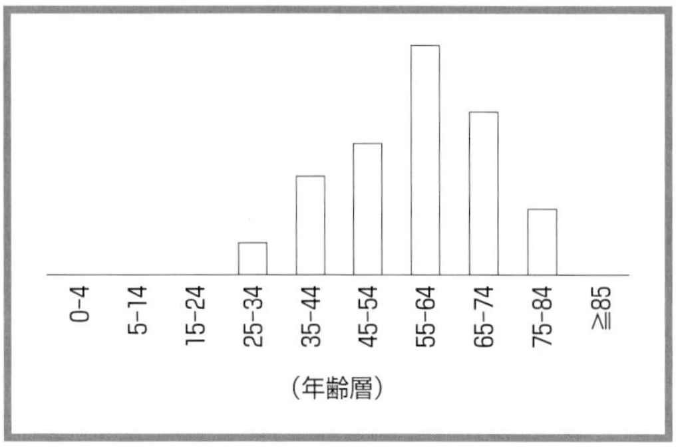

図4-2　年齢別子宮体がんの罹患率

（2）分析疫学

記述疫学などによって導き出された仮説（ある曝露要因と健康関連事象の発生とに関連があるか）の検証を目的とした疫学研究が分析疫学である。分析疫学には，横断研究，生態学的研究，コホート研究，症例対照研究といった研究がある。

1）横断研究

横断研究は，ある一時点において，観察集団の曝露要因の保有状況と健康関連事象とを同時に調査し，その関連を検討するものである。横断研究では，ある期間における新たな疾病の発生の指標である罹患率ではなく，その時点で疾病を有するいわゆる有病率を用いることが多い。図4-3は横断研究の例である。ここでは，ある時点における各対象者の1日の平均食塩摂取量と収縮期血圧値との関連が示されている。食塩摂取量が多いほど収縮期血圧が高い者が多いことがわかる。

横断研究の長所は，要因と疾病の情報を比較的容易に，少ない費用で把握できることである。短所としては，要因と疾病発生の時間的な前後関係が不明なため，因果関係の推測が困難な点があげられる。

2）生態学的研究（地域相関研究）

生態学的研究は，国や都道府県などの集団単位で，曝露要因と健康関連事象との関連を検討する方法である。図4-4は生態学的研究の例である。ここでは，国別の成人の喫煙率と食道がんの罹患率との関連が示されている。国別の喫煙率と食道がんには正の相関があることがわかる。

生態学的研究の長所は，既存の資料を用いることが多いため，比較的容易にデータを得られることが多いことである。一方，短所としては，集団レベルにおいて関連が

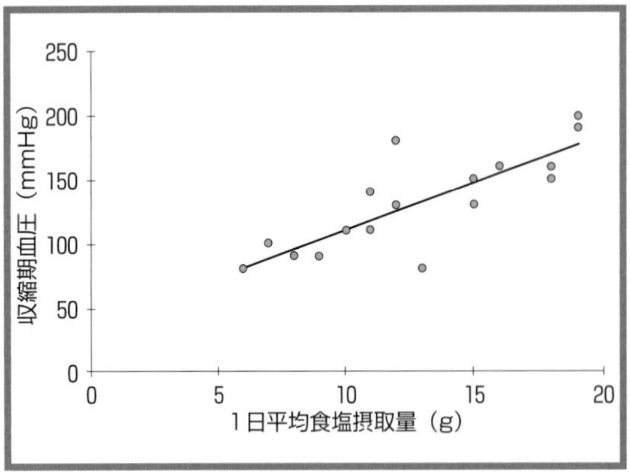

図4-3　平均食塩摂取量と収縮期血圧の関係

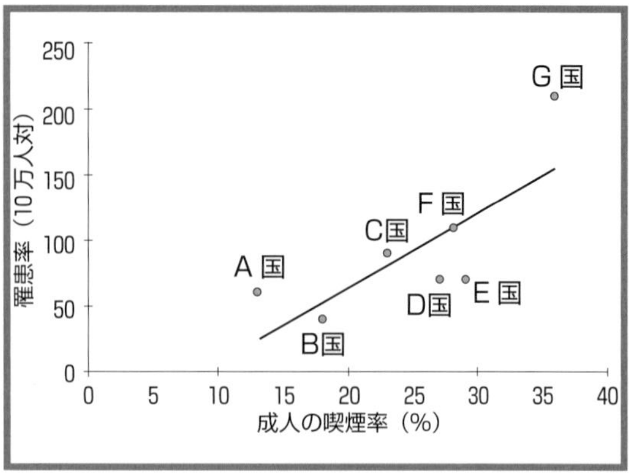

図4-4　国別の喫煙率と食道がんの罹患率

みられるものが個人では当てはまらない現象が起こる可能性がある点があげられる。これを生態学的誤謬《ごびゅう》（エコロジカルファラシー）という。

3）コホート研究

コホートとは，もともと古代ローマの300～600人からなる歩兵隊を表すものであったが，疫学ではある因子を共有する個体からなる集団の意味として使われている。目的とする疾病に罹患していない集団を対象として，一定期間にわたって追跡調査をする研究方法である。そのため一般に前向き研究とよばれる。コホート研究では，調査開始時点である要因に曝露している集団（曝露群）と曝露していない集団（非曝露群）を長期間観察し，要因と疾病との関連を調べる（図4-5）。対象者を追跡することで疾病の罹患率を算出し，曝露効果の指標として相対危険や寄与危険を用いることが多い。

コホート研究の長所として，曝露が調査開始時点で起こっているため，曝露情報の信頼性が高い点があげられる。短所としては，追跡調査中に対象者が追跡不能（ドロップアウト）になってしまう可能性があることや，追跡のために時間と費用がかかるこ

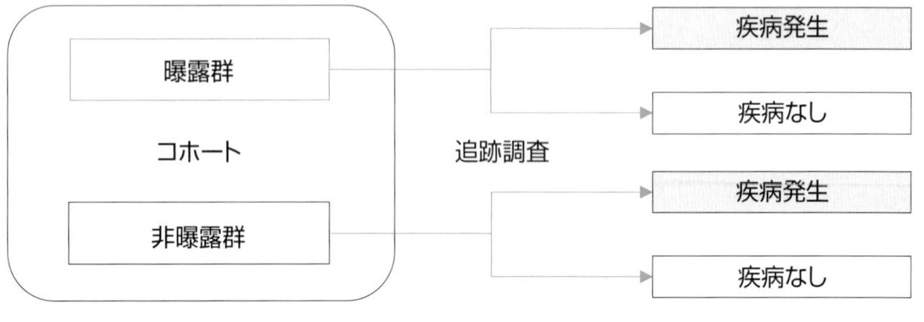

図4-5　コホート研究のイメージ

とがあげられる。また，まれな疾患の発生を対象とする場合，非常に多くの対象者が必要になる。

4）症例対照研究（ケースコントロール研究）

症例対照研究は対象者を問題となる疾病に罹患している集団（症例群：ケース）と，そうでない集団（対照群：コントロール）に分けて選び，過去にさかのぼって各群の曝露状況を調査し，要因と疾病との関連を調べる方法である（図4-6）。すなわち，コホート研究とは調査の時間軸が逆になるため，後ろ向き研究ともよばれる。まれな疾患であっても症例を一定数集めることができれば調査が成立するため，希少疾患の疫学調査の方法として採用されることが多い。

症例対照研究では，全体における症例群の割合を研究者が任意に決めるので，一般集団における症例の割合とは異なる。そのため，疾病の罹患率や死亡率を求めることができず，相対危険や寄与危険を算出することができない。そこで，オッズ比を求めることで曝露効果の指標とすることが多い。

症例対照研究の長所として，症例と対照を設定する時点で疾病情報を収集するため，その情報の信頼性が高い点があげられる。また，比較的時間をかけずに研究を実施することができ，費用や労力も小さくすむことが多い。一方，短所としては，曝露要因に関する情報が過去の情報であるために，その情報の信頼性が低い点があげられる。

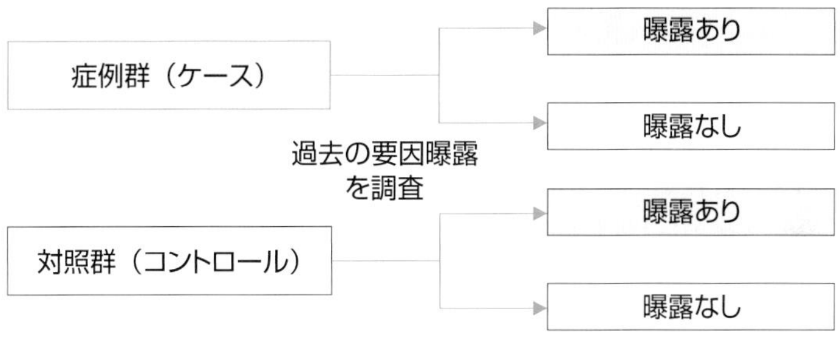

図4-6　症例対照研究の調査イメージ

5）コホート研究と症例対照研究の違い

上述のように，コホート研究と症例対照研究はともに健康関連事象の発生とその要因と考えられる曝露要因との関連を検討する研究デザインである。

表4-3にコホート研究と症例対照研究の違いを示す。このように，コホート研究と症例対照研究には，それぞれ相反するような長所と短所があり，これらの諸点を理解した上で，実際の疫学研究方法を選択することが望まれる。

3．3　介入研究

対象者のありのままを観察するだけの観察研究とは異なり，研究者が対象者に意図的に操作（予防プログラムや治療など）を加え，その影響を前向きに評価するのが介

表4-3　コホート研究と症例対照研究の比較

コホート研究		症例対照研究
前向き	調査時間軸	後ろ向き
疾病の発症を追跡	調査方法	過去の曝露を調査
負担大	コスト	負担小
高い	曝露情報の信頼性	低い
低い	疾病情報の信頼性	高い
長い年月が必要	研究期間	短くすむ
調査が難しい	まれな疾患	調査可能
できる	罹患率の計算	できない
できる	相対危険の計算	オッズ比で近似
できる	寄与危険の計算	できない

入研究である。分析疫学によって推測された要因と疾病との因果関係を実験的に検証する目的で行われる。介入研究はいわば人体実験を行うので，後述の疫学研究の倫理が問題となり，実施が困難な場合も多い。一般的には個人を対象として実施されるが，個人ではなく地域全体を対象として，集団に対する介入効果を評価する地域介入試験が行われることもある。

（1）ランダム化比較試験（RCT；randomized controlled trial）

対象者をランダム（無作為）に2群に分け，介入を行うグループ（介入群）と行わないグループ（対照群）とを設定し，効果を比較する方法をランダム化比較試験（RCT）という。RCTでは，コンピュータの乱数や乱数表を用い，対象者を介入群と対照群に無作為割付することにより，介入の有無以外の両群の背景要因（未知なものも含めて）が同じような分布になることが期待される。そのため，純粋に介入の効果を検証できる研究デザインである。単一の研究デザインとしては因果関係を証明する力が最も強い研究デザインとされるが，倫理的な制約が大きく実施が困難な場合が多い。

薬剤の効果を検討する場合などには，偽薬（プラセボ）を対照群に投与し，対象者自身がどちらの群に割付けられたかわからないようにする盲検化（ブラインド）という方法がとられる。また，対象者だけでなく，研究を実施する者にも割付を秘密にする二重盲検化（ダブルブラインド）が行われることもある。

（2）非ランダム化比較試験（non-RCT；non-randomized controlled trial）

ランダム割付を行わない介入研究を非ランダム化比較試験という。前後比較デザインや準実験デザインなどの方法がある。ランダム化比較試験に比べて実施が容易なことが多いが，因果関係を証明する力は相対的に弱いとされている。

1）前後比較デザイン

集団全体に対して介入を行い，その前と後の変化を評価する研究方法である。非介入群（介入を行わない比較対照集団）を設定しない研究方法であり，単群介入試験ともよばれる。前後比較デザインの長所は，別途対照群を設定しないため，日常診療や保健活動の中で実施しやすいことがあげられる。一方，短所としては，介入前後の変化が介入によるものなのか，時期的な変動や平均への回帰（異常な値はもう一度測定すると平均値に近い値になる現象）などの介入以外の影響によるものなのかが区別できない点があげられる。

2）準実験デザイン

対象者を介入群と対照群に分けて介入の効果を比較検討する方法であるが，どちらの群に入るかは対象者自身の希望や研究者の判断で決めるのが準実験デザインである。RCTよりも倫理的な制約が小さく，実施が容易である反面，結果の解釈には注意が必要である。例えば，肥満者を対象に減量プログラムを受けてもらうかどうかを参加者自身に決めてもらい，プログラムに参加しなかった対象者と減量効果を比較する研究を行ったとする。もともと減量に対する意識の高い参加者が選択的に介入群に入った場合，本当は減量プログラムそのものに効果がなかったとしても，よい結果が得られる可能性がある。また，研究者が介入群と非介入群を任意に割り当てる場合にも，同様の問題が生じることがある。例えば，研究者自身が介入の効果を期待していた場合，効果が出そうな対象者を選択的に介入群に割り当ててしまい，介入の正確な影響が確認できないということがありえる。

4．バイアス，交絡の制御と因果関係の判定

4.1　疫学研究における誤差

疫学研究で観察される値は，様々な原因により本当に知りたい真の値とずれが生じる。観測値と真の値とのずれのことを誤差といい，大きく偶然誤差（ランダムエラー）と系統誤差（バイアス）とに分類される（図4-7）。疫学研究では真の値に可能な限り近い値を観察するため，誤差を最小限に抑えることが重要である。そのためには，誤差の分類，誤差が生じる原因，誤差の制御方法を知っておくことが必要である。

（1）偶然誤差（ランダムエラー）

偶然誤差とは，標本調査において，母集団から標本集団を抽出した際に偶然の影響で標本ごとに異なった結果が得られることである。標本調査では偶然誤差は必ず生じるため，推計統計学を用いて，偶然誤差の大きさを評価し，母集団の状況を推定する。

偶然誤差は対象とするサンプルサイズの大きさに影響される。偶然誤差を小さくするには，サンプルサイズを大きくすればよい。なお，全数調査を行えば偶然誤差は0になる。偶然誤差が小さいことを精度が高いという。

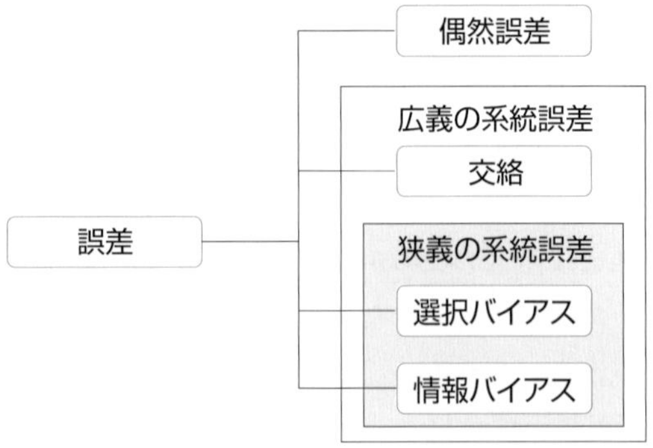

図4-7　疫学研究における誤差の分類

（2）系統誤差（バイアス）

偶然以外の何らかの要因で真の値とは一定方向に偏った誤差が生じることを系統誤差という。系統誤差は，一般に**バイアス**や**偏り**とよばれる。バイアスはその原因を取り除かない限り，サンプルサイズを大きくしても小さくすることができない。バイアスが小さいことを妥当性が高いという。

バイアスは，選択バイアス，情報バイアス，交絡に大別される（図4-7）。なお，交絡はバイアスとは別の概念として扱われることもあるが，本稿ではバイアスの一種として解説する。

1）選択バイアス（セレクションバイアス）

選択バイアスは，調査対象者が選ばれる際に起こるバイアスである。調査対象集団が母集団を正確に代表していない場合や，調査対象集団の参加率が100％でない場合に生じる。選択バイアスは解析段階での制御ができず，研究計画段階での対処が必須である。対策としては，調査対象集団が母集団を代表するように抽出する（無作為抽出が有効），調査対象集団にできる限りの参加をよびかけるなどの方法がある。

2）情報バイアス（インフォメーションバイアス）

情報バイアスは，情報を収集する際に起こるバイアスである。調査で収集された情報が真実と異なる場合に生じる。情報バイアスも選択バイアスと同様，解析段階での制御ができず，研究計画段階での対処が必須である。対策としては，主観的な情報ではなく客観的な情報を収集することや，確立された尺度を使用して情報収集することなどがあげられる。

3）交　絡

交絡は，交絡因子の影響によって起こるバイアスである。交絡因子とは，要因と結果との関係にみた目上の影響を与え，本当の関係とは異なった観察結果をもたらす第3の因子のことである。例えば，ライター所持と肺がん発症とには本来因果関係はないはずだが，ライター所持者には肺がん発症者が多い。これは，喫煙者にはライター

表4-4　交絡因子の制御方法

研究計画段階での制御方法	無作為割付	対象者を介入群，非介入群にランダムに割り付ける。未知の交絡因子も制御できることが期待できるが，倫理的に実施不可能な場合も多い。
	限定（制限）	非喫煙者のみ，男性のみを対象とするなど，交絡因子のひとつの水準のみを観察対象にする。限定した交絡因子については完全に制御できるが，結果の一般化に問題が残る。
	マッチング	2群間で交絡因子の分布が等しくなるように対象者を選ぶ。症例対照研究で行われることが多いが，前向き研究でも使える。年齢層と性別など，複数の要因をマッチングすることもある。
分析段階での制御方法	層 別 化	年代別，性別など，交絡因子の水準ごとに分析結果を提示する。解析段階での交絡因子の検討方法として最初に考慮されることが多い。ただし，層の数が増えると各層内の人数が減って精度が落ちる。
	標 準 化	基準集団を設定し，層別化した各水準の結果を統合してひとつの値として示す方法。年齢調整死亡率などがこれにあたる。
	数学的モデリング（多変量解析）	多変量解析を行って交絡要因の影響を除去する。多くの交絡因子を同時に扱える。

所持者が多く，また喫煙者には肺がんを発症する者が多いため，みた目上ライター所持と肺がん発症に関係があるようにみえるのである。この場合，要因（ライター所持）と結果（肺がん発症）の両方に関連がある喫煙が交絡因子となっている。この例のように，交絡が起こると，本当は要因と疾病に関連がないのにあるようにみえたり，本当は要因と疾病に関連があるのにないようにみえたりする。

交絡を制御する方法には，表4-4のように研究実施段階で行われる方法と結果の分析段階で行われる方法とがある。ただし，可能であれば，できるだけ研究実施段階で交絡の制御ができるような計画を立てることが望ましいとされている。

4.2　疫学研究における因果関係

（1）因果関係

疫学の目的のひとつは，ある要因と疾病が原因と結果の関係にあるかどうか，すなわち因果関係を究明し，疾病発生の予防対策を樹立することである。感染症では細菌やウイルスなどのひとつの要因が疾病の発症の決定的要因である（特異的病因論）が，悪性新生物や脳血管疾患などでは病気の成因は単一ではなく，多数の要因が複雑に絡み合って発生すると考えられている（多要因原因説）。現実世界では因果関係の完全な立証は難しいことが多く，因果関係の有無を判定するための基準が必要となる。

（2）Hillの判定基準

因果関係の有無を判定する基準として，Hillの判定基準が広く知られている。疫学的な証拠を用いて，原因と結果との間に因果関係が存在するかどうか判断する際に有用である。以下の9つの条件すべてが満たされている必要はないが，あてはまる基準が多いほど因果推論が強まるとされている。

① **関連の強固性**　要因と結果との間に強い関連が確認できることである。具体的には，オッズ比やリスク比，相関係数などの大きさで判断する。関連性が大きいほど，それが因果関係である可能性が高くなる。

② **関連の一致性**　異なる集団や場所でも同じ関連が確認できることである。例えば，日本人とアメリカ人で同じ関連がみられるかどうか，夏と冬で同様の現象が起こるかどうかなどで判断する。

③ **関連の特異性**　要因と結果との関係が必要十分条件であることである。すなわち，要因のある所に疾病があり，疾病のある所に要因があるというように，特定の要因と疾患との間に特異的な関連が存在することである。現実世界においては完全な特異性が認められることはまれである。

④ **関連の時間性（時間的関連性）**　要因が結果よりも先に存在することである。この基準が満たされなければ因果関係は否定されるため，因果関係の検討に特に重要である。

⑤ **生物学的勾配（量反応関係）**　要因への曝露が強くなるほど，結果が起こりやすくなる（もしくはその逆）ことである。例えば，喫煙本数が増えるほど肺がん死亡率が高くなる，というような関連が見られるかどうかで判断する。

⑥ **生物学的蓋然性（妥当性）**　原因と結果との間に生物学的に合理的なメカニズムが存在することである。

⑦ **関連の整合性（一貫性）**　既存の研究結果や常識と矛盾がないことである。動物実験や細胞実験の結果など，現在の理論や知見と照らして矛盾なく説明できるかどうかで判断する。

⑧ **実験的証拠**　要因と結果との関連性について，それを支持する実験的研究の結果が存在することである。

⑨ **類 似 性**　要因と結果との関連に，既に認められている因果関係に類似したものが存在することである。

5．スクリーニング

5.1　スクリーニングの目的と適用条件

（1）スクリーニングの目的

疾病予防で重要になるのはスクリーニング検査である。ふるい分け検査ともよばれ，集団健診受診者の中から，対象疾病の有病が疑われる者を一定の検査項目によってふるい分けるものである。精密検査につなげるための検査であり，確定診断を目的とす

表4-5　スクリーニング検査の主な実施要件

疾患の要件	・対象疾患が重要な健康問題である（有病率や死亡率が高い，あるいは早期治療の必要性がある） ・早期発見により適切な治療法が存在する ・確定診断法が存在する ・臨床的徴候の発現から明確な発病までの時間が長い（潜伏期間・無症状期間が長い）
検査方法の要件	・検査法が簡便 ・侵襲性が低い ・費用対効果が高い ・検査の性能（敏感度と特異度）が高い ・検査の再現性が高い

るものではない。スクリーニングは疾病の早期発見・早期治療すなわち疾病の2次予防を目的とするものである。確定診断となる精密検査は一般的に侵襲が高く（対象者への負担が大きいこと），費用や時間もかかるため，簡便な検査によって対象者を暫定的にふるい分けることで効率的な2次予防を実現しようとするものである。

（2）スクリーニングの適用条件

スクリーニング検査は特定の集団に対して実施するが，対象とする疾患の選択には，表4-5のような適用条件がある。

5.2　スクリーニングの有効性と的中度の指標

（1）カットオフ値と検査の結果

スクリーニング検査によって疾患の有無を判断する基準値のことをカットオフ値という。検査結果によって有病していると判断される場合を陽性，有病していないと判断される場合を陰性という。なお，カットオフ値より検査値が高い場合を陽性とするか低い場合を陽性とするかは，疾病によって異なる。

スクリーニング検査の結果として，対象疾患を有する者は全員陽性となり，疾患のない者は全員陰性となるのが理想である。しかし，現実の検査では疾患を有しているにもかかわらず陰性と判定されたり，疾患がなくても陽性と判定されたりすることがある。これらは表4-6のように2×2のクロス表にまとめられる。

疾患を有する者のうちで，検査で陽性になる者を真陽性，陰性になる者を偽陰性という。また，疾患を有さない者のうちで，検査で陰性になる者を真陰性，陽性になる者を偽陽性という。すなわち，真陽性や真陰性が多く，偽陽性や偽陰性が少ないほどスクリーニング検査の有効性が高いといえる。

（2）検査の性能を示す指標

スクリーニング検査の性能を測る指標としては，感度（敏感度），特異度，偽陽性率，

表4-6　スクリーニング検査結果と疾患の有無との関係

		確定診断の判定		計
		疾患あり	疾患なし	
スクリーニング検査結果	陽性	(A) 真陽性	(B) 偽陽性	A + B
	陰性	(C) 偽陰性	(D) 真陰性	C + D
計		A + C	B + D	A + B + C + D

偽陰性率がある。表4-6の値を用いることで，下のように算出することができる。なお，感度と偽陰性率を足すと100%に，特異度と偽陽性率を足すと100%になる。

1）感度（敏感度）

疾患を有する人を検査で正しく陽性と判定する割合。

$$感度 = \frac{A}{A + C}$$

2）特 異 度

疾患のない人を検査で正しく陰性と判定する割合。

$$特異度 = \frac{D}{B + D}$$

3）偽陽性率

疾患のない人を誤って陽性と判定してしまう割合。

$$偽陽性率 = \frac{B}{B + D} = 1 - 特異度$$

4）偽陰性率

疾患を有する人を誤って陰性と判定してしまう割合。

$$偽陰性率 = \frac{C}{A + C} = 1 - 感度$$

（3）検査の的中度

感度や特異度は検査の性能を示す指標だが，現場で興味があるのはスクリーニング検査の結果がどれだけ当たっているかである。すなわち，検査で陽性になった場合に本当に疾患を有しているのかどうか，陰性になった場合に本当に疾患ではないのかどうかである。これらを示す指標として，陽性反応的中度と陰性反応的中度がある。表4-6の値を用いることで，次のように算出することができる。

1）陽性反応的中度

検査で陽性になった人のうち，本当に疾病を有している人の割合。

$$陽性反応的中度 = \frac{A}{A + B}$$

2）陰性反応的中度

検査で陰性になった人のうち，本当に疾病でない人の割合。

$$陰性反応的中度 = \frac{D}{C + D}$$

（4）有病率と的中度

検査の感度や特異度は疾患の有病率の影響を受けないが，的中度は有病率の影響を受ける。疾患の有病率の高い集団を対象にスクリーニング検査を実施した場合，陽性反応的中度は高くなる。逆に有病率の低い集団に対する検査では陽性反応的中度は低くなる。すなわち，有病率の低い集団では本当は疾患でない多くの対象者が陽性と判定されてしまうため，検査の効率が悪くなってしまう。そのため，疾患のリスクが高い集団を対象として選択的にスクリーニングが行われることがある。

（5）カットオフ値と感度・特異度

上述のように，スクリーニング検査ではカットオフ値によって陽性と陰性とを判別する。カットオフ値を変更することで，検査の精度である感度と特異度も変化する。カットオフ値より検査値が高い場合を陽性とする場合，カットオフ値を上げた場合には感度が下がり，特異度が上がる。逆にカットオフ値を下げた場合には，感度が上がり，特異度が下がる。このように，感度と特異度は一方を上げれば一方が下がるという関係（トレードオフの関係）にある。

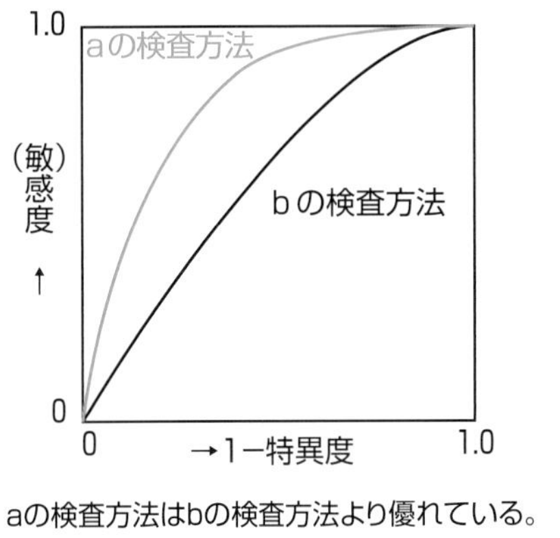

図4-8　ROC曲線

（6）ROC曲線

通常，ひとつの疾病のスクリーニング検査にはいくつかの検査方法がある。同様の特性をもった検査方法の優劣を比較するとき，受診者動作特性曲線（receiver operating characteristic curve；ROC曲線）を作図して評価する。ROC曲線は，縦軸に（敏）感度，横軸に偽陽性率（すなわち，1－特異度）をプロットして描く（図4-8）。費用などの諸条件が満たされれば，一般に曲線が左上に位置する検査のほうがスクリーニングの検査としてより優れていると判断して選択される。

6．根拠（エビデンス）に基づいた医療（EBM）および保健対策（EBPH）

6.1　根拠に基づいた医療（EBM；Evidence-based medicine）

（1）EBMの定義

EBMとは，「診ている患者の臨床上の疑問点に関して，医師が関連文献等を検索し，それらを批判的に吟味した上で患者への適用の妥当性を評価し，さらに患者の価値観や意向を考慮した上で臨床判断を下し，自分自身の専門技能を活用して医療を行うこと」（医療技術評価推進検討会報告書，1999）と定義されている。すなわち，① 既存の医療情報や研究成果（エビデンス），② 患者の価値観，③ 医療者の技能・経験，の3つを統合して医療を行うという考え方である。

（2）EBMの手順

EBMでは5つのステップに従い，臨床上の疑問に対して解答を出すためにエビデンスを検索・収集し，批判的に吟味して適応可能かどうか検討し，患者の価値観や経済的状況を考慮して治療を選択する（表4-7）。

表4-7　EBMの5 Step

Step 1	患者の問題の定式化
Step 2	情報の検索・収集
Step 3	情報の批判的吟味
Step 4	患者への適用
Step 5	事後評価

（3）エビデンスレベル

検索された情報が科学的根拠として十分かどうかを，採用した研究デザインによって判断する方法がある。図4-9のように，データに基づかない専門家個人の意見が最もエビデンスとしては弱く，上に記載のある研究デザインほどエビデンスレベルが高いとする考え方である。ただし，同じ研究デザインを採用していたとしてもそれぞれの研究には様々な固有のバイアスが存在する可能性がある。また，これに加えて出版バイアスや言語バイアスの可能性もあるため，すべてを適切に総合評価したうえで適用を考慮する必要がある。

6.2　システマティックレビューとメタアナリシス

（1）システマティックレビュー（系統的レビュー）

上述のように，最もエビデンスレベルが高い結論を導き出すことのできるのは，システマティックレビュー，RCTのメタアナリシスである（図4-9）。システマティックレビューは，研究対象者を設定して直接データを収集して行う研究（一次研究）とは異なり，すでに発表されている研究成果を集めて新たな結論を出す研究（二次研究）方法である。

システマティックレビューでは，ある一定の規則に基づき，再現性のある方法で文

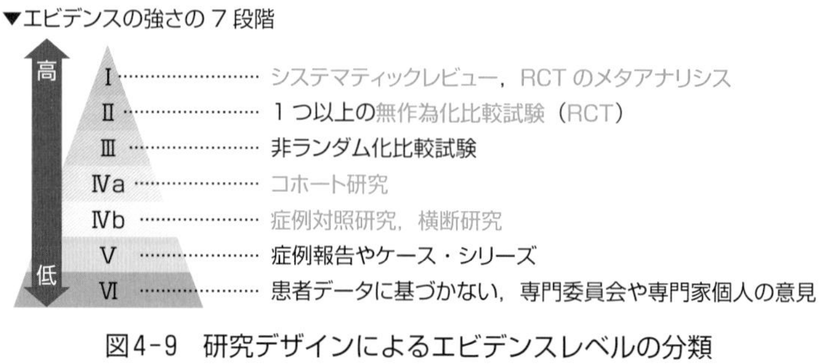

図4-9　研究デザインによるエビデンスレベルの分類

出典）森實敏夫ほか編：Minds 診療ガイドライン作成の手引き，医学書院，2007

献を網羅的に収集して結果を統合することで新たな結果を導き出す。収集した研究結果を質的に統合する定性的システマティックレビューと，結果を数量的に統合する定量的システマティックレビュー（メタアナリシス）とに分類される。

（2）メタアナリシス（メタ分析）

メタアナリシスは，類似した条件で行われた複数の研究結果の指標（リスク比，リスク差，オッズ比など）を定量的に統合してひとつの結果にまとめる分析手法である。個々の研究では対象者数が少なくはっきりとした結果が導き出せないこともあるが，メタアナリシスを行うことで全体としてより明確な結論を出すことができる。システマティックレビューの過程において結果の定量的な統合方法として用いられる。メタアナリシスの結果は，フォレストプロットという図で表されることが多い（図4-10）。

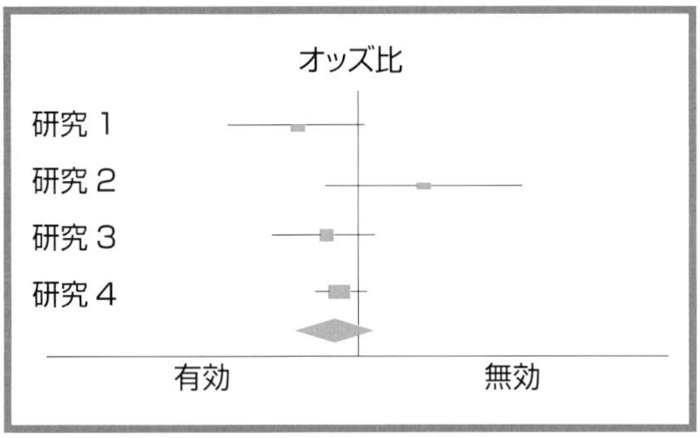

図4-10　メタアナリシスの結果の提示例（フォレストプロット）

フォレストプロットでは，正方形は各研究の効果指標の値を示す。正方形の大きさは各研究の症例数を表し，正方形から伸びる横棒は効果指標の値の95％信頼区間を示す。一番下のひし形はメタアナリシスによって算出された統合値であり，ひし形の横幅は統合値の95％信頼区間を示す。すなわち，ひし形が縦線（有効と無効の境界線）をまたいでいる場合は，メタアナリシスの結果が統計的に有意ではなかったことを示す。

6．3　診療ガイドライン

EBMの方法に基づき，日常診療における様々な臨床状況において，患者と医療者が最善の診療方法を選択することを支援する目的で作成された文書が診療ガイドラインである。日本医療機能評価機構の運営事業であるMindsは，診療ガイドラインを「診療上の重要度の高い医療行為について，エビデンスのシステマティックレビューとその総体評価，益と害のバランスなどを考量して，患者と医療者の意思決定を支援するために最適と考えられる推奨を提示する文書」と定義している。このように，診療ガイドラインは体系的な方法論に則って作成され，診断・診療上の疑問に対してシステマティックレビューに基づいた推奨を提示することで，臨床判断の助けとなるものである。

6．4　根拠に基づいた保健対策

このようにEBMの普及が強く推奨されてきたが，質の高い医療の提供は良好な技術だけに留まるものではなく，医療体制，健康政策さらには社会政策等の幅広い分野においても論理性・合理性のある整備が必要である。そこで，これらの事柄を考慮に入れた医療技術を広義にとらえ，集団を対象とした予防医学においても根拠に基づいた保健対策（EBPH；evidence-based public health）が追求されている。ますます高齢化の進む日本において，倫理に基づいた良心的な医療や公衆衛生の支援を行うとき，倫理性・合理性を導入したEBMとEBPHは重要な手段である。

7. 疫学研究と倫理

7.1　ヘルシンキ宣言

人を対象とした研究を行うにあたって，その実施内容に倫理上の問題があってはならない。人間を対象とする医学研究にかかわる医師・その他の関係者が守るべき倫理原則として，ヘルシンキ宣言が知られている。ヘルシンキ宣言は，ナチスの人体実験の反省より生じたニュルンベルク綱領（1947年6月発表）を受けて，1964（昭和39）年にフィンランドの首都ヘルシンキにおいて開かれた世界医師会第18回総会で採択された。その内容は被験者の人権尊重を主旨とし，医学研究の原則，実験計画書の作成，倫理審査委員会，インフォームド・コンセントなどについて定めている。日本でも，ヘルシンキ宣言に基づいて各種の倫理指針などが規定され，人を対象とした研究を行う際の規範となっている。

7.2　人を対象とする生命科学・医学系研究に関する倫理指針

人を対象とする医学系研究については，疫学研究に関する倫理指針（平成19年厚生労働省・文部科学省告示第1号）および臨床研究に関する倫理指針（平成20年厚生労働省告示第415号）により，適正な実施を図ってきた。しかし，近年の研究の多様化などに伴い，見直しの必要性を受けて，2014（平成26）年12月に両指針を統合した「人を対象とする医学系研究に関する倫理指針」を制定したが，さらに2021年（令和3）年3月に「ヒトゲノム・遺伝子解析研究に関する倫理指針」と統合し，「人を対象とする生命科学・医学系研究に関する倫理指針」（令和4年文部科学省・厚生労働省・経済産業省告示第1号改正）が制定された。対象となるのは，人（試料・情報を含む）を対象とする疾患の原因・予防・診断・治療の方法に関する研究である。研究の実施にあたり，研究者が遵守すべき基本原則が示されている。

7.3　インフォームドコンセントとオプトアウト

（1）インフォームドコンセント

インフォームドコンセント（IC；informed consent）とは，研究対象者（被験者）となることを求められた人が研究実施者から事前に疫学研究に関する十分な説明を受け，研究の目的・方法・予期される効果と危険性を理解し，自由意志で研究の対象となることに同意・承諾することをいう。同意は自由意志で受諾するものであるから，研究対象者がいつの時点においても研究から離脱できることとしていなければならない。児童を対象とした疫学研究では保護者のインフォームドコンセントが必要である。

原則として，インフォームドコンセントは書面（同意書）で残しておく必要がある。書面による同意が必須である場合は，介入研究，データ取得に対象者への侵襲が伴う場合，人の遺伝子を取り扱う臨床研究である場合があげられる。「人を対象とする生命科学・医学系研究に関する倫理指針」では，侵襲と介入の有無によって同意の取得について道筋が示されている。

(2) オプトアウト

オプトアウト（opt-out）とは，研究参加の同意形式のひとつであり，研究に組み入れられた対象者が，自らの意思で研究から除外されることを選択することである。すなわち，対象者が研究から離脱する意思を明確に示さない限り，その人が研究に参加することを了承したとみなされる方式である。

特に観察研究など，多くの参加者を必要とする研究において，全ての対象者から個別にインフォームドコンセントを得るのは困難である。そのため，対象者全員を研究に含め，対象者となった者には研究の内容やオプトアウトの手続きについて説明した情報を提供する。その上で，研究に参加しないことを申し出た人を除外する。

7.4 利益相反

近年，人を対象とした研究における利益相反（COI；conflict of interest）の開示と配慮が重要視されるようになっている。

利益相反は，「研究者の個人的利益（金銭的利益，昇進，名声）と研究の倫理的妥当性（研究参加者の福利，研究結果の客観性）とが相反している状態」とされている。例えば，研究資金が特定の企業から出されており，研究結果によってその企業の利益となる可能性がある場合などが該当する。

研究者は研究の発表に際して，その研究に関する利益相反があるかどうかを宣言することが求められる。また，その利益相反によって研究結果や解釈が影響を受けないようにする手段を講じる必要がある。

7.5 倫理審査委員会

研究を実施しようとした場合，研究者は事前に倫理審査委員会の審査の許可を得なければならない。大学をはじめ，人を対象とした研究を実施する研究機関では倫理審査委員会を機関内に設置することがほとんどである。倫理審査委員会は男女両性，機関内外の医学・医療・倫理・法律の専門家に加え，一般の立場から意見を述べることができる者で構成される。倫理審査委員会は提出された研究計画の適否について，倫理的および科学的観点から審査を行う。また，進行中の研究をモニタリングし，有害事象情報などの提供を受けて研究の継続の可否を審査する。

7.6　臨床研究法

臨床研究法は，2017（平成29）年に成立した法律で，新しい医薬品・医療機器等を人に対して用いることにより，有効性・安全性を明らかにする臨床研究について，実施手続き，研究審査会の位置づけ，臨床研究に関する資金等の情報公表などを法制化したものである。2018（平成30）年4月1日から施行されている。

文　献

●参考文献

・日本疫学会：はじめて学ぶやさしい疫学（改訂第3版），南江堂　(2018)

・文部科学省，厚生労働省，経済産業省：人を対象とする生命科学・医学系研究に関する倫理指針　(2022)

・日本医師会：ヘルシンキ宣言（和文）日本医師会訳　(2013)

第 5 章

生活習慣の現状と対策

早世や健康寿命の短縮の主要原因であるがんや循環器疾患の罹患要因の多くは，食習慣・運動習慣・休養・喫煙・飲酒・歯科衛生等の生活習慣に関連していることのエビデンスが蓄積されている。これらに基づいて1次予防を重視した健康日本21が企画・実施されてきた。健康日本21を中心として，関連のある法制度や行政施策を概観する。

1. 生活習慣病

1.1　生活習慣病の概念とその背景

（1）成人病の登場

図5-1に過去100年余の主要死因による粗死亡率の年次推移を示す。

1900年代の半ば，第二次世界大戦の時期を境に，死因の構成が大きく変化している。戦前は結核や肺炎の割合が大きかったのに対し，戦後，これらが急速に減少し，1950（昭和25）年前後から悪性新生物や心疾患による死亡が急速に増加する様子がみられる。さらに，戦後いったん減少した脳血管疾患が再び増加し，1960年までに，脳血管疾患，悪性新生物，心疾患が死因の上位3位までを占めるようになった。これを三大死因とよび，順位は相互に入れ替わったものの2010（平成22）年まで続いた。

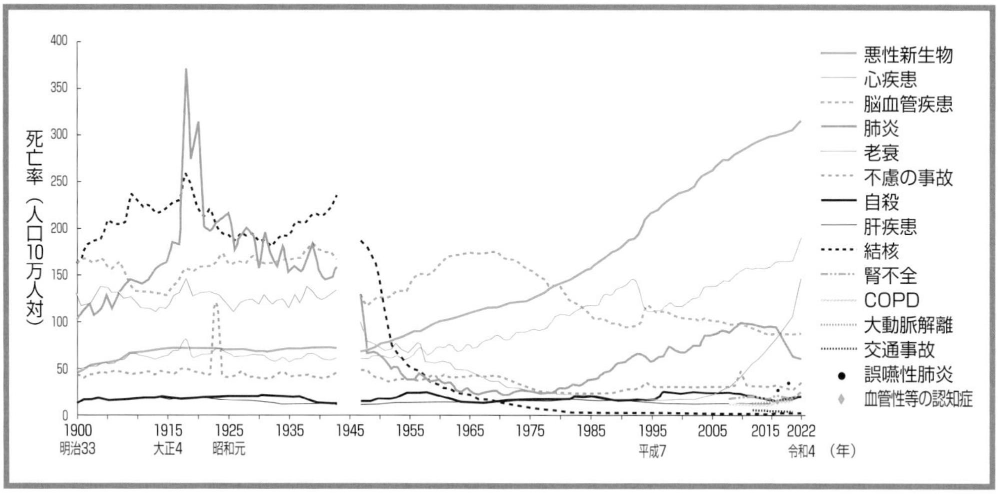

図5-1　主要死因死亡率の年次推移（男女計，人口10万人対，1900～2022年）
資料）厚生労働省：人口動態統計

2011（平成23）年からは肺炎の死亡数が脳血管疾患を超えて第3位となり，三大死因に肺炎を加えて主要四死因とよぶ。なお，人口動態統計の原死因の選択基準の変更により，2016（平成28）年までは肺炎に分類されていたものの一部が2017（平成29）年から肺炎の原因となった心不全や外傷のほうに分類されるようになり，肺炎の死亡数および粗死亡率が減少して，死因順位が第5位となっている。欧米でも20世紀初頭からのがん死亡の増加，1920年頃からの心疾患死亡の増加が重要視され，1940年頃からこれらの診断と病態の研究が，また1960年頃から罹患予防を目指したリスク要因の探求が進められた。

1956（昭和31）年の厚生白書では，がん，心臓疾患，脳卒中，老衰を老人性疾患と総括して，これらの死亡率が改善しない，あるいは上昇して死因の上位を占めるに至った状態がほかの先進国と類似していると指摘している。このときすでに，将来の人口構成の高齢化が予測されていて，高齢者に多い疾患いわゆる成人病（または老人病）の増加による社会的負担の増大を防止する必要性に基づいて，1956年に厚生省（現厚生労働省）に成人病予防対策協議連絡会が置かれた。

（2）生活習慣病の概念の導入

20世紀後半の成人病予防対策の過程で，これらの疾患の罹患が日常の生活習慣と強い関連をもっていることが明確になった。成人病対策の初期には，早期発見や高度医療によって罹患者における致命率の低下，生存率の向上を目指した早世防止対策，2次予防および3次予防が中心となった。疾患の罹患要因が明らかになるにつれて，生活習慣にかかる要因を改善することによって罹患リスクを低下させる，罹患予防対策すなわち1次予防が疾病対策の重要な方策として加わった。これらの経緯を踏まえて，厚生省でも，1996（平成8）年の公衆衛生審議会成人病難病対策部会で検討を行い，同年末に「生活習慣に着目した疾病対策の基本的方向性について（意見具申）」として厚生大臣（現 厚生労働大臣）に報告した。この中で疾病罹患にかかる主要な生活習慣として，食習慣，運動習慣，休養，喫煙，飲酒をあげ，生活習慣病という呼称が提唱された。その上で表5-1のような生活習慣と疾病との関連を示している。

表5-1　健康にかかわる主な生活習慣と関連疾患（1996年12月18日公衆衛生審議会報告を改変）

生活習慣	関連疾患
食習慣	インスリン非依存糖尿病，肥満，脂質異常症（家族性のものを除く），高尿酸血症，循環器病（先天性のものを除く），大腸がん（家族性のものを除く），歯周病等
運動習慣	インスリン非依存糖尿病，肥満，脂質異常症（家族性のものを除く），高血圧症等
喫煙	肺扁平上皮がん，慢性気管支炎，肺気腫，循環器病（先天性のものを除く），歯周病等
飲酒	アルコール性肝疾患等

（3）生活習慣病の定義

生活習慣病の該当疾患として，健康増進法ではがんおよび循環器病をあげている。また，健康日本21のウェブサイトでは，「生活習慣病を知ろう」として，糖尿病，脳卒中，心臓病，脂質異常症，高血圧，肥満の6項目をあげ，「意見具申」では表5-1のように整理している。現在の疾病概念では，肥満，糖尿病，高血圧症，メタボリックシンドローム，痛風・高尿酸血症，アルコール性および脂肪性肝障害，脳血管障害，虚血性心疾患，生活習慣と関連が強い一部の悪性新生物，う歯・歯周疾患等を含むと考えられる。疲労やストレスによるうつ状態は，職業関連の健康障害の要素が大きく，個人の生活習慣に基づく予防の寄与がやや小さいと考えられるが，飲酒・喫煙を含む薬物依存とともに，健康行動の改善が必要な精神疾患としてとらえる必要がある。個々の生活習慣病の現状とその対策については，第6章を参照されたい。

1．2　生活習慣病対策

（1）健康日本21（第2次）の計画

前節で述べた考え方に基づき，生活習慣を是正することによる1次予防を中心に据えた疾病予防対策として「21世紀における国民健康づくり運動（健康日本21）」が，第3次国民健康づくり対策として2000（平成12）年度から2012（平成24）年度まで実施された。2011（平成23）年には最終評価報告書が公表され，全体の約6割で一定の改善がみられた。この評価結果や新たに問題となった疾患，社会環境の役割の重視等に基づいて「21世紀における第二次国民健康づくり運動（健康日本21（第2次））」が計画され，2013（平成25）年度から実施された。2022（令和4）年に最終評価報告書が公表され，全体の約5割で一定の改善がみられた。

（2）健康日本21（第2次）の内容

健康日本21（第2次）では，運動の基本的な方向を5つにまとめている。① 運動の最終目標は第1次と同様に健康寿命の延伸であり，これに健康格差の縮小が加わっている。② 生活習慣病の予防と重症化予防の徹底の対象となる疾患を非感染性疾患

コラム　健康日本21（第2次）の喫煙対策

2012（平成24）年度に改訂された「がん対策推進基本計画」において，成人喫煙率の低下の数値目標が設定され，初めてのこととして報道でも取り上げられた。健康日本21（第2次）のたばこ対策においても，がん対策推進基本計画との整合性をとるため，同じ目標値が採用された。平成22年国民健康・栄養調査の結果に基づいて，成人喫煙率19.5％の中で禁煙を希望している者37.6％がすべて禁煙したものとして，10年後に成人喫煙率を12％に低下させるとしている。しかし，禁煙成功率が低いことはよく知られており，上記の見積による禁煙率低下は実現不可能であることが開始前から明らかである。喫煙率の全体を低下させる最も重要な対策は，「未成年者の喫煙をなくす（0％）」を代表とする喫煙開始の防止（防煙）対策であると考えられる。

(NCDs：non-communicable diseases) の枠組でとらえ，その中で主要な疾患である糖尿病，循環器病，がん，およびCOPD（慢性閉塞性肺疾患）を対象とし，死亡率やリスク要因の減少目標を定めている。③社会生活を営むために必要な機能の維持および向上に関する目標の下に「心の健康」「次世代の健康」「高齢者の健康」について，それぞれ目標値を定めている。④健康を支え，守るための社会環境の整備として，従来個人の行動変容の背景要因として考慮されていたものについて，疾病予防の重要な環境要因・社会経済要因として独立した改善目標を設けている。⑤栄養・食生活，身体活動・運動，休養，飲酒，喫煙および歯・口腔の健康に関する生活習慣および社会環境の改善について，上記①から④を実現するための基本的要素として，第1次の健康日本21の最終評価を踏まえて目標が設定されている。これらの生活習慣要因と疾患との関連は表5-1を参照のこと。

（3）疾患モデルと行動変容

従来の疾患発生メカニズムは「生物・医学モデル」とよばれ，病原要因に対する生体の病態生理学的変化を中心として理解していた。これに対して，社会経済的な要因の差が健康格差につながることなどが指摘され，社会環境と病態生理との相互作用を重視し，人間を生態学的・包括的にとらえる「生物・心理・社会モデル」が提唱されるようになった。疾病予防のためには，リスク要因を避け，より健康的な生活習慣を選択し，さらにはがん検診のような2次予防対策も積極的に受診するように行動変容を起こす必要がある。行動科学に基づき生物・心理・社会モデルに従った，各種の行動変容モデルが提唱されている。

1.3　食事・栄養摂取と生活習慣病

（1）食事・栄養摂取状況

1996（平成8）年の意見具申当時の生活習慣状況は，主に1994（平成6）年の国民栄養調査報告に基づいて評価されている。国民1人1日当たりのエネルギー，炭水化物摂取量は減少の傾向にあるが，動物性たんぱく質，動物性脂質が従前に続いてわずかながら増加傾向にあると指摘している。また，国民1人当たりの栄養摂取量を，平均栄養必要量に対する充足率でみると，カルシウムの充足率が低いこと以外は必要量を上回っていて，エネルギー摂取量も平均的にほぼ適正量となっている。さらに，摂取エネルギーに占める栄養素別構成比をみると，糖質エネルギー比率が減少傾向にあるのに対し，脂肪エネルギー比率が，1988（昭和63）年に適正比率の上限とされる25%を超え，その後も漸増傾向を示していた。

2019（令和元）年の国民健康・栄養調査では，1人1日当たりの食塩摂取量は減少傾向にあるが，男10.9g，女9.3gとまだ多く（図5-2），2000年頃から減少していた脂肪摂取量が2010年を過ぎて増加傾向を示し（図5-3），脂肪エネルギー比率も25%以上の者が男女とも50%以上あり，特に若年女性で割合が大きい（図5-4）。

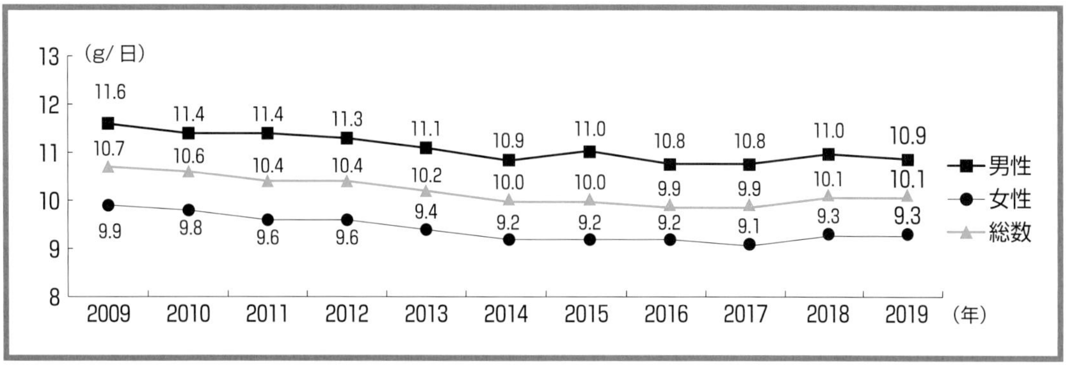

図5-2 食塩摂取量の平均値（20歳以上）（2009～2019年の年次推移）

出典）厚生労働省：令和元年国民健康・栄養調査報告

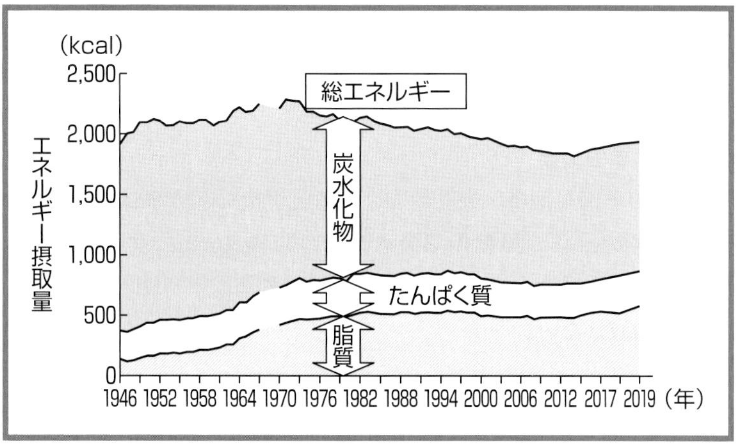

図5-3 国民1人1日当たりのエネルギー摂取の状況の年次推移

資料）厚生労働省：国民健康・栄養調査

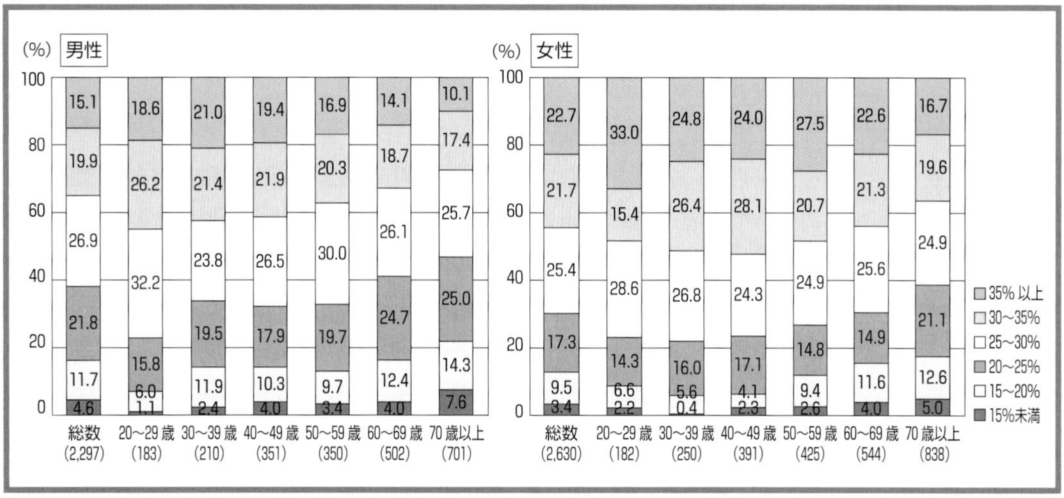

図5-4 脂肪エネルギー比率の状況

出典）厚生労働省：令和元年国民健康・栄養調査報告

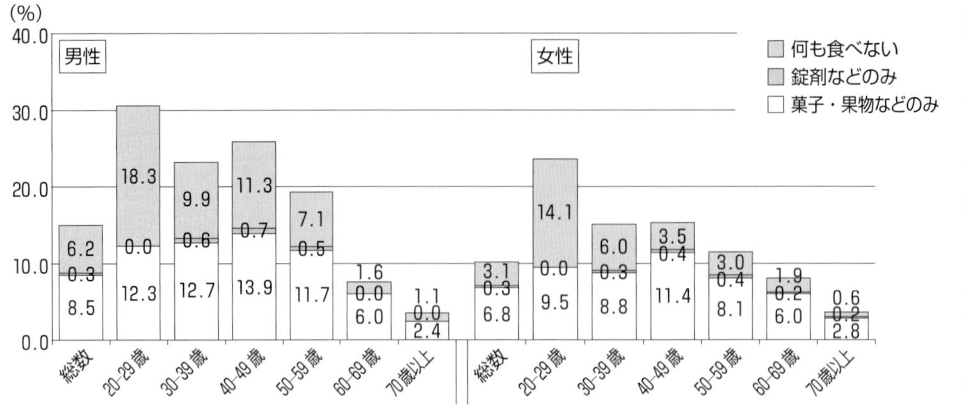

図5-5　朝食の欠食率の内訳（20歳以上，性・年齢階級別）

出典）厚生労働省：平成29年国民健康・栄養調査結果の概要

（2）食事の習慣

平成29年国民健康・栄養調査によると朝食の欠食率は，男性15.0％，女性10.2％である。男女ともに20歳代で最も高く，男性30.6％，女性23.6％にのぼる（図5-5）。経年的には，男女ともに50・60歳代で上昇傾向がうかがわれるが，この10年間で明らかな増減はない。

1.4　食事・栄養改善施策

（1）食生活指針

健康の維持・増進のために必要な具体的な食生活内容の方向性を示すために，10項目からなる食生活指針が2000（平成12）年に文部科学省（当時 文部省），厚生労働省（当時 厚生省），農林水産省の3省共同で作成された。その後，関連法の整備や「健康日本21（第２次）」の開始を受けて，2016（平成28）年に改定された。その中では，穀類の摂取，ビタミンや食物繊維の摂取の必要性と，食塩と脂質の摂取量の抑制などの具体的な食品摂取の指針とともに，食文化の尊重や食材の有効利用等の食生活の社会的側面についても述べられている。また，改定によって体重管理の重要性とやせや低栄養に対する注意が明確化された。

（2）日本人の食事摂取基準

食事摂取基準は，健康な個人および集団を対象とした，健康の維持・増進および生活習慣病の予防を目的とする栄養素の摂取基準である。健康増進法に基づく厚生労働大臣の責務として公表されており，2010年版からは，摂取の不足だけではなく，過剰による害も考慮されている。また栄養素等の健康に対する影響には個人差があることから基準の策定においては確率論的な考え方が取り入れられ，2020年度からは「日

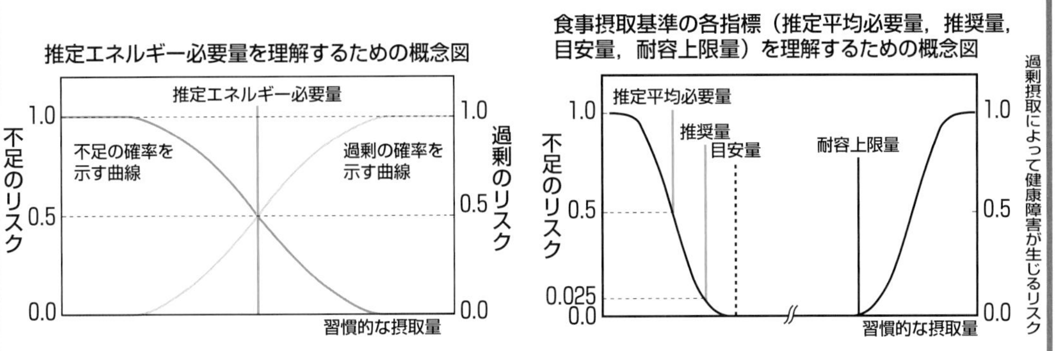

対　象	指　標	
エネルギー	推定エネルギー必要量	各個人の年齢と身体活動レベルによって決める
栄養素	推定平均必要量	不足の確率 50%である摂取量
	推　奨　量	不足の生じることがほとんどないと推定される摂取量
	目　安　量	推定平均必要量が算定できない場合に設定される指標 不足しているリスクは非常に低い
	目　標　量	生活習慣病の1次予防を目的として算定された指標で栄養素によって上限または下限の値を示す
	耐容上限量	習慣的な摂取量の上限を与える量

図5-6　食事摂取基準の要素

出典）厚生労働省：日本人の食事摂取基準（2010・2015・2020年版）

本人の食事摂取基準（2020年版）」に引き継がれている（図5-6）。詳細な基準については他に譲るが，2020年版では高齢者のフレイル予防に配慮して，たんぱく質の摂取目標量の下限値を65歳未満の13%エネルギーに対して65歳以上で15%エネルギーに引き上げる等の改定が行われている。

（3）食事バランスガイド

食生活指針の考え方に基づいて，食事摂取基準に合致した食品・栄養摂取が専門的知識がなくても容易に実現できるように，日常の摂取量に合わせて整理したメニューが食事バランスガイドである。食品を，主食，主菜，副菜，牛乳・乳製品，果物に区分して，個人の身体活動量に適したエネルギー摂取量となるように選択をする。このとき，各区分からバランスよく選択できるように，食品の単位摂取量（サービングサイズ，「つ」SV；serving）が割り当ててある。

（4）食　育

健康的な食習慣を身につけるためには，小児期からの教育が重要であり，学校給食法の目的にも食育の推進があげられている。食育の中核を担う担当者として，教員資格の中に管理栄養士または栄養士の免許を資格要件とする栄養教諭が設けられている。

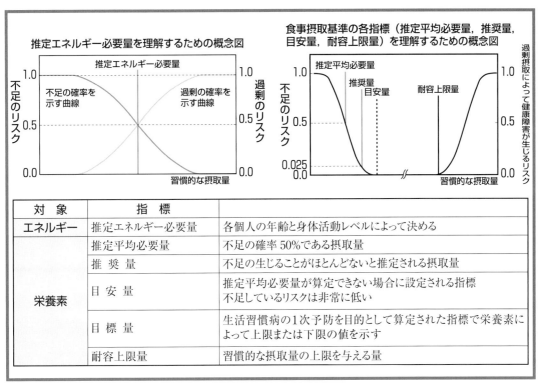

2．身体活動

身体活動とは，骨格筋の収縮で四肢や体幹，頭部などが動くことである。骨格筋の収縮によりエネルギーが消費され，運動速度や体重その他の質量負荷によりエネルギー消費量が変化する。日常生活の中である程度必然的に発生するものを生活活動，身体活動の実行そのものを目的として行うものを運動と便宜的に区別する。

2．1　身体活動の現状

国民健康・栄養調査における身体活動の調査では，運動習慣がある者の割合は，1日の歩数の平均値とともに，男女ともこの10年間明らかな増減がみられない（図5-7，5-8）。主に平成28年国民健康・栄養調査結果に基づく「健康日本21（第２次）」

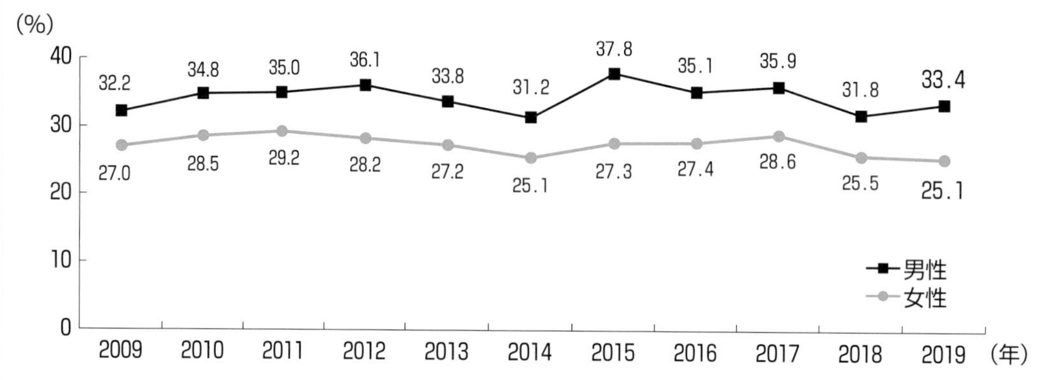

図5-7　運動習慣のある者の割合（20歳以上）
出典）厚生労働省：令和元年国民健康・栄養調査結果の概要

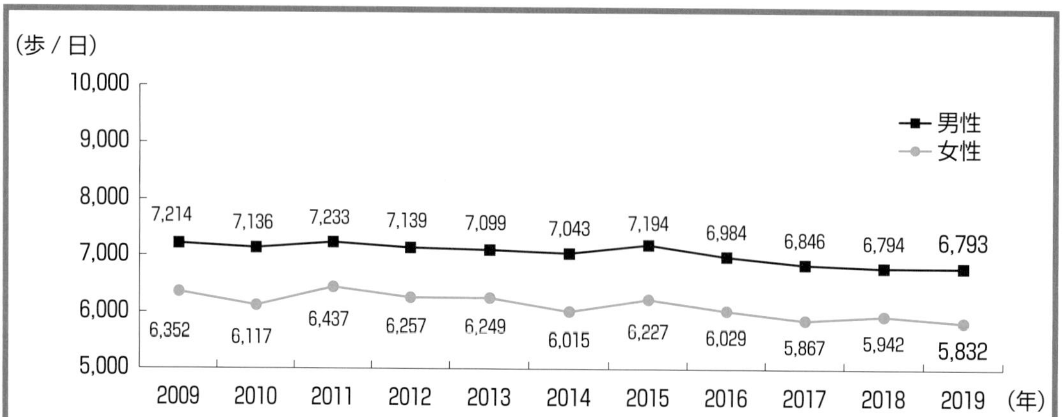

図5-8　1日の歩数の平均値（20歳以上）
出典）厚生労働省：令和元年国民健康・栄養調査結果の概要

中間報告書においても，すべての性・年齢で目標に対して改善も悪化もみられず，目標には大きく及ばない状況が続いていると評価している。

2．2　身体活動の健康影響

身体活動時には，骨格筋の収縮にはじまる各種の生理作用によって生体の変化が起こる。活動強度が強すぎたり，過度な長時間の活動は，疲労や運動器の障害などの原因となるが，適度な運動は健康を増進させる各種の効果がある。逆に，運動不足は，主に糖・脂質代謝にかかる各種の疾患の原因となることがある（表5-2）。

表5-2　身体活動の健康影響

<table>
<tr><th>身体活動の生理作用</th><th>生体の変化</th><th>健康への影響</th><th>運動が不足した場合</th></tr>
<tr><td>エネルギー消費</td><td>摂取したエネルギーを消費する</td><td>脂質蓄積の防止
肥満の防止</td><td rowspan="2">肥満，脂質異常症，糖尿病，動脈硬化，脂質の過剰にかかる結腸がん・乳がん等</td></tr>
<tr><td>骨格筋負荷</td><td>骨格筋の増大</td><td>基礎代謝量の増加</td></tr>
<tr><td>心筋負荷</td><td rowspan="2">心肺機能の向上</td><td rowspan="2">持久的体力の向上</td><td rowspan="2">持久的体力・抵抗力の低下</td></tr>
<tr><td>呼吸量の増加</td></tr>
<tr><td>疲　労</td><td>心身の活動性の低下</td><td>入眠の促進等</td><td>睡眠障害等</td></tr>
<tr><td>脳内報酬系の刺激</td><td>多幸感</td><td>ストレスの解消</td><td></td></tr>
</table>

2．3　運動の普及促進のための施策

（1）健康づくりのための身体活動基準2013

「健康づくりのための身体活動基準2013」は，厚生労働省が1988（昭和63）年に作成した「健康づくりのための運動所要量」を大幅に改定した「健康づくりのための運動基準2006」をさらに改定したものである。健康維持・増進のために生活活動と運動の両方を含む「身体活動」全体に着目して，基準を示している。

1）身体活動基準2013で基準値を表すための指標

身体活動に関する指標を表5-3に示す。

表5-3　身体活動に関する指標

①身体活動量	身体活動の多寡を示すもの：歩数や活動時間などの計測可能な身体活動やエネルギー消費量などで表記する。
②メッツ (MET：metabolic equivalent)*	身体活動の強度の指標で，身体活動時のエネルギー消費量を座位安静時代謝量（酸素摂取量3.5 mL/kg/分）で除したもの。
③メッツ・時	身体活動の強度に活動継続時間をかけたもの。一連の活動によるエネルギー消費量を表す。
④メッツ・時の計算例	酸素1.0 Lの消費時のエネルギー消費が5.0kcalとなる。 ：体重が70 kgのとき：1.0メッツ・時 ＝3.5 mL/kg/分×70 kg×60分×5.0 kcal÷1,000＝73.5 kcal

＊METの複数形はMETs。METもMETsもメッツと発音する。
出典）厚生労働省：健康づくりのための身体活動基準2013

2）健康づくりのための身体活動基準2013（表5-4）

① **概　　要**　生活習慣病等の予防の主な対象となる18～64歳には，生理的作用が明らかな3メッツ以上の強度の身体活動・運動の基準を示している。65歳以上の高齢者では強度を問わない身体活動の実施についての基準を示し，18歳未満の若年者では定量的な基準は示さず，積極的に身体活動に取り組むことを勧めている。

② **18～64歳の基準値**　身体活動量：23メッツ・時/週
運動量：4メッツ・時/週

③ **体力の基準値（対象：18～69歳）**　最大酸素摂取量を指標とする（表5-5）。

表5-4　健康づくりのための身体活動基準2013

<table>
<tr><th colspan="2">血糖・血圧・脂質に関する状況</th><th colspan="2">身体活動※1
（生活活動・運動）</th><th colspan="2">運　動</th><th>体　力
（うち全身持久力）</th></tr>
<tr><td rowspan="3">健康診断結果が基準範囲内</td><td>65歳以上</td><td>強度を問わず，身体活動を毎日40分（=10メッツ・時/週）</td><td rowspan="3">今より少しでも増やす（例えば10分多く歩く）※4</td><td>—</td><td rowspan="3">運動習慣をもつようにする（30分以上・週2日以上）※4</td><td>—</td></tr>
<tr><td>18～64歳</td><td>3メッツ以上の強度の身体活動※2を毎日60分（=23メッツ・時/週）</td><td>3メッツ以上の強度の運動※3を毎週60分（=4メッツ・時/週）</td><td>性・年代別に示した強度での運動を約3分間継続可能</td></tr>
<tr><td>18歳未満</td><td>—</td><td>—</td><td>—</td></tr>
<tr><td colspan="2">血糖・血圧・脂質のいずれかが保健指導レベルの者</td><td colspan="5">医療機関にかかっておらず，「身体活動のリスクに関するスクリーニングシート」でリスクがないことを確認できれば，対象者が運動開始前・実施中に自ら体調確認ができるよう支援した上で，保健指導の一環としての運動指導を積極的に行う。</td></tr>
<tr><td colspan="2">リスク重複者又はすぐ受診を要する者</td><td colspan="5">生活習慣病患者が積極的に運動をする際には，安全面での配慮がより特に重要になるので，まずかかりつけの医師に相談する。</td></tr>
</table>

※1 「身体活動」は，「生活活動」と「運動」に分けられる。このうち，生活活動とは，日常生活における労働，家事，通勤・通学などの身体活動を指す。また，運動とは，スポーツ等の，特に体力の維持・向上を目的として計画的・意図的に実施し，継続性のある身体活動を指す。
※2 「3メッツ以上の強度の身体活動」とは，歩行又はそれと同等以上の身体活動。
※3 「3メッツ以上の強度の運動」とは，息が弾み汗をかく程度の運動。
※4 年齢別の基準とは別に，世代共通の方向性として示したもの。
出典）厚生労働省：健康づくりのための身体活動基準2013（概要）

表5-5　体力（うち全身持久力）の性・年代別基準

下表に示す強度での運動を約3分以上継続できた場合，基準を満たすと評価できる

	18～39歳	40～59歳	60～69歳
男　性	11.0メッツ（39mL/kg/分）	10.0メッツ（35mL/kg/分）	9.0メッツ（32mL/kg/分）
女　性	9.5メッツ（33mL/kg/分）	8.5メッツ（30mL/kg/分）	7.5メッツ（26mL/kg/分）

注）表中の（）内は最大酸素摂取量を示す。
出典）厚生労働省: 健康づくりのための身体活動基準2013

3）アクティブガイド

旧基準（健康づくりのための運動基準2006）に基づいて，安全で有効な運動を普及することを目的として「健康づくりのための運動指針2006（エクササイズガイド2006）」が策定されたが，国民の間での認知度を十分に高めることができなかった。これを踏まえて，「身体活動基準2013」では特に3つの世代に共通の身体活動の目標である「今より少しでも増やす（例えば10分多く歩く）」を中心に据えて，「＋10（プラス・テン）」をキーワードとした「健康づくりのための身体活動指針（アクティブガイド）」を作成し，自治体等の名称を入れて広く活用することが奨励されている。

（2）健康運動指導士

健康運動指導士とは，健康に関する基礎知識をもち，健康維持・増進のための運動についての一定の講習を受けた者に対して，健康・体力づくり事業団が認定する資格制度である。

（3）健康増進施設認定制度

健康増進施設認定制度では，運動型健康増進施設，温泉利用型健康増進施設，温泉利用プログラム型健康増進施設の3類型の施設基準を設けて，運動等による健康維持・増進活動のための良好な環境を確保できるようにしている。

3. 喫　煙

3.1　たばこ

たばこの葉を葉たばことといい，これを原料として製造された喫煙用，かぎ用，かみ用の製品を製造たばことよんで，財務省の管轄下でたばこ税の対象となっている。従来はたばこといえば紙巻きたばこのことであったが，近年はこれに加え，電子たばこや加熱式たばこといった新型たばこが普及してきている。このうち，海外で高いシェアを占めるニコチン入りの電子たばこについては，日本では医薬品，医療機器等の品質，有効性及び安全性の確保等に関する法律（薬機法）により規制されており，販売されていない（ただし個人輸入は可能）。一方，ニコチンが含まれていない電子たばこは，法的規制がないため未成年でも購入可能である。また，わが国で急速にシェアを伸ばしてきている加熱式たばこは，葉たばこを原材料としているため，製造たばこに分類される。そのため，加熱式たばこは紙巻きたばこと同様にたばこ事業法の枠組の中での法的規制を受ける。

加熱式たばこから出る有害物質の量は，紙巻たばこと比べて少ない物質もあるが，そうでない物質もある。現時点においては，電子たばこや加熱式たばこの人に対する短期的・長期的な健康影響に関する科学的知見は不足しており，今後の研究がまたれるところである。そのため，ここでは，たばこ＝紙巻きたばことして解説することとする。

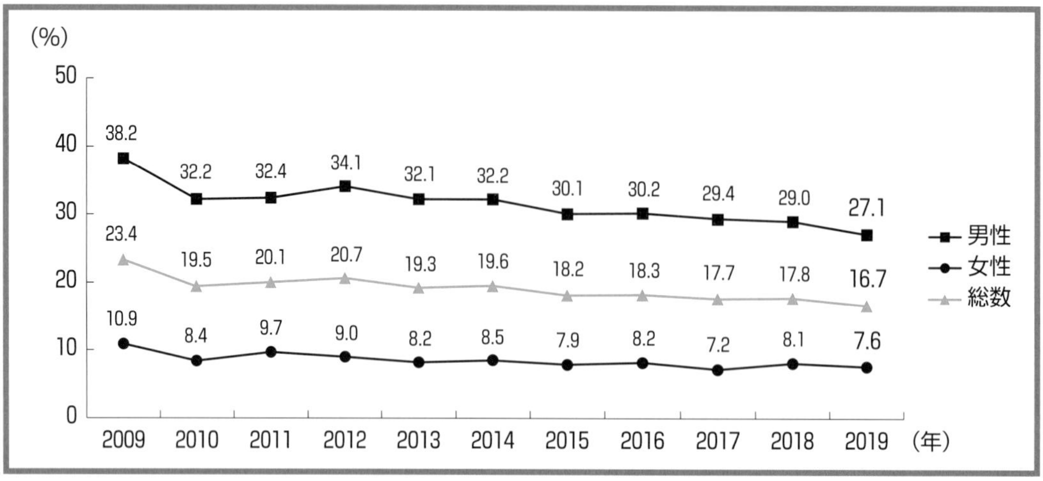

図5-9　喫煙者割合の年次推移

出典）厚生労働省：令和元年国民健康・栄養調査結果の概要

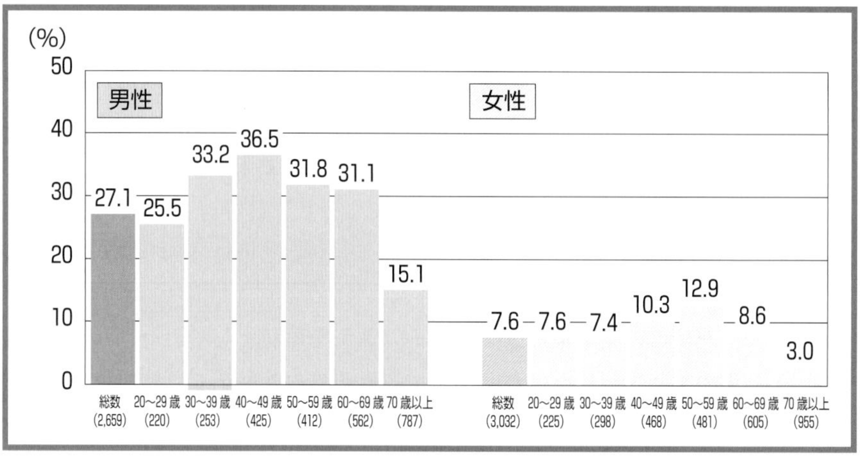

図5-10　現在習慣的に喫煙している者の割合

出典）厚生労働省：令和元年国民健康・栄養調査結果の概要

3.2　喫煙の現状

(1) 現在習慣的に喫煙している者の割合の年次推移

日本では1965（昭和40）年から国民健康・栄養調査（旧 国民栄養調査）により国民の代表標本における喫煙者の割合が記録されている。近年の傾向としては，男女ともに低下傾向であり，2019（令和元）年は男性が27.1％，女性が7.6％となっている（図5-9）。年代別の喫煙率は，男性は40歳代，女性は50歳代が最も高い。男女ともに20歳代や高齢者で低くなっている（図5-10）。

(2) 喫煙状況の国際比較

日本の喫煙率は，ほかの先進諸国と比較すると男性は高率であるが，女性は低率で

表5-6　喫煙率の国際比較　(%)

	男	女
フランス　('20)	29.1	22.0
イタリア　('20)	22.5	15.4
ドイツ　('17)	22.3	15.3
日本　('19)	27.1	7.6
イギリス　('20)	15.3	13.7
オーストラリア　('19)	12.4	10.0
カナダ　('20)	11.3	7.6
アメリカ　('20)	10.3	8.6
スウェーデン　('20)	10.2	8.7

出典）OECD：OECD Health Statistics 2023改変

ある（表5-6）。また，国民1人当たりのたばこ年間消費量は先進国の中で最多である。

(3) 未成年の喫煙状況

中学生および高校生を対象とした喫煙状況の調査（未成年者の喫煙および飲酒行動に関する全国調査）によると，1996（平成8）年から2014（平成26）年にかけて男女ともに一貫して喫煙経験率の低下傾向が認められている（図5-11）。

3.3　喫煙の健康影響

(1) たばこの煙

たばこを燃焼させると，蒸気層とガス層からなる気体成分と，粒子層からなる固体成分が拡散する。蒸気層はほとんどが二酸化炭素と水蒸気で，たばこの葉の加熱・燃焼によって発生する炭化水素が含まれる。ガス層は主流煙の約80％を占め，ほとんどが空気由来の窒素と酸素であるが，一酸化炭素や炭化水素も含まれている。

たばこの煙に含まれる成分の中で，一酸化炭素，タール，ニコチンは喫煙者のみならず，周囲の人にも様々な生体影響を及ぼす。

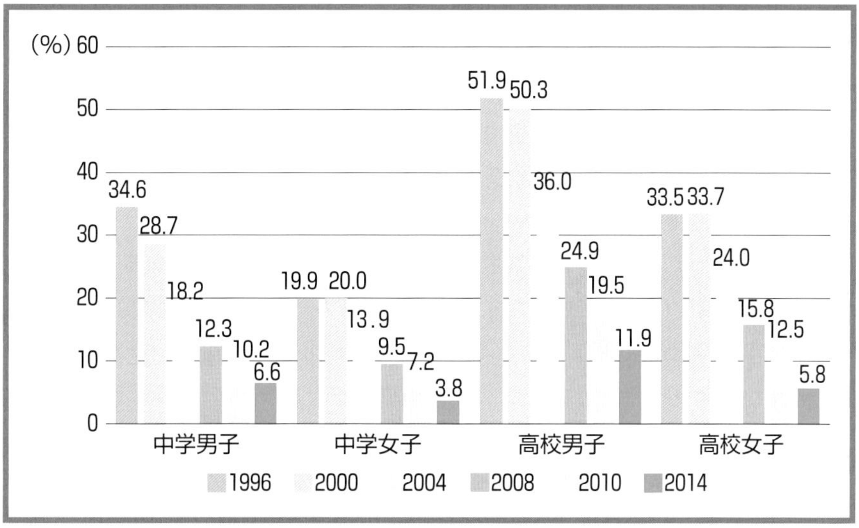

図5-11　中学生・高校生の喫煙経験率の推移

出典）大井田隆：未成年者の健康課題および生活習慣に関する実態調査研究 平成25年度～平成27年度 総合研究報告書，厚生労働科学研究補助金 循環器疾患・糖尿病等生活習慣病対策総合研究事業（2016）

1）一酸化炭素

一酸化炭素はヘモグロビンとの親和性が酸素の200～300倍と高く，血液中で一酸化炭素ヘモグロビンを形成し呼吸機能を阻害する。喫煙者は血中の一酸化炭素ヘモグロビンの割合が高いことが知られていて，喫煙本数との量反応関係が示されている。また，禁煙すると数値が低下することから，喫煙状況の客観的指標としても使われる。一酸化炭素は組織内の酸素不足を介して，皮膚の老化，心血管疾患，骨密度の低下や胎児の発育不全の原因となる。

2）タール

タールはたばこの燃焼によって発生する粒子状物質の総体であり，燃焼生成物やたばこの葉からの気化物など多くの種類の有害物質を含んでいる。物理的性状によりたばこ煙に接する生体各所に付着し，歯垢・歯石および咽頭・喉頭や気管・気管支では発がん物質の作用を促進し，その中でも気管・気管支では組織破壊作用も示し，COPD（chronic obstructive pulmonary disease；慢性閉塞性肺疾患）の原因となる。

3）ニコチン

ニコチンは，脂溶性で脳血管関門を通過しやすく，低濃度では神経節興奮作用を，高濃度では神経節遮断作用を示す。高濃度では毒性が強く，人の経口致死量は成人30～60㎎，小児10～20㎎で，小児の誤食による事故が多発する原因となっている。

脳内では，ニコチン性アセチルコリン受容体（自律神経節，神経筋接合部に存在する）に結合し，神経伝達物質を放出させ，快感や報酬感等の各種の精神症状のもととなり，依存症状の原因となる。このため，喫煙をやめるとニコチンの血中濃度の低下などによってニコチン補給の衝動を引き起こし，離脱症状の原因ともなる。

（2）たばこ関連疾患（tobacco related disease, smoking related disease）

たばこの煙には約5,300種類の化学物質が含まれ，そのうちベンゾピレンなどの70種類以上が発がん物質である。喫煙によって起こる各種身体疾患の代表的なものには，呼吸器疾患，循環器疾患，がんがある。

1）呼吸器疾患

たばこの煙による気道抵抗の上昇により呼出能や換気量の低下を介して動脈血中の酸素分圧の低下をきたす。また，タール等に含まれる物質によって炎症が起こり，気道の慢性炎症や肺胞等の破壊によるCOPDの発症につながるなど，呼吸障害の原因となる。

2）循環器疾患

喫煙はサイトカイン等を介してメタボリックシンドロームを促進するとともに，動脈壁へ直接作用するため動脈硬化の促進因子であり，虚血性心疾患や脳血管疾患などの循環器疾患のリスク要因である。

3）が　ん

喫煙はがん死亡の最大のリスク要因である。喉頭がん，咽頭がん，肺がん，胃がん，食道がん，膀胱がんなど，多くのがんの危険性が増大することが知られている。

(3) 受動喫煙による健康影響

受動喫煙とは，健康増進法第28条第3号で「人が他人の喫煙によりたばこから発生した煙にさらされること」と定義されている。主流煙（喫煙で体内に吸い込む煙）よりもむしろ副流煙（たばこの先から立ち上る煙）のほうが有害物質の濃度が高く，受動喫煙による健康障害のリスクが指摘されている。

主な受動喫煙関連疾患としては，肺がん，虚血性心疾患，脳卒中等が知られている。また，乳幼児の受動喫煙による乳幼児突然死症候群（SIDS）のリスクが上昇する。

3.4 禁煙サポート

令和元年国民健康・栄養調査によると，現在習慣的に喫煙している者のうち男性で24.6%，女性で30.9%がたばこをやめたいと考えている。健康日本21（第3次）においても，成人の喫煙率を2032（令和14）年に12%まで減少させることを目標として定めている。そのため，喫煙者に対する禁煙サポートの推進が重要な課題となっている。

(1) 禁煙ガイドライン

たばこ関連疾患に関係する9学会が合同の研究班を組織し，「喫煙は“喫煙病（依存症＋喫煙関連疾患）”という全身疾患」であり「喫煙者は“積極的禁煙治療を必要とする患者”」との前提に立って，医師ならびに歯科医師が専門性を越えてたばこによる健康被害を防止し，たばこを吸わない社会習慣の定着を目指し，禁煙治療と喫煙防止にかかわるべきであるとの考えに基づいて2005（平成17）年に禁煙ガイドラインが策定された（その後2010（平成22）年に改訂）。

(2) 禁煙治療

2006（平成18）年の診療報酬改定において，ニコチン依存症管理料が新設され，医療機関における禁煙指導・治療が医療保険によって実施されることとなった。保険診療上の適用条件は，① 禁煙の意思がある，② ニコチン依存症スクリーニングテスト（TDS）が5点以上，③ ブリンクマン指数（1日の喫煙本数×喫煙年数）が200点以上（35歳以上のみ適用），④「禁煙治療のための標準手順書」に則った禁煙治療について説明を受け同意している，のすべてを満たすことである。

治療の内容は，喫煙に関する行動の改変のための指導と経過観察が中心となる。ニコチン離脱症状に対しては，ニコチンを含む皮膚貼付薬（ニコチンパッチ）やバレニクリン（経口薬）などの禁煙補助薬を使用して，喫煙によらない方法で離脱症状を軽減し，再喫煙を防止する方法も併用される。現在では，ニコチンガムやニコチンパッチが薬局販売薬（OTC薬）として入手可能となっている。

3．5　喫煙防止

新規喫煙開始を防ぐための対策を防煙とよぶ。特に未成年者の喫煙開始を防ぐことが重要視されている。健康日本21（第3次）においても，未成年の喫煙率を2032（令和14）年までに0％に減少させることを目標として定めている。

（1）二十歳未満の者の喫煙の禁止に関する法律

日本では1900（明治33）年に未成年者喫煙禁止法が制定された。① 未成年者の喫煙禁止，② 親権者の制止義務，③ 販売者の年齢確認義務，が定められており，違反した場合には親権者と販売者に対して科料ないしは罰金が科せられる。民法改正によって2022（令和4）年度から成人年齢が18歳以上となるのに伴い，法律名が「二十歳未満の者の喫煙の禁止に関する法律」となった。これにより，20歳未満の喫煙禁止は維持されている。

（2）成人識別ICカード

業界の取り組みとして，2007（平成19）年に成人識別ICカード（taspo）を利用したICカード方式成人識別たばこ自動販売機が導入された。

3．6　受動喫煙防止

令和元年国民健康・栄養調査によると，受動喫煙を有する者の割合は，飲食店で29.6％と最も高く，次いで遊技場および路上（27.1％），職場（26.1％）となっている。健康日本21（第3次）において，成人の喫煙減少の数値目標と，中高生および妊娠中の喫煙についての目標が設定されている。

（1）施設の禁煙と分煙

室内の受動喫煙防止策として最も有効なのは，当該施設内を全面禁煙にすることである。喫煙できる場所と禁止する場所を区切る分煙を行う場合には，間仕切り壁などを用いた喫煙室を設置し，たばこの煙が喫煙所から非喫煙場所に流れないようにする必要がある。また，換気扇の設置などによる強制排気，換気が必要である。クーラーや扇風機，空気清浄機は排気装置とはならず，受動喫煙対策としては不十分である。

（2）健康増進法

健康増進法の第26条において，多数の者が利用する施設の管理者に対して，利用者の受動喫煙を防止する努力義務を課している。2020（令和2）年4月施行の健康増進法改正では，望まない受動喫煙を防止するため，屋内施設は原則禁煙（一部飲食店除く）となり，罰則規定も設けられた。

3.7 たばこの規制に関する世界保健機関枠組条約

喫煙および受動喫煙による健康障害防止のために，各国内での対策の推進と，国際間のたばこの移動の管理・規制や技術的協力に関するWHOによる取り決め（FCTC；Framework Convention on Tobacco Control）が，たばこ規制枠組条約である。2003（平成15）年のWHO総会で採択され，日本も翌年批准している。主な規定内容は，価格政策と課税措置，公共の場での受動喫煙防止対策，たばこ製品の包装・表示（健康警告表示の義務化・含有物の表示），未成年者への販売禁止，広告・販売促進およびスポンサーシップの包括的禁止などである。

活動を周知するために，WHOは毎年5月31日を世界禁煙デーとして，毎年テーマを決めてキャンペーンを行っている。国内でも，厚生労働省が世界禁煙デーにはじまる1週間を禁煙週間と定めて，普及啓発を行っている。

4. 飲　酒

4.1 飲酒の生体影響

（1）酒の定義

エタノールを体積容量で1%以上含む飲料を酒類とよび，酒税法で定義・規制されている。製造は酒税法による許可のもとに行われ，工場出荷時に酒税が課税される。化学工業等で使用される工業用アルコール（エタノール）も化学的に全く同一であるが，製造・流通はアルコール事業法で管理され，酒造用への転用は禁止されている。

（2）エタノールの生体内動態

酒の生体作用は主要成分であるエタノールの作用である。エタノールは分子量46.07の有機溶媒で，無色，透明で水溶性が高い。経口摂取されたエタノールは主に小腸から吸収される。特定の担体たんぱく質への結合能がないので，体内では血液や組織液の水分量に応じて拡散分布する。生体膜も濃度勾配に従って単純拡散により透過する。

（3）エタノールの中枢神経作用

エタノールが大脳その他の中枢神経系に作用していわゆる酒酔いの状態となる。血中アルコール濃度が0.1%程度までは多弁や心拍・呼吸の亢進などを中心としたいわゆるほろ酔い状態，0.2%程度から運動障害や呼吸促拍，嘔気・嘔吐等，運動・自律神経の明らかな変調を示し酩酊状態となる。0.3%程度から意識障害が明らかな泥酔状態となり，さらに濃度が高くなると昏迷状態となり，死亡する危険性もある。これらの症状は血中濃度だけでなく，個人のアルコール耐性によっても大きく異なる。

（4）エタノールの代謝

吸収したエタノールのほとんどは肝臓で代謝される。エタノールは主に肝臓のアルコール脱水素酵素（ADH；alcohol dehydrogenase）によりアセトアルデヒドに分解され，さらにアルデヒド脱水素酵素（ALDH；aldehyde dehydrogenase）により酢酸に代謝される。ALDHには遺伝子多型による酵素活性の異なる2種の酵素たんぱくがある。2量体形成時に活性の強い$ALDH_2{}^{*1}$と，活性の弱い$ALDH_2{}^{*2}$の2つの組み合わせからなる3種の遺伝形質により，飲酒時の反応は異なる。

酵素活性の低い組み合わせ（$ALDH_2{}^{*2}$同士または$ALDH_2{}^{*2}$と$ALDH_2{}^{*1}$）では，血中アセトアルデヒドの分解速度が遅く，飲酒時の不快感等の原因となり，少量の飲酒でも顔が赤くなる，嘔気，動悸，頭痛等強い反応（フラッシング反応）を示す。一方で，活性が高い組み合わせ（$ALDH_2{}^{*1}$同士）では，飲酒量が多くなる傾向があり，アルコール依存症の発生要因として重要である。

4.2　アルコール関連疾患

アルコール（エタノール）は，前述のように生体内の広範囲に分布し，多数の臓器・組織において有害な作用を示す。

(1) 肝 障 害

肝臓はエタノール代謝の主要な場所であるとともにその有害作用も強く受ける。大量の飲酒によって肝実質が障害され（アルコール性肝障害），進展すると炎症性変化が起こる（アルコール性肝炎）。さらに重症化すると肝硬変となり，その一部からは肝細胞がんが発症する。

(2) が　ん

飲酒時に直接エタノールが接する部位を中心にがん発生のリスクが高くなる。部位をあげると，口腔，咽頭，喉頭，食道，肝臓や乳房である。

(3) 循環器疾患

エタノールはその組織障害性とともに，摂取エネルギーの一部として肥満や脂質代謝異常を介して，高血圧や脳血管疾患等の動脈硬化性の疾患のリスクを高くする。ただし，虚血性心疾患等一部の疾患では少量飲酒者においてリスクの低下がみられ，疾患リスクのJ型曲線（Jカーブ）として知られている。一方で長期間大量の飲酒を続けると心筋が障害され，アルコール性心筋症や前述の疾患リスクの上昇をもたらす。

(4) 消化器疾患

前述のアルコール性肝障害に次いで慢性膵炎（アルコール性膵炎）が重要である。大量飲酒に環境要因や遺伝的素因が関与して発症すると考えられている。

表5-7　大量飲酒に関連してみられる脳・神経障害

①　アルコール自体の神経への直接作用
急性アルコール中毒
アルコール依存症
脳萎縮
②　栄養障害，ビタミン欠乏
ウェルニッケ脳症
ペラグラ脳症
アルコール性ニューロパチー
③　臓器障害の影響
肝性脳症
糖尿病性昏睡
脳血管障害

(5) 神 経 系

大量飲酒に関連して各種の脳・神経障害が発生する(表5-7)。

(6) アルコール依存症

アルコールの使用によって精神症状や行動に異常をきたす状態をアルコール依存症とよぶ。飲酒行動を続けることを優先する行動をとるようになり，身体的にも社会生活においても支障をきたすようになる。

1) アルコール依存症の診断

ICD-10ではほかの精神作用をもつ物質とともに精神作用物質の依存症候群として診断される。診断は精神作用物質の使用に対する強い欲望を示す依存と，離脱症状，耐性の発生の経過を確認することによる。

2) スクリーニング

早期発見のために，久里浜式アルコール依存症スクリーニングテストが使用されてきたが，最近ではWHOが開発した飲酒問題の程度を調べるテストであるAUDIT（alcohol use disorder identification test，オウディットと呼称する）も使用されるようになった。

4.3　飲酒の現状

20歳以上の飲酒者割合を図5-12に示す。

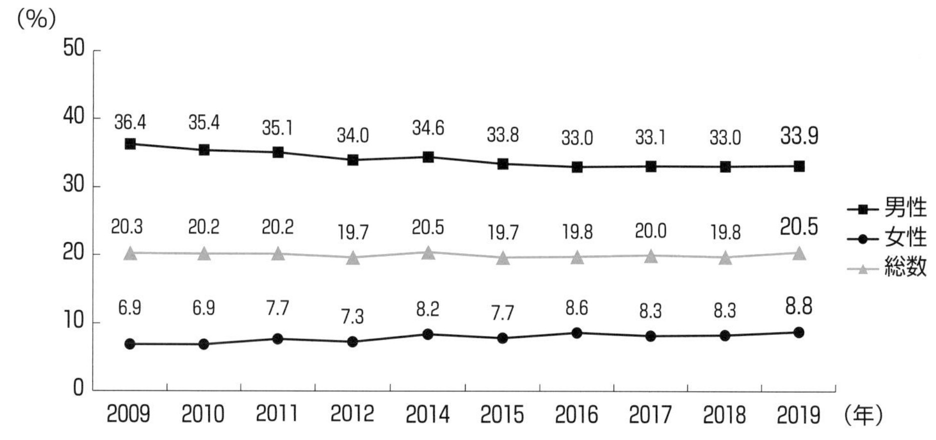

図5-12　飲酒者割合の年次推移

注）2013年は未実施。

出典）厚生労働省：令和元年国民健康・栄養調査報告書

4.4　アルコール対策

(1) 適正飲酒量

1) 飲酒量の評価

摂取した酒類の中の純アルコール（エタノール）量で評価する。従来日本では日本酒の1合を基準に，ほかの酒類の相当量を提示していた。最近では国際的に概ね10gを基準とするために，日本でも純エタノール量10gを基準飲酒量として評価することが提案されている（表5-8）。

2) 適正飲酒量

過剰な飲酒は臓器障害やアルコール依存症の原因になる。これを大量飲酒といい，1日純アルコール摂取量60g以上と定義されている。これに対し，健康日本21において「節度ある適度な飲酒」として，純アルコールで1日平均約20g程度である旨の知識を普及することとした。さらに，健康日本21（第3次）において，「生活習慣病のリスクを高める飲酒量」として，1日当たりの純アルコール量が男性40g以上，女性20g以上としている。生活習慣病のリスクを高める量を飲酒している者の割合の年次比較を図5-13に示す。男性では有意な増減はないが，女性で有意に増加している。

表5-8　基準飲酒量10gに対する各種酒類の量

酒の種類 (基準アルコール分%)	酒の量 (mL)	目　安
ビール・発泡酒（5）	250	中ビンまたは500mL缶の半分
チュウハイ（7）	180	コップ1杯または350mL缶の半分
焼酎（25）	50	
日本酒（15）	80	0.5合
ウイスキー・ジンなど（40）	30	シングル1杯
ワイン（12）	100	ワイングラス1杯弱

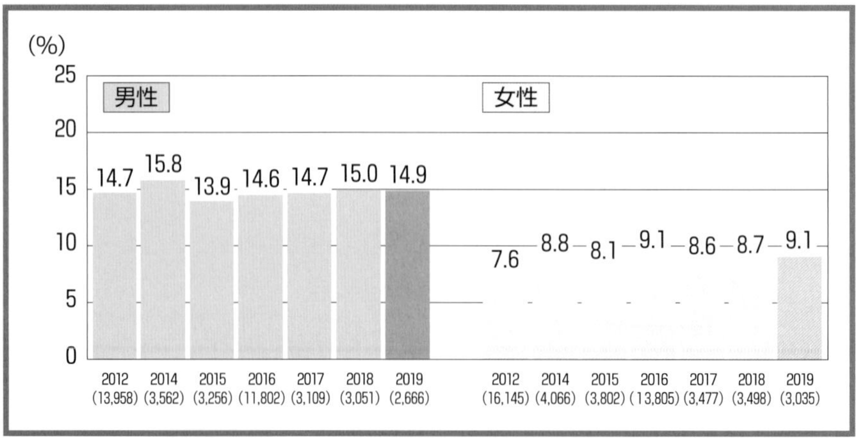

図5-13　生活習慣病のリスクを高める量を飲酒している者の割合の年次比較

注）2013年は未実施。

出典）厚生労働省：令和元年国民健康・栄養調査報告書

（2）法的規制

1）未成年者飲酒禁止法

1922（大正11）年制定の法律で，①未成年者の飲酒禁止，②親権者の制止義務，③販売者の年齢確認義務が定められており，違反した場合，親権者と販売者に対しては科料ないしは罰金が科せられる。民法改正によって2022（令和4）年度から成人年齢が18歳以上となったのに伴い，法律名が「二十歳未満の者の飲酒の禁止に関する法律」となり，20歳未満の飲酒禁止は維持される。

2）その他の法令

酒類提供業者を規制する，風俗営業等の規制及び業務の適正化等に関する法律や，各地方自治体による青少年保護育成条例によって未成年者の新規飲酒開始の防止を行う。酒類の販売に関しては，20歳未満者の飲酒禁止法および行政指導によって，対面販売による年齢の確認を行うことになっている。

（3）行政施策

行政による施策としては，酒類製造・販売業界に対する広告・宣伝の制限と，飲酒の健康影響についての普及啓発活動が行われている。

（4）禁酒支援

1）医療従事者の研修

アルコール問題の早期発見と早期介入のために専門医療機関以外の医療従事者に対する研修が行われている。飲酒問題をもつ者は，初期には身体疾患の治療のため，アルコールの専門治療体制を備えていない内科等の医療機関を受診することが一般的であり，これらの者に対し早期から効果的な治療を行うためには，一般の医師のアルコール関連問題についての理解を高める必要がある。

2）自助グループ

各都道府県の断酒会や国際的な支援グループ等の自助グループは，禁酒の継続に重要な役割を果たす。

4.5　国際的なアルコール対策

WHOは2010（平成22）年5月の総会で，アルコールの有害使用低減に関する世界戦略（アルコール世界戦略）を採択した。この中で，アルコールの有害使用は，早死と様々な障害をもたらす世界で第3位の危険因子であるとの現状認識を示している。このために，国際的な協力によってアルコールの入手規制，価格政策等を介して飲酒や酩酊による悪影響の低減を図ることを目指している。

5．睡眠・休養とストレス

5.1　疲労と休養

心身の活動を行うと，骨格筋の収縮によるエネルギー消費と疲労物質の蓄積，疲労感等の身体的疲労や，脳の疲労（精神疲労）が発生する。特に，脳の疲労の本態は未だ十分に解明されていないが，活動を休止し疲労を解消すること，すなわち休養が必要となる。

疲労そのものは生理的な現象であり，疲労が比較的軽度のうちに休養することで解消される。一方，長時間労働等による疲労蓄積の継続と休養時間の不足によって起こる，疲労の過剰な蓄積が問題となっている。

令和元年国民健康・栄養調査の結果では，休養の指標として睡眠時間を調査し，「6時間以上7時間未満」が28～40％で最も多かった（図5-14）。2009（平成21）年から2017（平成29）年までの推移では，睡眠で休養が十分に取れていない者の割合が有意に増加していた（図5-15）。

5.2　ストレス

ストレスとは，物質に外部から力を加えたときに物質内部に生じる応力やひずみのことで，1930年代にセリエ（Selye, H.）によって，刺激に対する生体の非特異的反応のメカニズムに適用された（ストレス学説）。生体外からの作用をストレス作因（ストレッサー）（表5-9），生体の反応をストレス反応という。上位中枢（大脳）で認知されたストレス作因に対して，生体は自律神経系や内分泌系を介して多彩な身体・精神症状を示す。疲労の蓄積や休養の不足もストレッサーであると考えられ，同様に疾患発症の原因となる。発症にストレスの作用が考えられる疾患を，ストレス病・ストレス関連疾患（表5-10）等とよぶ。

5.3　ストレス性疾患の予防対策

（1）休　養

疲労によるストレスをはじめ，社会的要因等によるストレスも，要因から距離を置き休養をとることが有効な対策となる。安静の確保は，多くの疾患の治療においても基本的な処置である。厚生労働省は健康づくりのための休養指針（表5-11）を示してストレスによる健康障害の予防をよびかけている。

（2）睡　眠

1）健康づくりのための睡眠ガイド2023

睡眠は身体的，精神的いずれの休養のためにも主要な役割をもっている。厚生労働省では健康づくりのための睡眠ガイド2023（図5-16）を公表して，睡眠についての正しい認識と睡眠の質の向上を促している。睡眠ガイド2023では，対象者別（成人，

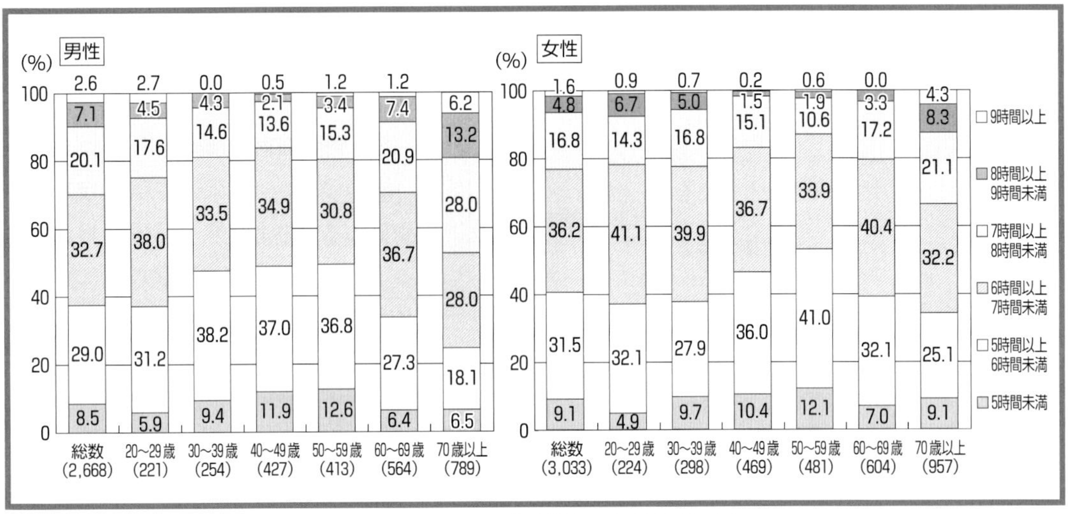

図5-14　1日の平均睡眠時間（20歳以上）

出典）厚生労働省：令和元年国民健康・栄養調査結果の概要

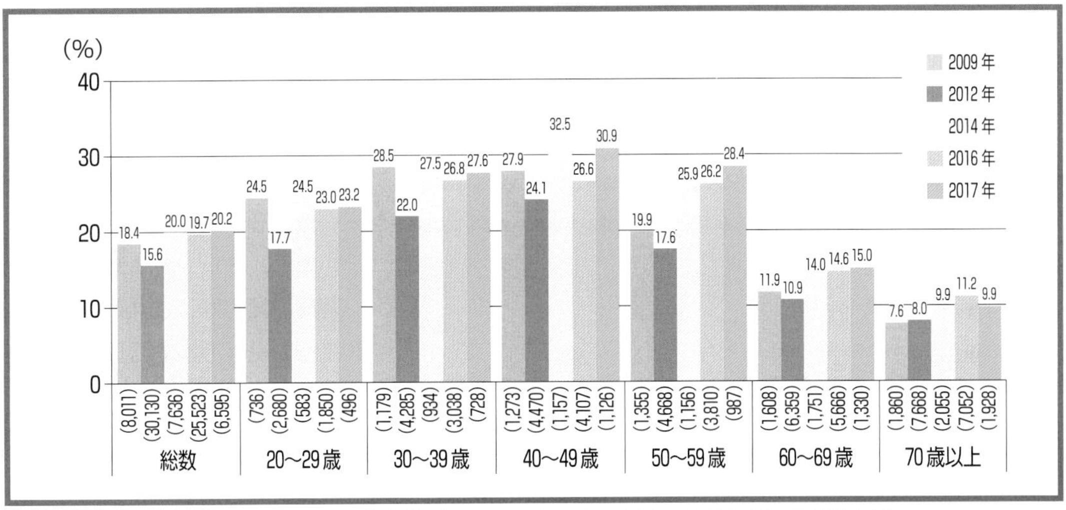

図5-15　睡眠で十分休養がとれていない者の割合の年次比較（20歳以上）

出典）厚生労働省：平成29年国民健康・栄養調査結果の概要

表5-9　ストレッサーの例

物理化学的要因	寒暑，放射線，騒音，化学物質
生物学的要因	飢餓，寄生体の侵入（感染），過度の肉体運動，睡眠不足，妊娠
社会的要因	精神緊張，恐怖，興奮

表5-10　ストレス病・ストレス関連疾患の例

神経・精神症状を主とするもの	睡眠障害，神経性食欲不振症，心臓神経症，うつ病 統合失調症の発症の誘因や増悪因子ともなる
身体症状を主とするもの（心身症）	過敏性腸症候群，過呼吸症候群，消化性潰瘍， 本態性高血圧，狭心症，気管支ぜん息，偏頭痛，筋緊張性頭痛

こども，高齢者）の睡眠・休養の推奨事項および睡眠・休養にかかる参考情報についてまとめている。

2）睡眠障害

寝つけない（入眠障害），たびたび目が覚める（中途覚醒），朝早く目が覚める（早朝覚醒）等，睡眠の質に関して各種の問題が起こることを睡眠障害という。さらに，睡眠障害の結果として，起床時に熟睡感がない（起床時不眠感），日中の眠気が強い等の症状がみられる場合には，睡眠時無呼吸症候群（SAS；sleep apnea syndrome）が考えられる。睡眠時無呼吸症候群は，肥満に伴う咽頭部の脂肪沈着や脂質代謝の異常に伴って発生し，生活習慣病としての要素ももっている。

表5-11　健康づくりのための休養指針（厚生労働省，1994年）

- 生活にリズムを
  - 早めに気づこう，自分のストレスに
  - 睡眠は気持ちよい目覚めがバロメーター
  - 入浴で，からだもこころもリフレッシュ
  - 旅に出かけて，心の切り換えを
  - 休養と仕事のバランスで能率アップと過労防止
- ゆとりの時間でみのりある休養を
  - 1日30分，自分の時間をみつけよう
  - 活かそう休暇を，真の休養に
  - ゆとりの中に，楽しみや生きがいを
- 生活の中にオアシスを
  - 身近な中にもいこいの大切さ
  - 食事空間にもバラエティを
  - 自然とのふれあいで感じよう健康の息ぶきを
- 出会いときずなで豊かな人生を
  - 見出そう，楽しく無理のない社会参加
  - きずなの中ではぐくむ，クリエイティブ・ライフ

全体の方向性　個人差を踏まえつつ，日常的に質・量ともに十分な睡眠を確保し，心身の健康を保持する

対象者*	推奨事項
高齢者	●長い床上時間が健康リスクとなるため，床上時間が8時間以上にならないことを目安に，必要な睡眠時間を確保する。 ●食生活や運動等の生活習慣や寝室の睡眠環境等を見直して，睡眠休養感を高める。 ●長い昼寝は夜間の良眠を妨げるため，日中は長時間の昼寝は避け，活動的に過ごす。
成　人	●適正な睡眠時間には個人差があるが，6時間以上を目安として必要な睡眠時間を確保する。 ●食生活や運動等の生活習慣，寝室の睡眠環境等を見直して，睡眠休養感を高める。 ●睡眠の不調・睡眠休養感の低下がある場合は，生活習慣等の改善を図ることが重要であるが，病気が潜んでいる可能性にも留意する。
こども	●小学生は9～12時間，中学・高校生は8～10時間を参考に睡眠時間を確保する。 ●朝は太陽の光を浴びて，朝食をしっかり摂り，日中は運動をして，夜更かしの習慣化を避ける。

＊生活習慣や環境要因等の影響により，身体の状況等の個人差が大きいことから，「高齢者」「成人」「こども」について特定の年齢で区切ることは適当ではなく，個人の状況に応じて取組を行うことが重要であると考えられる。

図5-16　睡眠の推奨事項一覧

出典）厚生労働省：健康づくりのための睡眠ガイド2023

（3）長時間労働

労働時間が長いことは，疲労の増大，ストレスの増加，休養時間の減少等により，脳血管疾患や虚血性心疾患，うつ病等の精神障害の発生の要因となっている。

労働者災害補償保険の支給決定件数をみても，時間外労働時間が80時間以上で脳・心臓疾患，精神障害ともに件数が増加し，100時間以上では精神障害の件数と死亡数がさらに多くなる。

これらのことから，労働安全衛生法では時間外労働時間が80時間以上の労働者に対して医師による面接指導を行うこととしている。

6．歯科保健行動

6.1　歯の健康の現状

日本ではう歯をもつ者の割合が，30歳以上で90％を超えている。また，自己申告

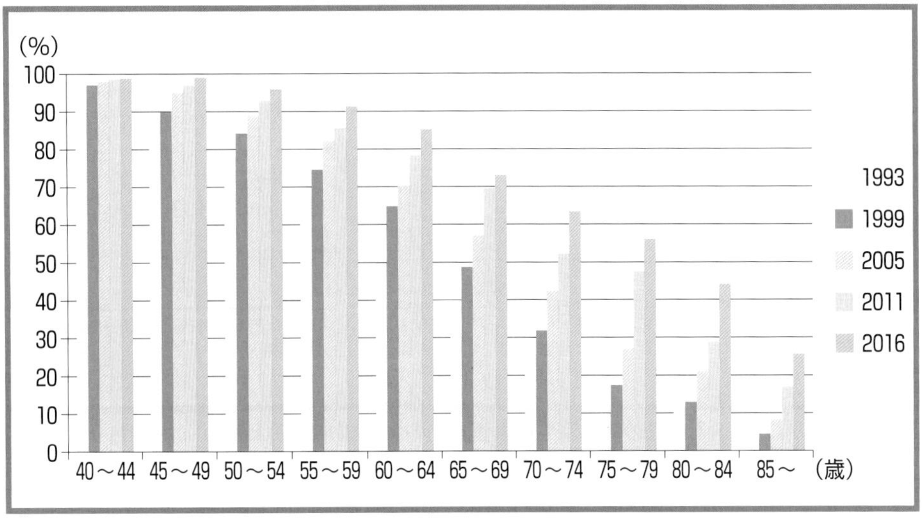

図5-17　自分の歯を20歯以上有する者の割合
出典）厚生労働省：平成28年歯科疾患実態調査

に基づく歯周炎の状況がある者は，50歳代と60歳代の者の1/3を占めている。

現在歯数（口腔内にある歯の数）は年齢が高いほど少なくなる。80歳で自分の歯を20本以上持っている「8020（ハチマルニイマル）」達成者は平成28年歯科疾患実態調査において51.2%と推定されていて，調査開始以来初めて50%を超えた（図5-17）。現在歯数は摂食機能に影響を与え，19歯以下では20歯以上よりもかむ能力や食べる速さが劣っている。

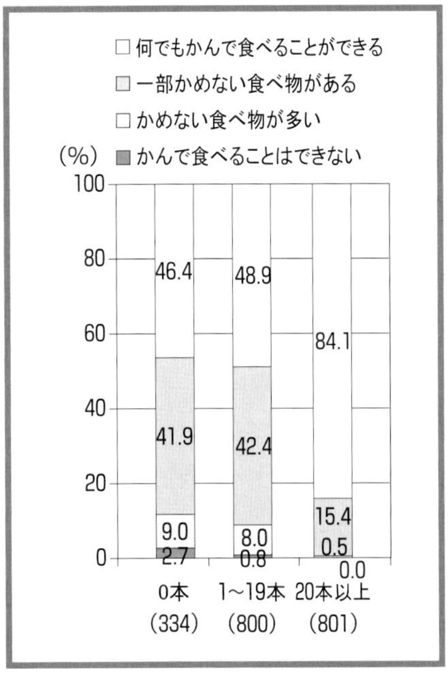

図5-18　歯の本数別，かんで食べるときの状況の割合(70歳以上，男女計)
出典）平成25年国民健康・栄養調査結果の概要

6．2　う歯および歯周疾患

歯を失う原因は，歯牙そのものの疾患であるう歯と，歯肉・歯根膜・歯槽骨の炎症である歯周炎（歯周疾患）が約90%を占めている。いずれも歯垢や歯石の蓄積に伴う細菌の酸の産生や感染等によって起こる。歯垢・歯石の蓄積と細菌の増殖はいずれも食習慣や歯の清掃活動にかかわり，生活習慣の影響を受けている。

6．3　歯の健康と食生活

平成25年国民健康・栄養調査によると，70歳以上の男女において歯が20本以上ある者では，かんで食べることができない者は0%で，84%が何でもかんで食べることができると答えていた。これに対して，1～19本の者は何でもかんで食べられるものの割合が0本の者と同

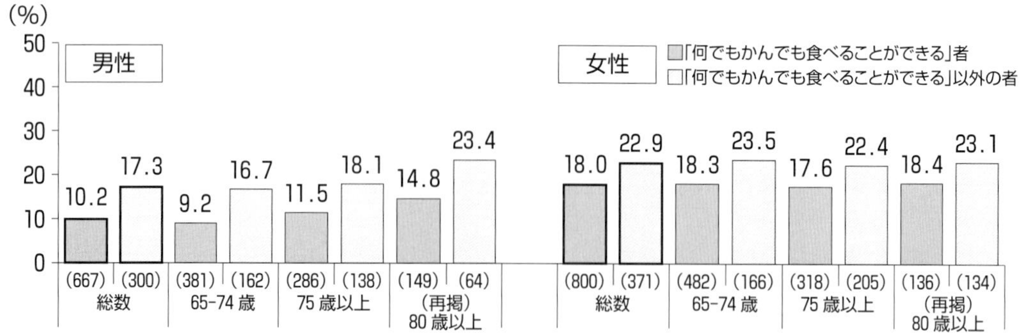

図5-19　かんで食べるときの状態別の低栄養傾向の者（BMI≦20 kg/m^2）の割合（65歳以上，性・年齢階級別）

注）「何でもかんで食べることができる」以外の者は，かんで食べるときの状態について，「一部かめない食べ物がある」，「かめない食べ物が多い」又は「かんで食べることはできない」と回答した者。

出典）厚生労働省：平成29年国民健康・栄養調査結果の概要

様に50%弱で，咀嚼機能が大きく低下していることがわかる（図5-18）。

平成29年国民健康・栄養調査では，咀嚼力が低い高齢者では低栄養傾向の者（BMI≦20 kg/m^2）の割合が高くなることが示されている（図5-19）。

咀嚼機能が低下すると，食品・栄養摂取の低下につながるため，高齢者の栄養状態低下の防止のためには歯牙の喪失を防ぐことが必要である。

6.4　歯科保健活動

検診やう歯・歯周炎等の予防や，歯の健康を維持する指導・啓発などを，ライフステージごとに行うことは，とても重要である。

歯ブラシ使用による清掃回数や歯科検診や専門家による清掃を受けた者の割合は増加してはいるが，毎食後歯を磨く者はまだ半数に満たず，歯科検診受診者も総数ではようやく50%を超えた。

6.5　歯科保健対策

（1）8020（ハチマルニイマル）運動

80歳に自分の歯を20本保っていることを目標とするのが8020運動である。ライフステージに応じ，幼児期と学齢期のう蝕予防，成人期の歯周病予防を中心に行う。

（2）母子歯科保健

1）妊産婦歯科検診

妊娠中の歯周疾患進展の防止のために行う。

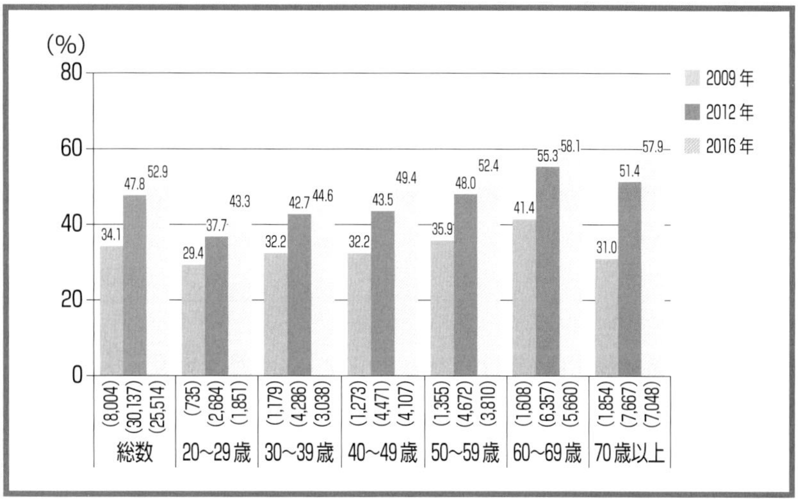

図5-20　過去1年間に歯科検診を受けた者の割合の年次推移

出典）厚生労働省：平成28年国民健康・栄養調査結果の概要

2）乳幼児健診

1歳6か月児健診，3歳児健診で乳歯のう蝕の有無を検査し，う歯予防の指導も行う。

3）小児のう歯予防

小児のう歯予防としては，歯磨きの個人的指導や，フッ化物を歯面に塗布するなどの対応がとられる。最近では，フッ化物を配合した歯磨き剤を使用する小児が増えており，関心は高まっているといえそうだが，個人指導を受ける小児の割合はほぼ変わっていない。成人の過去1年間に歯科検診を受けた割合は52.9％であり，その推移をみると有意に増加している（図5-20）。

文　　献

●参考文献

・厚生省：厚生白書　昭和31年度版（1956），昭和32年度版（1957）

・厚生省公衆衛生審議会成人病難病対策部会：「生活習慣に着目した疾病対策の基本的方向性について（意見具申）」（1996）

・厚生労働省：国民健康・栄養調査（各年）

・厚生労働省：日本人の食事摂取基準策定検討会報告書　日本人の食事摂取基準（2020年版），（2019）

・厚生労働省：健康づくりのための身体活動基準2013（概要）（2013）

・運動基準・運動指針の改定に関する検討会報告書（2013）

・循環器病の診断と治療に関するガイドライン（2009年度合同研究班報告）：禁煙ガイドライン（2010年改訂版）

・厚生労働省：健康づくりのための睡眠ガイド2024（2024）

第 6 章

主要疾患の疫学と予防対策

管理栄養士の役割として，患者の栄養管理が重要視されるようになってきたため，疾患について学ばねばならない。公衆衛生学の領域では，病気の症状・診断・治療等の臨床ではなく，罹患状況（疫学）の把握と予防対策に重点が置かれる。ここでは主に，生活習慣病，感染症などのほか，精神疾患，自殺，暴力・虐待など，近年，社会的に問題になっている疾患や事象についても学ぶ。

1．主要部位のがん（悪性新生物）

日本のがん対策は，2007（平成19）年策定のがん対策推進基本計画に従い進められてきた。根拠法はがん対策基本法である。2023（令和5）年に3度めの見直しが行われ，2023～2028（令和5～10）年度までの6年間は第4期がん対策推進基本計画が実施されている。

1.1　悪性新生物の疫学と動向

がんは厚生労働省の統計では「悪性新生物」となっている。新生物とは腫瘍（はれもの）のことである。がんは「かたいもの」という意味の臨床的用語で，新生物（neoplasm）は新たに生じたという意味の病理的用語である。悪性新生物（腫瘍）には，上皮性と非上皮性があり，前者を癌腫（carcinoma），後者を肉腫（sarcoma）とよぶが，臨床的には両者は一緒にされ，どちらもがん（cancer）とよばれる。

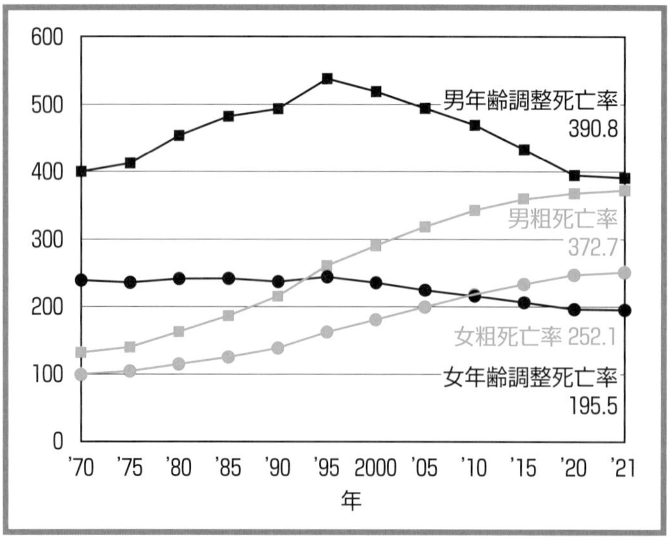

図6-1　悪性新生物による死亡率（人口10万人対）の推移
資料）厚生労働省：人口動態統計（2021）

がんによる死亡率が死因第1位になったのは1981（昭和56）年で，以後その座にある。粗死亡率は年々上昇しており，死因第2位の心疾患と年々差を拡大している。2021（令和3）年の人口動態統計によれば，がんの死亡率についてみると（図6-1），男女ともに粗死亡率は年々上昇しているが，年齢調整死亡率は減少傾向にある。これは，人口の年齢構成に起因する。がんは高齢者ほど罹患率が高くなるので，人口の高齢者人口比率増加で粗死亡率が増えるためである。したがって今後とも粗死亡率は高まっていき，年齢調整死亡率は減じていくといえる。

しかしながら，粗死亡率は死亡者数そのままを表しているので指標としてわかりやすい。男性では肺がん，大腸がん，胃がんの順であり，肝臓がんが減少傾向にある。女性では大腸がん，肺がん，膵がんの順で胃がんが徐々に減じている（表6-1）。年齢調整死亡率は男性では肺がん，大腸がん，胃がんの順位で，女性では大腸がん，肺がん，膵がんの順位である（表6-2）。男性では膵がんのみが，女性では乳がんと膵がんのみが年齢調整死亡率で増加傾向があるので，若い人がかかりやすいことを示しており，将来粗死亡率の死因の第1位と第2位を占めるようになると推察できる。

1．2　政策的がん対策

（1）がん対策基本法

政策的に行うがん対策の基本となるものががん対策基本法である。当法律は増加し続けるがん患者数と死亡者数の抑制を目的として2006（平成18）年に成立した。がん対策の中心柱となるべきがん患者登録が，2003（平成15）年に成立した個人情報保護法の余波を受けて法制化が見送られ，研究推進や緩和ケア推進など一般的ながん対策しかなされない状態となった。

2013（平成25）年にがん登録等の推進に関する法律が成立し，2016（平成28）年1月1日から施行された。この法律は，「全国がん登録」の実施やこれらの情報の利用および提供，保護等について定めるとともに，「院内がん登録」等の推進に関する事項等を定めている。今後，年間新規登録患者数，および部位別，性別，年齢別数，そして登録患者の手術，放射線，抗がん剤の有無，もしくは違いで生存率の差異の分析が可能となり，発表されていくこととなる（図6-2）。

日本のがん統計は，罹患データは2～3年，死亡データは1～2年遅れて公表されていたが，数学的な手法で補正して，現時点でのがん統計を予測する試み（短期予測）で毎年国立がんセンターより発表されることとなった。全国がん予測統計として，2021年版がん統計予測が2021（令和3）年7月に発表された。以後，毎年，「がん罹患数予測」と「がん死亡数予測」の2統計が発表されるようになった。実登録数統計は数年遅れて発表されることなる。

2021年のがん罹患数予測としては，男性は全患者57万7,900人と見込まれ，前立腺がん・胃がん・大腸がんの順に，女性は43万1,900人と見込まれ，乳がん・大腸がん・肺がんの順に罹患者数が多いと予測している。死亡者数予測については男性21万8,900人で肺がん・大腸がん・胃がんの順に，女性は15万9,700人で大腸がん・肺がん・膵

表6-1　悪性新生物　部位別死亡率（人口10万対）の推移

		1980年 (昭和55年)	1985年 (昭和60年)	1990年 (平成2年)	1995年 (平成7年)	2000年 (平成12年)	2005年 (平成17年)	2010年 (平成22年)	2015年 (平成27年)	2021年 (令和3年)
男性	口腔がん	2.2	2.5	3.1	4.9	5.9	6.7	7.9	8.6	9.4
	食道がん	7.8	8.5	10.0	11.9	14.2	15.4	16.2	16.0	14.9
	胃 が ん	**53.9**	**51.1**	**49.6**	**52.6**	**53.5**	**53.0**	**53.5**	**50.5**	**45.6**
	大腸がん	13.5	17.1	22.1	28.4	32.4	35.9	**38.9**	**43.9**	**47.1**
	肝 が ん	**17.0**	**23.3**	**29.5**	**37.4**	**38.5**	**37.7**	34.9	31.1	26.7
	膵 が ん	7.8	10.1	12.1	14.7	16.9	19.9	23.7	26.5	32.4
	肺 が ん	**27.0**	**35.3**	**44.6**	**54.8**	**63.6**	**73.3**	**81.8**	**87.2**	**89.3**
	前立腺がん	3.0	4.5	5.7	8.9	12.2	15.0	17.4	18.6	22.1
女性	口腔がん	1.0	1.0	1.2	1.8	2.3	2.4	3.0	3.3	3.8
	食道がん	2.1	1.9	2.0	2.2	2.4	2.7	2.9	3.1	3.3
	胃 が ん	**33.2**	**30.6**	**28.1**	**28.5**	**27.9**	**27.4**	**26.5**	**24.7**	22.9
	大腸がん	**11.9**	**14.6**	**18.2**	**22.0**	**25.1**	**28.9**	**31.3**	**35.6**	**38.6**
	肝 が ん	7.1	8.5	10.3	14.1	16.2	17.1	17.4	15.4	13.0
	膵 が ん	5.7	7.3	9.6	11.1	13.6	16.5	20.7	24.4	**30.5**
	肺 が ん	**9.9**	**12.7**	**15.4**	**19.5**	**22.9**	**26.1**	**30.0**	**32.9**	**36.3**
	乳 が ん	7.0	8.0	9.4	12.2	14.3	16.6	19.2	21.1	23.5
	子宮がん	9.2	8.0	7.4	7.7	8.1	8.3	9.1	10.0	10.8
	卵巣がん	3.5	4.4	5.2	6.1	6.2	6.9	7.2	7.3	8.1

注）太字は性別の三大死因。
資料）厚生労働省：人口動態統計（2021）

表6-2　悪性新生物　部位別年齢調整死亡率（人口10万対）の推移

		1980年 (昭和55年)	1985年 (昭和60年)	1990年 (平成2年)	1995年 (平成7年)	2000年 (平成12年)	2005年 (平成17年)	2010年 (平成22年)	2015年 (平成27年)	2021年 (令和3年)
男性	口腔がん	5.4	5.6	6.0	8.7	9.2	9.2	9.9	10.0	9.8
	食道がん	23.3	21.3	21.0	21.6	22.1	21.2	20.2	18.1	15.2
	胃 が ん	**151.0**	**133.7**	**115.5**	**110.7**	**96.9**	**83.2**	**73.8**	**60.9**	**47.9**
	大腸がん	39.6	45.0	51.6	59.0	57.8	**55.8**	**52.7**	**52.6**	**49.3**
	肝 が ん	**40.5**	**49.0**	**55.0**	**63.2**	**59.0**	52.5	44.6	36.5	27.9
	膵 が ん	20.3	25.3	27.8	29.3	28.8	29.2	30.6	30.8	33.4
	肺 が ん	**79.3**	**97.0**	**107.9**	**117.8**	**116.6**	**114.9**	**112.2**	**104.4**	**92.8**
	前立腺がん	13.0	17.9	19.1	26.0	29.4	29.4	28.8	25.2	24.4
女性	胃 が ん	**71.5**	**60.4**	**49.0**	**43.8**	**36.9**	**31.0**	**26.0**	21.3	17.0
	大腸がん	**26.8**	**29.4**	**32.0**	**34.1**	**33.3**	**32.8**	**30.8**	**30.8**	**29.0**
	肝 が ん	16.2	16.9	18.0	21.2	21.3	19.4	17.1	13.2	9.5
	膵 が ん	12.1	14.7	17.5	17.4	18.1	18.7	20.5	**21.4**	**23.7**
	肺 が ん	**21.9**	**25.7**	**27.5**	**30.0**	**30.3**	**29.6**	**29.5**	**28.7**	**27.6**
	乳 が ん	10.8	11.5	12.0	14.7	16.1	17.6	19.4	20.2	20.6
	子宮がん	17.6	14.5	11.9	10.9	9.9	9.0	9.1	9.4	9.6
	卵巣がん	5.5	6.3	7.3	7.9	7.3	7.4	7.2	6.9	7.2

注）太字は性別の三大死因。
資料）厚生労働省：人口動態統計（2021）

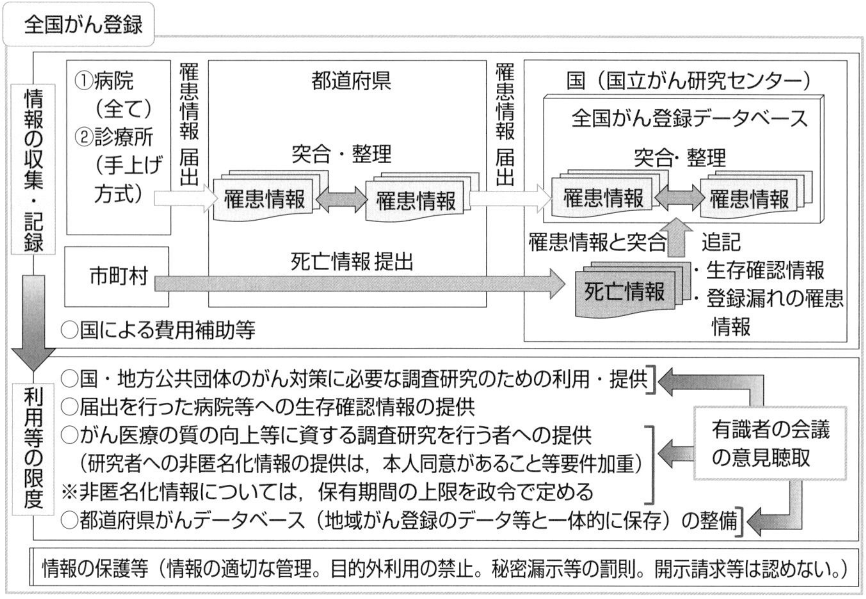

図6-2　全国がん登録の概要
出典）厚生労働省：がん登録等の推進に関する法律（概要版）

がんの順と予測している。

（2）がん対策推進基本計画

がん対策の実施は，がん対策推進基本計画に沿ってなされてゆく。全体的な計画は国が定め，その下に都道府県がん対策基本計画が定められる。

国の定める基本計画は，原則5年毎に改定される。第1期基本計画は2017～2011（平成19～23）年，第2期基本計画は2012～2016（平成24～28）年，第3期基本計画は2017～2022（平成29～令和4）年に実施された。2023年からは第4期基本計画が実施されており，全体目標を「誰一人取り残さないがん対策を推進し，全ての国民とがんの克服を目指す」とした。また，「がん予防」「がん医療」「がんとの共生」のそれぞれの分野について，分野別目標と分野別施策，個別目標が設定されている。また，「がん対策を総合的かつ計画的に推進するために必要な事項」として，関係者等の連携協力の更なる強化等が記載されている。

（3）がん患者就労

がん対策基本法が，2016（平成28）年に改正され，がん患者の就労を促すことが明記された。改正は基本法の基本理念に，がん患者が尊厳を保持しつつ安心して暮らすことのできる社会の構築が追加され，雇用者にがん患者の雇用の継続等に配慮するとともに，がん対策に協力するよう努力する義務（第20条）が加えられた。そして，第3期がん対策基本計画の重点項目となった。がん患者が働ける環境と就労支援の改善，促進が期待される。

（4）がん検診

第4期がん対策基本計画では，がん検診の有効性や精度管理向上が求められている。現在，がん検診は地域検診として健康増進法による市町村事業と，職域検診として健康保険支援の検診がある。しかし，法的には条文化されていないため，各地域によって検診への対応は異なっている。地域検診には厚生労働省健康政策局長による指針では，胃がん，子宮がん，肺がん，乳がん，大腸がんの5つのがんを重点としている。

2．循環器疾患

2.1　高 血 圧

（1）高血圧症の疫学と動向

高血圧症とはWHO/ISH（国際高血圧学会）の基準によると，収縮期血圧140 mmHg以上，または拡張期血圧90 mmHg以上にある状態をいう。生体にはバイオリズムというものがあり，血圧は1日の中で変動を示すので，血圧測定は時間を決め継続することが肝要である。

血圧の統計としては，国民健康・栄養調査によるものがある。2019（令和元）年では，高血圧者は約50％で，降圧剤服薬者は30.6％であった。患者調査は3年に1回実施されるが，2020年では，受療率（人口10万人対）は外来471，入院4で，病名でみると高血圧の外来受療率は最も高い（臓器別では消化器系疾患が最も高い）。

（2）高血圧の発生要因と予防

高血圧の中で原因がなくて加齢とともに生じてくる高血圧を本態性高血圧症とよんでいる。高血圧症のほとんどは本態性であるので，一般には同一に用いられている。

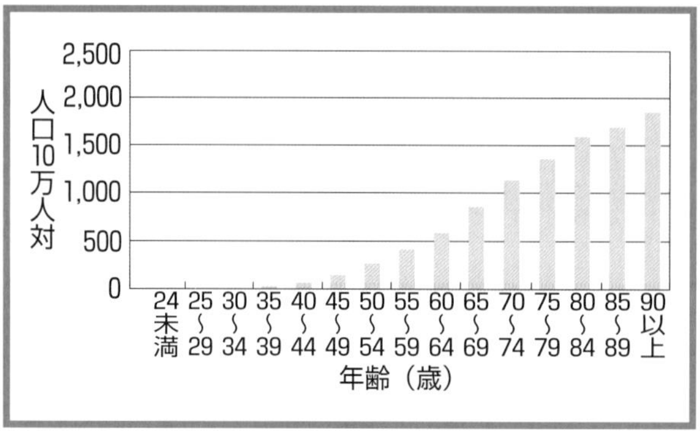

図6-3　高血圧受療率の加齢変化
資料）厚生労働省：患者調査（2020）

高血圧症は完全に年齢依存型の疾患である（図6-3）。本態性高血圧症は動脈の弾性力の低下，すなわち動脈硬化によるため加齢要素が強い。30歳代までは受療率は少ないが，40歳代になると出現し，50歳代より急増し，90歳代まで増加する。90歳以上が最高であるが，人口10万人対（外来）で1,791人（2020年患者調査）であるので，加齢で高血圧になるにしても何らかの発症要因が存在する。

高血圧症発症の最大因子には家族性

があげられる。父母ともに高血圧の場合，子どもの高血圧リスクは約50％であり，父のみでは約30％，母のみでは低い。次に大きな因子は，加齢であるが，動脈硬化が原因とされる。糖尿病も血管を侵しやすいので高危険因子である。脂質異常症は動脈硬化を引き起こすのでいずれは高血圧を招く。予防としては，両親ともに高血圧の場合，30歳を過ぎたころから上がってくるので，運動と肥満防止に努めねばならない。

食事との関係では，食塩（ナトリウム）ならびに肥満を招来するエネルギーの過剰摂取が高血圧の発症・維持・重症化に関連することを示唆する多くの研究がある。

一方，統計的にみると，食塩・エネルギー摂取量は年々減少している（国民健康・栄養調査）にもかかわらず，受療率は，年によって変動があるものの，比例して減少しているとはいえない。脂質摂取量，喫煙，ストレス，高齢化などの因子も関与するものと考えられる。

2．2　脳血管疾患

（1）脳血管疾患の疫学と動向

脳血管疾患とは脳の循環障害である。脳卒中ともいわれるが「卒中」とは“にわかに中（あた）る”という意味で倒れること（卒倒）を意味する。脳血管疾患は意識不明になることが多いので脳卒中と同意義語としてよい。脳血管疾患には脳内の血管が破綻して出血する脳内出血，脳内の血管が閉塞する脳梗塞，くも膜下腔の血管が破綻し出血するくも膜下出血などがある。脳内出血や脳梗塞では，病巣の反対側の片まひ，言語障害などを後遺症として残しやすい。くも膜下出血については激しい頭痛を主症状とし，手術後も後遺症を残すことが多い。

日本では脳血管疾患による死亡者は多く，世界的にみても脳血管による死亡者数は多い。1951（昭和26）年より30年間死因トップの座を占めてきたが，1981（昭和56）年に第2位となり，1985（昭和60）年に第3位，2018（平成30）年には第4位となっている。脳血管疾患による死亡率は徐々に低下してきたが，現在では横ばい状態である。受療率はさほど減じていない（図6-4，6-5）。

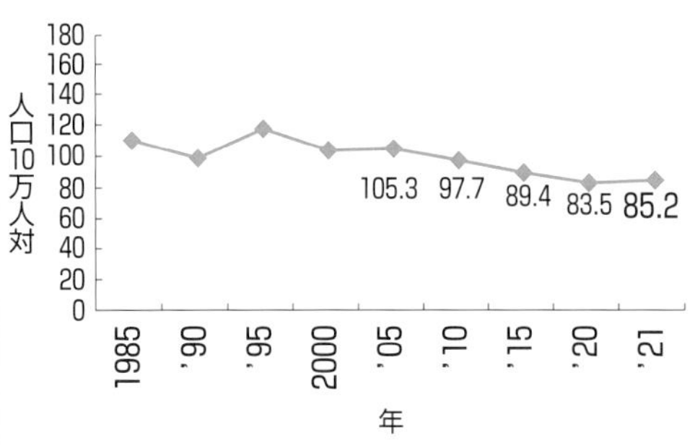

図6-4　脳血管疾患による死亡率の変遷
資料）厚生労働省：人口動態統計（2021）

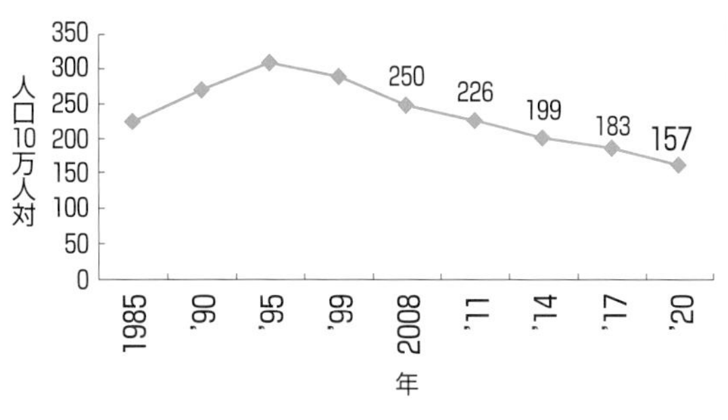

図6-5　脳血管疾患（外来＋入院）受療率の変遷
資料）厚生労働省：患者調査（2020）

（2）脳血管疾患の発生要因と予防

脳内出血は血管の脆弱性が原因の基本である。かつて，第1位の死因を占めていたころは脳内出血が圧倒的に多かった。最多死因になった後，脳卒中撲滅運動が展開され，疫学調査がなされた。その結果，関与因子として低気温，低コレステロール，高食塩，高血圧が浮上した。脳卒中撲滅対策として，部屋の暖房，食の洋風化，減塩，高血圧治療がなされた。これらの対策は脳内出血予防対策にほかならないが，対策の効果が出て，死亡率は急低下した。

しかし，次第に脳梗塞が増加し始め，ついには脳梗塞が脳内出血を上回るようになってきた（図6-6）。2022（令和4）年では，脳梗塞が48.6％，脳内出血が27.4％，くも膜下出血9.4％が死因割合となっている。脳梗塞は，心臓や血管から脂質や血管内壁組織片が剥離し脳血管内に詰まる脳塞栓，動脈内に血栓ができ閉塞する場合の脳血栓がある。脳血栓が多いが，多くは粥状（アテローム性）動脈硬化症を基本としている。くも膜下出血の多くは脳動脈瘤の破裂が多い。

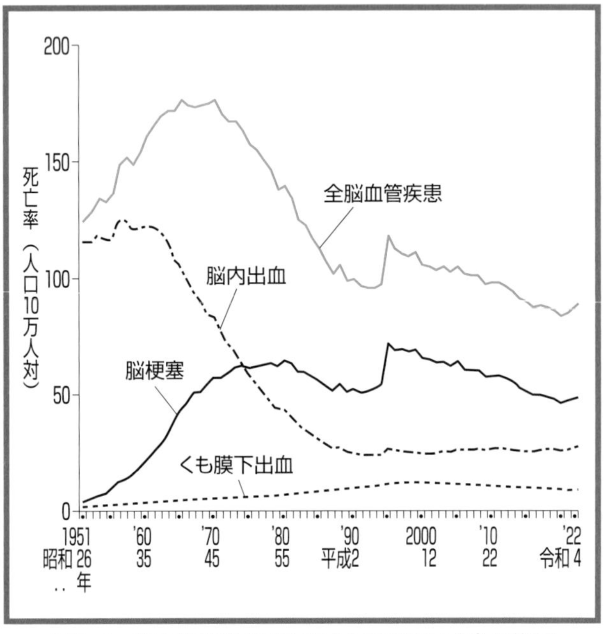

図6-6　脳血管疾患の死亡率（人口10万人対）の推移

注1）全脳血管疾患は，脳内出血と脳梗塞とその他の脳血管疾患の合計である。
2）くも膜下出血は，その他の脳血管疾患の再掲である。
3）脳血管疾患の病類別死亡率は，昭和26年から人口動態統計に掲載されている。
出典）厚生労働統計協会：国民衛生の動向2023/2024（2023）

年齢でみると，くも膜下出血は比較的年齢が若く，ついで脳内出血であり，脳梗塞は高齢者が多くなる。65歳までは脳内出血者が多いが，それ以降は脳梗塞が多くなる。

現在では脳血管疾患対策は，脳梗塞対策が中心である。脳梗塞予防には動脈硬化症を防ぐことである。肥満と脂質異常症が最大であるので食事の注意が重要である。また，ストレスとの関係も深く，月曜日に多い疾患といわれているので，仕事を苦痛とせずに過ごさなければならない。

2.3　心 疾 患

（1）心疾患の疫学と動向

心疾患は心臓病のことをいうが，大別すると虚血性心疾患と非虚血性心疾患に分かれる。虚血性心疾患は心臓全体への血液供給血管，すなわち冠状動脈の狭窄や閉塞による血流不全をいう。非虚血性心疾患は，虚血性心疾患以外の疾患で，機能的に，器質的に心機能が弱った疾患を総称してよぶ。

国際疾病分類（ICD-10）によれば，循環器疾患にはリウマチ性心疾患（リウマチ熱およびリウマチ性弁膜症），高血圧（本態性高血圧および高血圧性疾患），虚血性心疾患（狭心症，心筋梗塞および慢性虚血性心疾患），肺性心疾患（肺塞栓症，肺性心など），その他の心疾患（心膜炎，弁膜症，不整脈，心不全）に分かれる。臨床的には狭心症と心筋梗塞の虚血性心疾患と，その他の非虚血性心疾患に二分される。心筋梗塞により心不全や不整脈となると虚血性心疾患から非虚血性疾患に移動したとするのが治療しやすい。

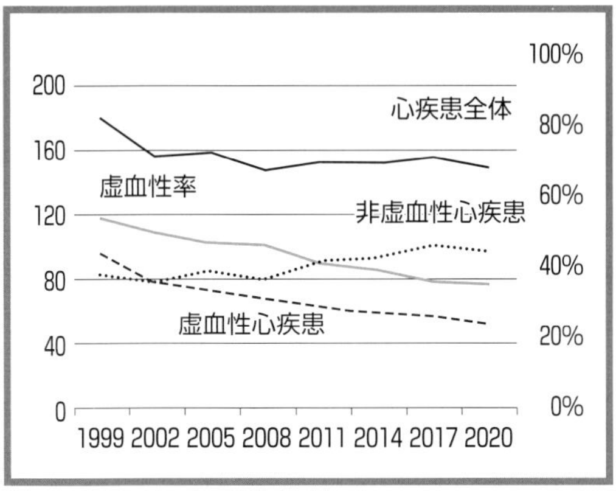

図6-7　心疾患の受療率（人口10万人対）の変遷
出典）厚生労働省：患者調査（2020）

心疾患の患者動向をみてみると，心疾患全体では2002（平成14）年以降ほぼ横ばい傾向にあるが，虚血性心疾患は減少傾向，非虚血性心疾患は増加傾向にある（図6-7）。

心疾患の死亡動向をみると，粗死亡率は増加傾向にあるが，年齢調整死亡率は減少傾向にある（図6-8）。心疾患の増加は高齢者の増加によるためであるが，近年の心筋梗塞の治療技術の向上により，病気自体で死亡する人は減じているといえる。

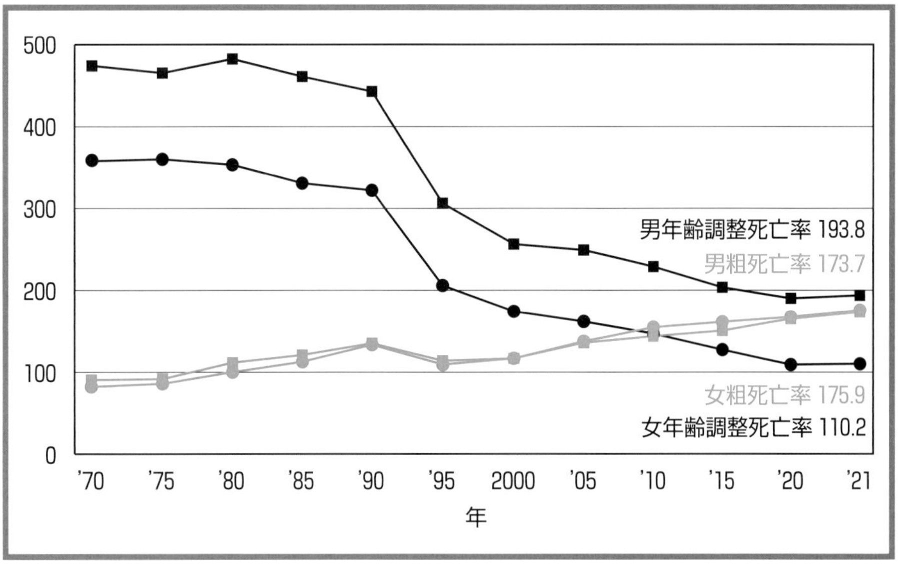

図6-8　心疾患による死亡率（人口10万人対）の推移
資料）厚生労働省：人口動態統計（2021）

（2）心疾患の予防

生活習慣病の心疾患としては，虚血性心疾患が含まれる。虚血性心疾患はメタボリックシンドロームと関係が強い。この疾患は内臓脂肪型肥満，高血圧，脂質異常症，高血糖症，喫煙が関係するので，この因子を除去することが予防に重要になる。この中で最も予防効果が高いのは肥満予防であり，標準体重（BMI 25未満）にすることが必須である。虚血性心疾患と喫煙の関係は深いものがあるので，いったん生じたら禁煙せねばならない。

虚血性心疾患は精神面との関係が深く，特にストレスと関係する。ストレスを受けやすい性格とA型性格の人がこの病気になりやすい。A型性格とはAggressive性格で，攻撃的な面を持つ人をいい，議論好き，出世志向，短気などの要素があり，喫煙性格ともいわれる。発症予防にはのんびりとした性格に変えた方が望ましい。

3．代謝疾患

3.1　肥　満

（1）肥満の疫学

肥満とは，体内に過剰に脂肪（体脂肪）が蓄積した状態である。肥満が高度になると運動器や内臓などに種々の疾患を起こすので，高度肥満の場合は肥満症という病気になる。軽中度の場合は肥満という状態である。肥満は過体重ではなく，体脂肪過剰をいうので体脂肪計で測定するのが望ましいが，信頼性の面から未だ普及していない。現在では体重と身長の関係でbody mass index（BMI）が広く普及しており，以下の式で求められる。

$$\mathrm{BMI}=\frac{\text{体重（kg）}}{\text{身長（m）}\times\text{身長（m）}}$$

25以上を肥満とするが30以上は高度肥満であり，肥満により何らかの治療処置を施せば肥満症となる。

国民の肥満状況は，国民健康・栄養調査で把握できる。2019（令和元）年の状況をみるとBMI 25以上者は男性の20～60歳代で35.1％，女性では40～60歳代で22.5％であった。年代別にみると，男性では40歳代が最高で39.7％，女性では高齢になるほど高率傾向であり，60歳代が最高で28.5％であった。男性では2019（令和元）年が最高であり，女性では2002（平成14）年をピークに減少している（図6-9）。

肥満の目安として，腹囲が近年使用されている。腹囲は腹部の最大径を示すが，へその高さでの周径としてよい。CT検査による腹部の内臓脂肪の厚さと腹囲は比例関係にあるという研究結果より生み出された指標である。腹囲と冠動脈性心疾患とを照らし合わせると，日本人では男性で85 cm以上，女性で90 cm以上であれば有意に危険度が高まるということで，これが基準値となっている。女性は骨盤が広いので，男性より大きい基準値になっている。現在のところ腹囲は内臓脂肪の指標ではあるが，メタボリックシンドロームに該当するか否かだけに用いられ，周径値自体の意味づけがない。この基準値に対し，多くの者が該当しやすいこと，男女差があることなどで，国際的な論争が生じている。

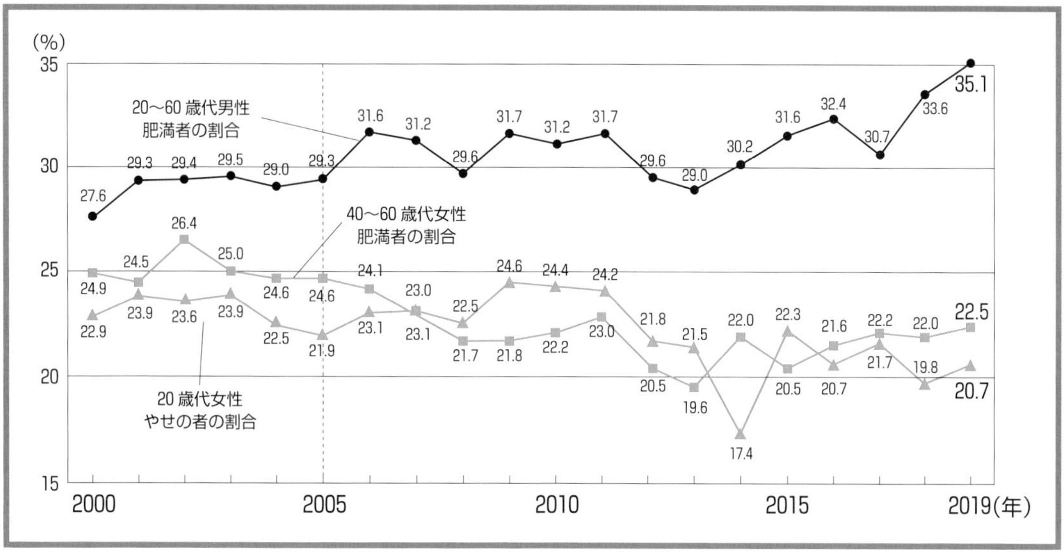

図6-9　肥満者およびやせの者の割合
資料）厚生労働省：令和元年国民健康・栄養調査報告

（2）肥満の発生要因と予防

肥満はエネルギー過剰状態で，その症状である高度肥満が運動器を傷め腰痛，股関節，膝，足関節，足などに変形性の関節疾患（関節症）を起こしやすいとされてきた。しかし，近年，肥満の研究が進み肥満自体が生活習慣病を招来すると解明されてきた。

脂肪蓄積には皮下脂肪蓄積型（下半身肥満，または洋梨型肥満）と内臓脂肪蓄積型（上半身肥満，またはりんご型肥満）があるが，後者は危険であり，肥満症を起こしやすい。内臓に脂肪が過剰に蓄積すると，内臓脂肪細胞より分泌されるアディポネクチンが低下し，糖尿病，高血圧，脂質異常症，動脈硬化などを引き起こす。

（3）メタボリックシンドローム

メタボリックシンドローム（代謝症候群，または内臓脂肪症候群）とは，内臓肥満に生活習慣病の危険4因子が加わると循環器疾患の罹患率が非常に高く，死亡率が飛躍的に高まるというものである。また，内臓肥満が他の3因子を併発するという考え方もなされている。

メタボリックシンドロームの診断基準は，次項目の①を満たし，②～④因子2つ以上ある者をメタボリックシンドローム者とするものである。

① 腹囲：男性85 cm以上，女性90 cm以上
② 高血圧：130/85 mmHg以上
③ 高血糖：空腹時110 mg/dL以上
④ 脂質異常：中性脂肪150 mg/dL以上，またはHDLコレステロール40 mg/dL未満

各種健康診断では，40歳以上者に全項目の測定を義務づけている。なお，特定健

康診査・保健指導では基準が多少異なっているので注意を要する（p.179特定健康診査・保健指導の項参照）。

3.2　糖尿病

（1）糖尿病の疫学と動向

糖尿病（DM；diabetes mellitus）は，膵臓から分泌されるインスリンが不足し，またはインスリンに対して感受性が低下し，インスリン抵抗性を示すようになった状態で，そのために高血糖を呈し，組織に微細血管の障害（microangiopathy）が生じ，種々の症状を発生する。糖尿病自体による死亡率は高くないが，糖尿病は種々の合併症を引き起こす（図6-10）。

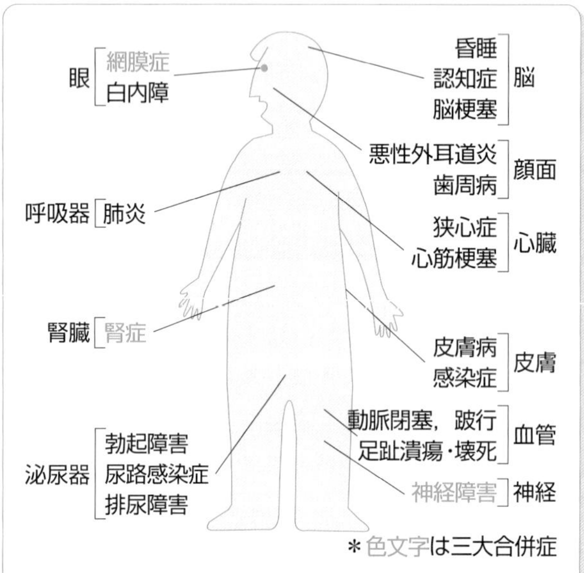

図6-10　糖尿病の合併症

三大合併症は糖尿病性網膜症，腎症，神経障害をさすが，すべて毛細血管が多い部位で，組織障害を生じやすい部位である。

糖尿病には主に小児に発生する1型糖尿病と，成人に生じる2型糖尿病がある。生活習慣病を論じる場合は後者である。

糖尿病の受療率は1996（平成8）年調査以降は増減を繰り返している（図6-11）。また，糖尿病の統計として，糖尿病実態調査がある。これは，国民健康・栄養調査と同時に実施されるも

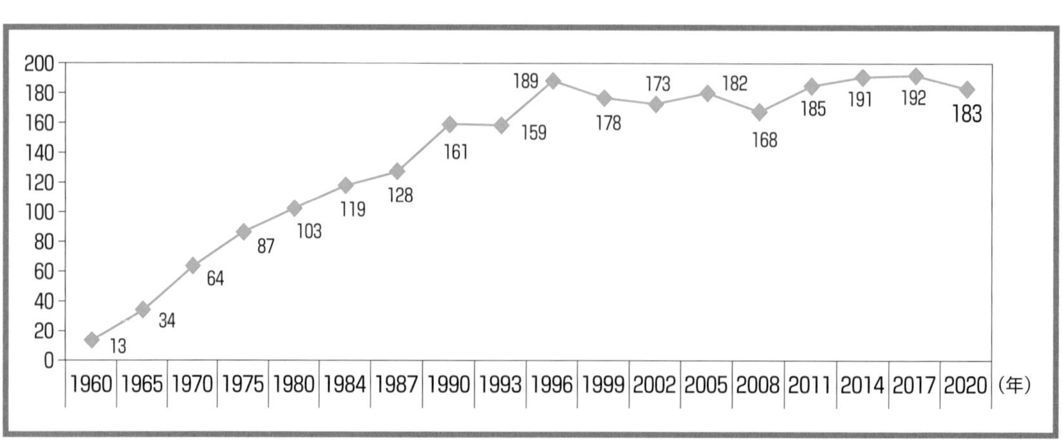

図6-11　糖尿病受療率（入院・外来総数，人口10万人対）の推移

資料）厚生労働省：患者調査（2020）

表6-3　糖尿病実態調査の結果（厚生労働省）

（単位：万人）

糖尿病の程度	1997年	2002年	2007年	2012年	2016年
糖尿病が強く疑われる人	690	740	890	950	1,000
糖尿病の可能性を否定できない人	680	880	1,320	1,100	1,000
計	1,370	1,620	2,210	2,050	2,000

注）2007年以前の，「糖尿病が強く疑われる人」の判定基準はHbA1c 6.1％以上または治療中，「糖尿病の可能性を否定できない人」の判断基準はHbA1c 5.6％以上，6.1％未満。2012年以降は本文参照。

のである。2016（平成28）年の結果によれば，「糖尿病を強く疑われる人（ヘモグロビンA1c（HbA1c）6.5％以上または現在治療中の人）」は1,000万人，「糖尿病の可能性を否定できない人（同6.0％以上6.5未満で現在糖尿病の治療を受けていない人）」が1,000万人で，合わせて2,000万人に上り，国民病ともいえる実態である（表6-3）。

（2）糖尿病の発生要因と予防

糖尿病は内因（遺伝的要因）と外因（環境的要因）によるが，比較的内因性が強い。両親がともに糖尿病で，インスリン注射か経口薬を服していれば，子どもは前糖尿病（糖尿病予備軍）といっても過言ではない。どちらか一方にでも傾向があれば，子どもは肥満にならないように努め，運動も積極的にしなければならない。

外因としては生活習慣がある。素因のうえに生活習慣が加わって発症するという生活習慣病の典型疾患といえる。糖尿病の成立は，素因があって，エネルギー摂取過多があって，運動不足であればエネルギー蓄積状態となり，インスリン抵抗性が生じるとされている。したがって，肥満防止と運動に努めれば好転しやすい。

食事に関してみると，総ネルギー摂取量の適正化による肥満の是正が糖尿病の予防と管理には重要である。また，脂質については動物性脂質の相対的な増加が発症リスクになると考えられている。

また，強い悲しみなど抑うつが生じるとインスリン抵抗性が高まるとされる。長い憂うつ気分は糖尿病を引き起こしたり悪化させるので注意が必要である。

3．3　脂質異常症

（1）脂質異常症の疫学

脂質異常症とは血中脂質が異常値を示すことである。日本動脈硬化学会による脂質異常症の診断基準は，中性脂肪（トリグリセリド，TG）150 mg/dL以上，高比重リポたんぱく（HDL）コレステロール40 mg/dL未満，低比重リポたんぱく（LDL）コレステロール140 mg/dL以上，Non-HDLコレステロール170 mg/dL以上の4種がある。脂質異常症は動脈硬化症と関係するが，特にLDLコレステロール血症が関係する。

一般健診結果をみると2017（平成29）年では27.9％であり，健診の中では脂質リスク保有率はメタボリックリスクや代謝リスクと比べて高い（表6-4）。

表6-4　一般定期健康診断の検査異常率（%）

	メタボリック	腹　囲	血　圧	脂　質	中性脂肪	HDLコレステロール	代　謝	喫煙者	BMI
2012年	13.7	34.1	39.9	28.1	21.3	6.0	14.3	34.9	27.8
2013年	13.6	34.0	39.6	28.0	21.0	5.9	13.9	34.8	27.9
2014年	14.0	34.3	40.8	28.1	20.9	5.7	14.3	34.4	28.2
2015年	13.9	34.3	40.2	27.7	20.5	5.8	14.1	34.4	28.4
2016年	14.3	34.8	40.8	27.9	20.6	5.7	14.4	34.1	29.1
2017年	14.6	35.4	41.4	27.9	20.6	5.4	14.8	33.6	29.9

注）中性脂肪およびHDLコレステロールは再掲。
資料）全国健康保険協会：都道府県医療費等の基礎データ（2018）

（2）脂質異常症の発生要因と予防

脂質異常症は動脈硬化と関係がある。何らかの原因で血管内皮細胞が障害を受けると，その隙間にコレステロールが沈着していく。脂質異常症は動脈壁に積極的に脂肪分を溜め込んでいくので危険である。

脂質異常症は何らかの要因がなく生じるものを原発性，何らかの要因や病気があり生じるものを続発性という。原発性は家族性（遺伝性）ともいわれ身体や食事に関係なく上昇していることが多いので服薬が必要である。続発性の原因となる疾患として甲状腺機能低下症や糖尿病がある。

食事では飽和脂肪酸の過剰摂取，食事性コレステロールの過剰摂取について，発症予防・重症化予防の観点から留意すべきであるといえよう。

「日本人の食事摂取基準（2020年版）」では，食事からのコレステロールの摂取量は，脂質異常症の重症化予防の目的から，200 mg/日に留めることが望ましいとしている。

4．骨・関節疾患

4.1　骨粗鬆症

（1）疫　学

骨粗鬆症とは，骨成分は異常がないが骨密度（骨量）が絶対的に低下した状態をいう。骨は絶えず骨吸収と骨形成を繰り返している。これを骨代謝というが，骨粗鬆症は，骨吸収が骨形成よりも亢進した場合，または骨形成が骨吸収よりも低下した場合に生じる。前者を高回転性骨粗鬆症，後者を低回転性骨粗鬆症という。日常多くみられる骨粗鬆症は高回転性であり，閉経後に起こる閉経後骨粗鬆症がある。エストロゲンの分泌量減少が原因とされ，女性が圧倒的に多い。低回転性には加齢による老人性骨粗鬆症が典型的である。

骨粗鬆症の頻度は，2020（令和2）年の患者調査によれば，推計患者数は6万4千人，総患者数は136万人である。典型的な年齢依存型疾患であり高齢者になるほど多くなり，高齢女性では高い頻度となる。

（2）発生要因と予防

骨粗鬆症の症状は腰痛，背痛などと，骨脆弱性による骨折である。骨折は転倒によるものが多い手関節（コーレス骨折），脊椎（圧迫骨折），大腿骨頸部（頸部・転子部骨折）が主である。特に大腿部骨折は寝たきりになりやすいので注意を要する。

骨粗鬆症の原因は不明であるが，食事，運動，日光が関係している。カルシウム，たんぱく質を多めにとり，日光を浴び，歩行するなどの運動が必要である。薬剤も数多くあり改善が望める。

4.2 骨　折

骨折には外傷によるものと，骨腫瘍や骨軟化症などの基礎疾患があり微弱な外傷により骨折する病的骨折がある。高齢者の骨折には転倒・つまずきなどの外傷もあるが，多くは骨粗鬆症を基盤とする骨折なので病的骨折とみてよい。頻回に起きる骨折箇所は，上腕骨近位部，前腕骨下端部（コーレス骨折），腰胸椎の椎体（圧迫骨折），大腿骨近位部（頸部，転子部，転子下）である。下肢骨折は寝たきりと認知症を引き起こすので早期離床が望ましい。

予防には骨粗鬆症の予防が必要である。骨粗鬆症の原因は重力負荷の減少，日光不足によるビタミンD欠乏，たんぱく質とカルシウムの少ない食事などとされており，日光下の散歩，座り放しでない立ち仕事，肉類と牛乳の摂取などが必要である。

4.3 変形性関節症，変形性脊椎症

非常に多い疾患で，加齢による退行変性疾患であり，変形性関節症では変形性肩関節症・股関節症・膝関節症などとよび，変形性脊椎症では変形性頸椎症・胸椎症・腰椎症とよぶ。

その原因は，加齢が主役の場合を一次性関節・脊椎症といい，日本人に多いO脚変形や脊椎分離症，椎間板ヘルニアなどに基因することが多い。明らかな炎症（関節リウマチや細菌性など）や骨折の後遺による場合は，二次性関節症・脊椎症とよぶ。女性の先天性股関節症の多くは先天性股関節脱臼が多く，男性では大腿骨頭壊死後が多い。

関節症の初発は関節軟骨の摩耗で，次第に関節裂隙《れつげき》が狭くなっていき，全く関節裂隙がなくなると可動域制限を伴う。脊椎症の初発は椎間板の摩耗で，次第に椎間板裂隙が狭くなってゆき，運動制限を伴っていく。X線診断では関節・椎間板裂隙の狭小化が初期所見で，軟骨下骨硬化，骨棘形成が進行所見である。

症状は疼痛で，上肢の場合は運動痛や作業痛で，下肢や脊椎の場合は歩行痛である。膝関節の場合，正座ができないという関節可動域制限，関節に水が溜まる関節水腫である。骨棘《こつきょく》形成などで手足のしびれ，まひや痛みを生じる頸椎症性根症や脊柱管狭窄症を訴えることも多い。

治療は薬物，理学療法，人工関節置換術，脊柱管拡大術などがあるが，日常の注意が必要である。肥満は大敵でありBMI 25以下に保ち，筋肉強化のための運動が必要

である。

4.4　ロコモティブシンドローム（運動器症候群）

従来，関節症，靭帯疾患，筋肉疾患などと別々に分かれていたものが，高齢社会になり，歩行，階段昇降，畳からの起立などの障害が主症状となると，運動器全体の障害としてとらえるようになり，ロコモティブシンドローム（locomotiveの本来の意味は「移動」）が正式病名となった。

整形外科では漠然とした概念ではなく，明確な診断基準を打ち出している。検査法は2種あって，40 cmの高さの椅子からつかまりなく，片足立ちできるかという「立ち上がりテスト」，可能な限り大股で2歩歩行し，その距離を身長で割り，1.1未満を陽性とする「2ステップテスト」がある。共に陽性の場合は当症候群該当で，筋力強化や片足立ちなどの訓練運動が必要となる。

5. 感染症

5.1　感染症法

感染症の把握と発生状況，危険な感染症に対する措置は，感染症の予防及び感染症の患者に対する医療に関する法律（感染症法）に沿って実施される。当法律は1999（平成11）年に公布された法律で，それまでの伝染病予防法が100周年目を目前としたところで，新法律に切り替えられたものである。旧法は感染症患者を隔離拘束するのが主眼であったが，早期発見治療に切り替えることが新立法への理由であった。

5.2　感染症発生動向システム

従来，感染症サーベイランス事業として感染症の状況を把握するために行われていた事業を，感染症法の切り替えで感染症発生動向調査（p.50，（1）感染症発生動向調査参照）として組み入れられた。それまで，保健所から県に報告，国立感染症研究所に報告されていたものを，保健所から都道府県衛生研究所に報告され，更に国立感染症研究所感染症情報センターに報告される。センターで全国統計版が作成される。全国発生動向はセンター感染症週報（IDWR）として衛生研究所に還元されるシステムとなっている。

5.3　感染症類型

感染症法では感染症の危険分類として，一～五類に分類してある。伝染力と致死率の高い一類感染症，致死率は高いが伝染力は高くない二類感染症，伝染力は高いが致死率はさほどでない三類感染症，伝染力・致死率ともに高くない四類感染症がある。これらの疾患は診断した医師は直ちに最寄りの保健所に届け出る必要がある。このほかに五類感染症があるが，患者全数を届け出る必要はなく，定点医療機関で診断されたもので一週間（7日）以内の届け出が必要である。インフルエンザの場合，発生状

表6-5　感染症類型と防止対策

2023年5月現在

類　型	感染症名	医師届出	消毒	健康診断	就業制限	死体移動制限	水使用制限	建物立入制限	入院
一類感染症	エボラ出血熱／クリミア・コンゴ出血熱／痘そう／南米出血熱／ペスト／マールブルグ病／ラッサ熱	直ちに要	要	要	要	要	要	要	要
二類感染症	急性灰白髄炎／結核／ジフテリア／重症急性呼吸器症候群（SARS）／中東呼吸器症候群（MERS）／鳥インフルエンザ(H5N1)／鳥インフルエンザ(H7N9)	直ちに要	要	要	要	要	要		
三類感染症	コレラ／細菌性赤痢／腸管出血性大腸菌感染症／腸チフス／パラチフス	直ちに要	要	要	要	要	要		
四類感染症	E型肝炎／A型肝炎／他，全44感染症	直ちに要	要						
五類感染症	インフルエンザ／新型コロナウイルス感染症／他，全48感染症	一部 7日以内 要	不要						
新型インフルエンザ等感染症	新型インフルエンザ／再興型インフルエンザ／再興型コロナウイルス感染症	原則として一類感染症に準ずる							
指定感染症	現在は該当なし								
新感染症	現在は該当なし								

況は1定点当たりの患者数が発表されるが，1.0を越すと流行とされる。これらの感染症を診断した医師は，所管地域の保健所に感染症者の届け出が必要となる。

5．4　危機的感染症に対する特別措置

感染症対策は感染症類型毎に感染症法で条文化されている（表6-5）。危険な感染症は一～三類感染症で発生後ただちに諸措置が採られる。特に危険な感染症は次の3つである。

（1）一類感染症

毒力，伝染力共に強い感染症である。エボラ出血熱，クリミア・コンゴ出血熱，痘そう，南米出血熱，ペスト，マールブルグ病，ラッサ熱の7つが現行法で指定されている。

（2）新型インフルエンザと再興型インフルエンザ

インフルエンザは毎年1月に大流行するが，全く新たに生じたインフルエンザを新型インフルエンザという。現在既知のインフルエンザはA型でH1N1，H2N2，H3N2，H3N1，H7N7，H9N2であり，これ以外の大変異型のインフルエンザを新型と呼んでいる。再興型インフルエンザとは既知のインフルエンザでかつて大脅威であったインフルエンザが亜型変異し，大脅威になったインフルエンザをいうが，H3N1，H7N7，H9N2が検出されたら再興型インフルンザになる可能性がある。

（3）指定感染症

既知の感染症で，既定の措置を講じねば蔓延をふせぐことができないと危ぶまれた感染症を政令で定めた感染症をいう。

これに該当する感染症対策は，新型インフルエンザ等対策特別措置法（特措法）として，2012（平成24）年に成立公布された法律で，非常に危険な新インフルエンザの出現を想定したものである。2019（令和元）年の新型コロナ感染症の出現で，その対策に2021（令和3）年2月に改正され（改正特措法），緊急事態宣言，蔓延防止等重点措置が新たに設けられた。この宣言の目的は，蔓延防止，医療体制の確立，国民生活・経済の安定措置の3本柱から成っている。

改正特措法では，発生後政府より政府対策本部が設置され，緊急事態宣言が本部長より発表される。緊急事態宣言が発令されると，政府対策推進会議および政府対策本部が設置される。そして，直ちに都道府県対策本部・都道府県行動計画が，市町村対策本部・市町村行動計画が順次発表されていくことになっている。

5.5　主要な感染症

（1）新型コロナウイルス感染症（COVID-19）

2019（令和元）年12月に中国武漢市で流行が始まった原因不明の重症型の肺炎報告が複数相次いだ。疫学的には海鮮市場と野生動物肉市場の関係者が多く，肺炎患者から新種のコロナウイルスが同定された。このウイルスはSARS-CoV（重症呼吸器感染症），MERS-CoV（中東呼吸器感染症）と同類でインフルエンザ様の症状を起こし，急速に世界に拡大した。

我が国では2020（令和2）年1月15日に患者が発生し，同年2月1日に新型インフルエンザ様の新型感染症として指定感染症となった。同年4月7日に緊急事態宣言が7都道府県に発令され，その後宣言の発令は19都道府県になった。2021（令和3）年9月30日に緊急事態宣言は解除となった。

（2）インフルエンザ

インフルエンザは冬季流行するインフルエンザウイルス感染症である。ウイルスが分離されたときのみ使用されるもので，その他の上気道感染症は含まれない。A型とB型があり，B型は冬季初期から3月ぐらいまで散見されるが，A型が1月に大流行を起こし危険性が高い。A型にはH型とN型の人体への接着スパイクを有していて，現在H1N1，H2N2，H3N2，H3N1，H7N7，H9N2がある。毎年検出されるのはこの6型で，亜型変異が毎年変化・流行し，予防接種の効果が限定的となっている。

（3）結　核

結核は，世界的にみるとエイズ（p.120参照）の増加に伴い増加しており，再興感染症になっている。しかし日本では年々患者数は減少している（表6-6）。

表6-6　新登録結核患者数と罹患率（人口10万人対）の変遷

	新登録患者数	新登録患者罹患率	登録者数
1965（昭和40）年	304,556	309.9	1,469,983
1970（昭和45）年	178,940	172.3	1,072,013
1975（昭和50）年	108,940	96.6	726,826
1980（昭和55）年	70,916	60.7	472,356
1985（昭和60）年	58,567	48.4	306,262
1990（平成２）年	51,821	41.9	223,863
1995（平成７）年	43,078	34.3	168,581
2000（平成12）年	39,384	31.0	99,481
2005（平成17）年	28,319	22.2	68,508
2010（平成22）年	23,261	18.2	55,573
2015（平成27）年	18,280	14.4	44,888
2020（令和２）年	12,739	10.1	31,551
2021（令和３）年	11,519	9.2	27,754

資料）厚生労働省：結核登録者情報調査（2021）

表6-7　感染症法等による結核対策の概要

健康診断	定　　期	高齢者などの集団，高校・大学の入学時，感染を広げるおそれのある職種につく者など
	接　触　者	患者家族，患者発生集団，患者多発地域等
予防接種（BCG）	定　　期	生後1歳に至るまでの間
患者管理	届　　出	診断時，入院退院時
	登　　録	結核登録票の作成・記録
	訪問指導	保健師等による家庭訪問，衛生教育等
	管理健診	要経過観察者，治療中断または放置患者等
医　療（公費負担）	就業制限	他人に伝染させるおそれのある患者の就業制限
	入院勧告	感染者指定医療機関への入院勧告
	適正医療	結核の適正な医療を普及するための医療費（化学療法，外科的療法等）

資料）厚生労働統計協会：国民衛生の動向2021/2022（2021）

結核患者数把握としては2指標がある。ひとつはその年の新患者数である新登録結核患者数であり，もうひとつは結核が治癒せず結核者として扱われている結核登録者数である。登録者数の場合，治癒した場合は削除され，治癒しなかった患者が加えられる。登録者数は治療終了後一定期間の経過観察中の人も含まれるが，おおよその要治療者数とみてよい。両指標ともに急減しており，現在も進行中である。一貫して減少しているようにみえるが，1996（平成8）年より一時期増加し始め，1999（平成11）年に結核緊急事態が発せられたことがある。

2021（令和3）年の新登録患者数は1万1,519人，登録者数は2万7,754人である（令和3年結核登録者情報調査）。結核患者数の把握と治療は結核予防法で実施されてきたが，2007（平成19）年より結核予防法は廃止されて感染症法に統合され，二類感染症に位置づけられた。したがって現在は感染症法で結核医療が実施されている。

感染症法によれば，結核と診断した医師は2日以内に最寄りの保健所長に届け出る義務がある。届出を受けた保健所長は審査会を経て結核登録票を作成する。保健所長はその結核登録票を保持しているが，患者から治療要請があった場合，都道府県知事に連絡し，治療の承認を得て開始する。結核治療に対しては結核に関する特定感染症予防指針と結核医療の基準がある。結核医療は2005（平成17）年の結核予防法改正後の直接服薬確認療法（DOTS；directly observed treatment, short course）の採用以来，ハイリスク戦略によって効果を上げている。DOTSは患者に抗結核薬を服薬させて確認する方法で，病院内で行う院内DOTSと，保健所内で行う地域DOTSがある。

結核は現在減少中とはいえ，欧米諸国と比べると罹患率は依然として高い。日本の罹患率（人口10万人対の新登録患者数）は9.2であり，イギリス6.9，フランス8.2，米国2.4（日本：2021年，米国・イギリス・フランス：2020年データ）であるので，未だ減少する余地は多い。

（4）エイズ

エイズ（AIDS；後天性免疫不全症候群）は，HIV（ヒト免疫不全ウイルス）感染により引き起こされ，細胞性免疫不全状態となる疾患である。1983（昭和58）年に米国で発見，その後急速に広がり世界的感染症になった。特に開発途上国であるアフリカ地域，東南アジア地域で壮年層の発症が多く，国の活力低下が懸念されている。

エイズは，HIVが直接血管内に入ることにより起こる疾病であり，性的交渉，母子感染（垂直感染）などが原因である。過去には，輸血，血液製剤などによる感染事例があったが，現在は検査体制が確立されている。

HIVに感染すると6～8週間後に抗体陽性となりキャリアとなる。無症状キャリアとして数年間は経過するが，免疫力の低下により，大部分は原虫疾患，真菌症，ウイルス疾患，細菌による疾患が複合的に起こる。細菌感染では結核の発症者が多く，結核患者の増加の一因となっている。決定的な治療薬およびワクチンはない。

2021（令和3）年末現在，世界のHIV感染者は3,840万人であり，アフリカ，アジアを中心に

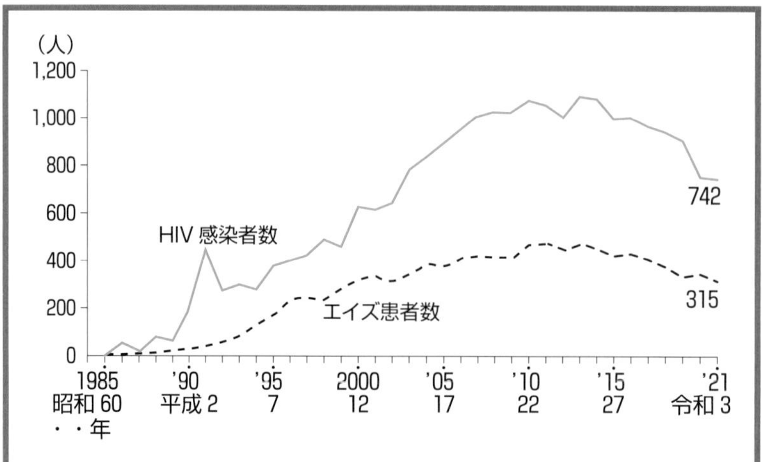

図6-12　日本の新規HIV感染者・新規エイズ患者報告数の推移

注）報告数は凝固因子製剤によるHIV感染を含まない。

出典）厚生労働統計協会：国民衛生の動向2023/2024（2023）

広がっている。日本の情勢として近年は，20～30歳代の男性感染者が増加しており，今後国および地域的な対策や学校教育における予防教育が重要である。

日本における2021年の新規HIV感染者数は742件，新規AIDS患者数は315件で，減少の傾向となっている（図6-12）。

エイズの予防に関しては，厚生労働省告示の後天性免疫不全症候群に関する特定感染症予防指針がある。この指針は約5年ごとに再検討される。2018年の改正では，効果的な普及啓発，発生動向調査の強化，保健所等・医療機関での検査拡大，予後改善に伴う新たな課題へ対応するための医療の提供の4つの柱を中心に社会全体で総合的なエイズ対策を実施していくとされた。

（5）腸管出血性大腸菌感染症

下痢を主症状とする腸管感染症であり，海外旅行者下痢症の重要な原因菌である。家畜や人間の腸に存在する大腸菌のほとんどは無害だが，一部に血便を主とする下痢などの消化器症状を引き起こす下痢原性のものがあり，その中でベロ毒素を産生する菌が腸管出血性大腸菌である。代表的な血清型にはO157，O26，O111などがある。

1996（平成8）年の大阪堺市の給食センターで集中調理された学校給食による児童・生徒の感染発症は，O157H7によるものであり，家族および接触者の二次感染など1万4,153名が発生し，終息には発生から3か月以上を要した。その後，毎年散発的に発生している。また，2011（平成23）年には，O111による食中毒が発生した。O157H7は，免疫力の低い幼児や高齢者，また自己免疫疾患をもつ者は一般的に重症化する。発症後に溶血性尿毒症症候群（HUS）に進展した場合，そのうちの約30％は神経症状を合併し，さらに重篤となると約3％は死亡する。

これにより，腸管出血性大腸菌感染症は三類感染症に分類され，またサーベイランスシステムも充実された。

（6）ノロウイルス感染症

ノロウイルス感染症は消化管の感染症で，非常に伝染力の強い感染症であるが，致死率は高くない。感染は微熱，倦怠感で始まり，嘔吐が特徴である。下痢の頻度も高い。高熱は少なく体力は比較的保たれる。嘔吐物，下痢便からの感染力は強いので，その処理は注意を要する。マスクと手袋をして塩素系消毒剤でビニール袋に入れるが，念のため袋は3重にする。ホテルなどでは市販のノロ吐しゃ物の処理セットを備えていて，処理物は専門業者に託すべきである。

（7）ウイルス肝炎

肝炎ウイルスが人体内に侵入，定着し，肝障害を起こした場合，急性ウイルス肝炎となり，6か月以上持続した場合を慢性ウイルス肝炎という。当初より静かに潜入し，明確には肝炎症状を生じない慢性肝炎もある。現在では肝炎ウイルスが同定できるので，ウイルス肝炎発見順序毎にタイプ分けされている。

A型肝炎は水系感染症であり，原因はA型肝炎ウイルス（HAV）である。原因は汚染された井戸水，野菜などで生じる。急激な症状を呈するが一過性であり，予後良好である。B型肝炎はB型肝炎ウイルス（HBV）が原因であり性感染症の一種とされる。かつては注射器の予防接種で注射針を一人ずつ替えなかったので感染していた。垂直（母子）感染，医療者の針刺し事故なども多かった。現在，予防接種の効果が大きく，妊婦検診や妊婦予防接種で大きく減少した。医療関係者は必須の予防接種である。C型肝炎はC型肝炎ウイルス（HCV）が原因で患者との接触が感染源である。患者からの輸血に起因するものが多かったが，現在では輸血前検査がなされるので発生は皆無となってきている。現在，効果の大きい抗ウイルス薬が有り，治癒する疾患となってきた。D型肝炎はD型肝炎ウイルス（HDV）が原因の肝炎である。B型肝炎同様性感染症である。E型肝炎は，E型肝炎ウイルス（HEV）が原因で牛，豚，鹿，猪などの生肉で起こることがある。

（8）性感染症（STD）

性感染症は近年増加し始め，再興感染症となっている。過去，日本における性感染症は，梅毒，淋病が最も代表的な疾病であったが，2021（令和3）年は第1位性器クラミジア，第2位性器ヘルペス，第3位淋菌感染症の順である。

性器クラミジア感染症は，性交渉により感染するが，感染者の多くは20～30歳代の男性である。男性が感染した場合には急性尿道炎などが起こり，比較的早期に発見・治療がされやすい。一方，女性では子宮頸管や卵管，肝臓周辺の炎症などで，早期には発見されにくく慢性化する場合がある。その場合には不妊，流産，早産，子宮外妊娠，異常分娩などを引き起こす。また，新生児の結膜炎，乳幼児の無熱性肺炎の原因となる確率が高い。青少年に対する予防キャンペーンや教育が重要な疾病である。性感染症の増加に伴い2000（平成12）年，厚生省（現 厚生労働省）は告示で性感染症に関する特定感染症予防指針を示した。指針は5年ごとに再検討される。2006（平成18）年，2012（平成24）年の改正を経て，効果的な普及啓発，現在の国内発生動向の把握，医療の質の向上，検査や治療等に関する研究開発の推進の4つの視点から2018（平成30）年に3度目の改訂がなされた。

（9）ハンセン病

ハンセン病は，らい菌により引き起こされる慢性疾患である。らい菌は結核菌に近い性状をもち，主に神経，皮膚などがおかされる。結核が成人に感染・発症するのに比べ，らい菌は幼児期の感染により発症するが，感染しても発症率はきわめて低い。

日本は，1931（昭和6）年に隔離政策としてらい予防法が制定され，全患者が強制隔離収容された。1996（平成8）年に廃止され，今後新規のハンセン病患者については，一般診療機関で保険診療対象疾患として取り扱うこととなった。

5．6　検疫と予防接種

検疫は，外国からの病原体を国内に侵入させないための検査制度といえる。検疫には，ヒトの検疫，動物の検疫，植物の検疫がある。ヒトの検疫所は厚生労働省の所管であり，ヒト検疫と輸入食品検疫がある。動物と植物の検疫所は農林水産省の所管である。一般に検疫とは，ヒトの検疫を指している。

ヒトの検疫は，厚生労働省の検疫官が，検疫法に基づいて行っている。取り締まる病気は，同法第２条に規定されている検疫感染症であり，感染症法における一類感染症，新型インフルエンザ等感染症，二類感染症の中東呼吸器症候群（MERS），鳥インフルエンザ（H5N1，H7N9），四類感染症のデング熱，マラリア，チクングニア熱，ジカウイルス感染症である。

検疫所は日本の主要空港・海港に存在している。海外からの飛行機・船舶はCIQ，すなわち厚生労働省検疫所（検疫）・法務省入国管理室（入管）・財務省税関（税関）の存在する港に入港し，審査を受けて入国できる。ヒトの検疫では検疫感染症に罹患している場合は入国を拒否されるか，無菌と見なされるまで指定病床にて隔離される。

海外で感染症に罹患しないよう病原体の一部，または全体を人体に侵入させ，抗体を作らせることを予防接種という。多くの感染症は海外から侵入することが多い。海外から持ち込まれた感染症を輸入感染症という。海外からの訪問客や輸入物品で侵入することが多いが，海外に旅行した日本人から持ち込まれることも多い。国内から自然的に流行発生することは少ないので，多くは海外由来である。海外感染症の輸入を防ぐために予防接種がある。予防接種は，国が音頭を取って，毎年定期的に予防接種法に基づいて実施されることが多い。予防接種の種類としては，定期接種と任意接種がある。

6．精神疾患

6．1　精神障害者とその現状

精神疾患，あるいはそれによる障害や生活困難の状態は，精神障害とよばれている。精神障害の分類の基準には，WHOによるICD-10などがある。

精神障害者は2020（令和元）年の患者調査によると，600万人を超える水準と推計されている。年次推移をみると，近年，精神障害者数は急増傾向にあり，精神障害の分類では，特に「気分（感情）障害」および「アルツハイマー病」の患者数が増加傾向にある（表6-8）。なお，入院患者では，「統合失調症，統合失調症型障害及び妄想性障害」が約半数で最も多く，「アルツハイマー病」が続いている。一方，外来患者では，「気分（感情）障害」，「神経症性障害，ストレス関連障害及び身体表現性障害」，「統合失調症，統合失調症型障害及び妄想性障害」が多い。2021（令和2）年の病院報告によると，精神病床は32万3,502床，精神病床における平均在院日数は275.1日であり，一般病床の16.1日と比較するときわめて長くなっている。

表6-8　精神障害者数の推移

（単位　千人）

年	2008	2011	2014	2017	2020
Ⅴ　精神及び行動の障害					
血管性及び詳細不明の認知症	143	146	144	142	211
アルコール使用（飲酒）による精神及び行動の障害	50	43	60	54	60
その他の精神作用物質使用による精神及び行動の障害	16	35	27	22	29
統合失調症，統合失調症型障害及び妄想性障害	795	713	773	792	880
気分（感情）障害（躁うつ病を含む）	1,041	958	1,116	1,276	1,721
神経症性障害，ストレス関連障害及び身体表現性障害	589	571	724	833	1,243
その他の精神及び行動の障害	164	176	335	330	805
Ⅵ　神経系の疾患					
アルツハイマー病	240	366	534	562	794
てんかん	219	216	252	218	420
精神障害者数	3,233	3,201	3,924	4,193	6,148

注1）医療機関を利用した精神疾患患者数の推計値。
2）精神障害者数は，「Ⅴ精神及び行動の障害」から「精神遅滞」を引いて，「Ⅵ神経系の疾患」の「アルツハイマー病」と「てんかん」を足した数である。
3）2011年は，東日本大震災の影響により，宮城県の一部と福島県を除いた数値である。
4）令和2年から総患者数の推計に用いる平均診療間隔の算出において，前回診療日から調査日までの算定対象の上限を変更。平成29年までは31日以上であったが，令和2年からは99日以上を除外して算出。
出典）厚生労働省：患者調査（総患者数）（2020）

6．2　主要な精神疾患

（1）気分（感情）障害

気分（感情）障害とは，長期間にわたり悲しみによって過度に落ち込んだり（うつ病），喜びにより過度に気持ちが高揚する（躁病），感情の障害をさす。症状が抑うつのみの場合を単極性障害，抑うつと躁状態を繰り返す場合を双極性障害とよぶ。身体症状と精神症状があり，身体症状では不眠，食欲低下，倦怠感など，精神症状では興味や関心の減退，抑うつ，意欲の減退などが精神障害者の外来患者の約3割を占め，患者数が増加している。治療は薬物療法や認知行動療法が行われる。

（2）統合失調症

統合失調症は，妄想，幻聴，思考障害，奇怪な行動など陽性症状，感情の平板化，意欲低下，会話の貧困など陰性症状を主な症状とする精神障害の代表的な疾患である。精神障害者の入院患者の約5割，外来患者の約2割を統合失調症が占める。発生率の性差はみられず，青年期～成人期に発症することが多い。

治療は，薬物療法や精神療法，生活指導によって行われる。薬物療法の発展により寛解に至るケースが増えているが，再発の繰り返しなどのために，社会的な日常生活が困難な場合があり，自立や社会復帰のための精神保健福祉対策が必要である。再発を抑えるためには精神病薬の服薬コンプライアンスを得ることが重要であり，そのためにも本人が病気を認識する必要がある。

(3) 神経症性障害

神経症性障害は，心理的要因から発症したと推測される精神疾患をまとめた総称であり，一般的にはノイローゼとよばれる病態をさす。ICD-10では，かつてよばれていた神経症という診断名は採用されていない。不安障害，恐怖症，強迫性障害，心気障害，解離性障害などが含まれる。身体的な異常はなく，心理的・環境的，あるいは性格的な原因があり，不安，恐怖，強迫，心気的症状などの心理的・身体的な症状が生じることが特徴である。精神障害外来患者の約2割を占める。治療は薬物療法や認知行動療法が行われる。

(4) 薬物依存

薬物摂取による多幸感を得るため，あるいは不安や不快感を抑えるため，その薬物を連続的に摂取せずにはいられなくなった状態をいう。精神依存と身体依存がある。耐性が形成されると，薬物の投与量を増やさなければ摂取開始当初と同じ効果が得られなくなり，中断により振戦や発汗などの離脱症状が出現することがある。依存を引き起こす薬物には，アンフェタミン（覚醒剤），コカイン，アヘン，大麻などがある。

6.3　精神保健対策

(1) 関連法規の歴史

日本では，第二次世界大戦後，精神保健に関する欧米の考え方が導入され，適切な医療，保護の確保，発生予防のために，1950（昭和25）年に精神衛生法が制定された。この法律により，都道府県における精神病院の設置の義務づけ，私宅監置の廃止，精神衛生鑑定医制度などが規定された。その後，在宅の精神障害者の医療体制を整備するため，1965（昭和40）年に精神衛生法が改正された。これにより，地域の精神衛生行政の第一線機関として保健所を位置づけ，その技術指導援助機関として精神衛生センターを設置して地域精神衛生活動の整備を図った。また，通院医療公費負担制度が導入され，在宅の精神障害者の医療の確保が目指された。

その後，精神障害者の社会復帰にかかわる施策が進展した。1987（昭和62）年には，精神障害者の人権擁護と適正な医療の確保をさらに推進するため，精神衛生法は精神保健法に改正され，任意入院制度，精神保健指定医制度などが定められた。

1993（平成5）年の同法の見直しでは，社会への復帰促進，グループホームの法定化とともに，精神障害者社会復帰促進センターの創設，調理師，栄養士など資格制度の緩和などが規定された。また，1993年に障害者基本法が制定されたことにより，精神障害者は障害者と明確に位置づけられ，1995（平成7）年に精神保健法は精神保健及び精神障害者福祉に関する法律（精神保健福祉法）に改正された。そして，それまで身体障害者，知的障害者に比べて進んでいなかった精神障害者への福祉施策が推進されることになった。この法律により，精神障害者保健福祉手帳制度が規定された。

さらに，精神障害者の社会復帰を推進する人材を育成するため，1997（平成9）年に精神保健福祉士法が制定され，精神保健福祉士が国家資格となった。また，1999（平成11）年に精神保健福祉法は改正され，精神障害者の社会復帰のための活動は，これまでは保健所が中心であったが，利用者にとってより身近な市町村が主体となり実施することとなった。2005（平成17）年には，障害者自立支援法が成立し，これにより，障害者は障害の種別（身体障害，知的障害，精神障害）にかかわらずサービスを利用でき，それらのサービスは市町村が一元的に提供することが規定された。同法は2013（平成25）年4月1日より障害者総合支援法（正式名称はp.127参照）とされた。

（2）精神障害者の医療

精神保健福祉法に基づく入院形態のうち，主要な3形態を以下に示した。このうち，精神障害者本人の同意に基づく入院は任意入院のみである。

① 任意入院：精神障害者自身の同意に基づく。

② 措置入院：2人以上の精神保健指定医の診察結果が，入院させなければ自傷他害のおそれがあることで一致した場合，都道府県知事が国・都道府県立の精神科病院，あるいは指定病院に入院させる。

③ 医療保護入院：精神保健指定医の診察の結果，入院の必要があり，保護者の同意がある場合，本人の同意がなくても入院させることができる。

入院形態別入院患者数をみると，医療保護入院が13万940人（49.8%）と最も多く，任意入院が12万9,139人（49.1%），措置入院は1,541人（0.6%）であった（表6-9）。

なお，精神保健福祉法に基づく精神保健指定医とは，5年以上の臨床経験と3年以上の精神科診療の経験をもち，所定の研修を修了した医師に対し厚生労働大臣が指定

表6-9　入院形態別入院患者数の推移

（単位　人，（　）内%）　　　　（各年6月末現在）

	2017年	2018年	2019年	2020年	2021年
総　数	284,172 (100.0)	280,815 (100.0)	272,096 (100.0)	269,476 (100.0)	263,007 (100.0)
措置入院	1,621 (0.6)	1,530 (0.5)	1,585 (0.6)	1,494 (0.6)	1,541 (0.6)
医療保護入院	130,360 (45.9)	130,066 (46.3)	127,429 (46.8)	130,232 (48.3)	130,940 (49.8)
任意入院	150,722 (53.0)	147,436 (52.5)	141,818 (52.1)	136,502 (50.7)	129,139 (49.1)
その他	829 (0.3)	828 (0.3)	860 (0.3)	852 (0.3)	901 (0.3)

注1）2017年より総数に不明が含まれるため，合計数は一致しない。
注2）（　）は構成割合である。
資料）厚生労働科学研究「精神保健福祉資料」

するものである。精神保健指定医は，入院患者の人権擁護の責務を負っている。また，措置入院と医療保護入院に関しては，精神医療審査会が第三者機関として，その要否を審査している。

6.4　精神保健福祉対策

(1) 保 健 所

保健所は，地域の精神保健活動の第一線機関と位置づけられており，管内の精神保健福祉に関する実態把握，精神保健福祉相談，訪問指導のような精神保健福祉業務を行っている。

(2) 精神保健福祉センター

精神保健福祉センターは，保健所を中心とする地域精神保健業務を技術面から指導・援助する機関として，すべての都道府県・指定都市に設置されている。業務内容は以下のとおりである。精神科医，精神科保健福祉士，臨床心理技術者，保健師などが配置されている。

(3) 障害者総合支援法（障害者自立支援法）によるサービス

2006（平成18）年に障害者自立支援法（2013（平成25）年度より「障害者の日常生活及び社会生活を総合的に支援するための法律（障害者総合支援法）」に改称）が施行され，社会復帰施設や事業などの必要なサービス提供は，障害の種別（身体障害，知的障害，精神障害）にかかわらず共通した新しいサービス体系の中で行われることになった。また，これまでの保健所などに代わって，障害者にとってより身近な市町村が一元的にサービスを提供することとなった（p.155，図7-6参照）。さらには，サービス利用者がサービス利用料と所得に応じた負担を行うことと，国と地方自治体が費用負担を行うことにより財源が確保され，また，就労支援が強化された。障害者総合支援法では，障害者の範囲に難病等が加えられた。

(4) 精神障害者保健福祉手帳

精神障害者保健福祉手帳制度は，精神保健福祉法に基づき，精神障害者の社会復帰の促進を図ることを目的としている。手帳交付者数は2021（令和3）年度末で126万3,460人である。手帳は障害に応じて1級（他人の援助を受けなければ，ほとんど自分の用を弁ずることができない程度），2級（必ずしも他人の助けを借りる必要はないが，日常生活は困難な程度），3級（日常生活，社会生活が制限を受けるか，制限を加えることを必要とする程度）の3区分があり，2年ごとに認定を受ける。具体的な支援内容は，通院医療費の公費負担（自己負担は原則1割），各種税制の優遇措置，生活保護の障害者加算などの申請と認定手続きの簡素化，公共交通機関の運賃割引などが含まれる。

7．その他の疾患

7.1　CKD（慢性腎臓病）

腎臓疾患には，慢性糸球体腎炎（IgA腎症等），糖尿病腎症，高血圧性腎硬化症およびこれらの疾患により腎機能障害が進行した状態である慢性腎不全があげられる。2022（令和4）年の腎不全による死亡数は3万739人であり，死因順位の第8位であった。腎不全患者への対策として，日本では主に血液透析が行われている。日本透析医学会によると，2021（令和3）年における新規透析導入患者は4万511人であり，透析を受けている患者は34万9,700人であった。透析導入患者の原疾患は，糖尿病性腎症が，1998（平成10）年に慢性糸球体腎炎を超えて以来第1位である。2021年末患者では糖尿病性腎症が原疾患の40.2%を占めていた。

腎疾患が進行し末期腎不全となると透析治療や腎移植が必要となること，また，腎機能障害の持続は脳血管疾患や心疾患の危険因子となることが明らかとなってきたことから，腎疾患を早期発見・介入することの必要性が認識され，CKD（慢性腎臓病）の概念が確立されてきた。日本人のCKD患者数は約1,330万人と推計されており，特に高齢者で有病率が高く，患者数は増加している。

CKDの定義は，日本腎臓学会の「エビデンスに基づくCKD診療ガイドライン2018」によると以下の通りであり，①，②のいずれか，また両方が3ヶ月以上持続することで診断する。

① 尿異常，画像診断，血液，病理で腎障害の存在が明らか，特に0.15 g/gCr以上の蛋白尿（30 mg/gCr以上のアルブミン尿）の存在が重要

② 糸球体濾過量（GFR）＜60 mL/分/1.73 m^2

日本の腎臓疾患患者は年々増加傾向にある。腎機能低下が長期に渡り進行するCKDは生命や生活の質に重大な影響を与えうる重篤な疾患であるが，腎機能異常が軽度であれば適切な治療を行うことで進行を予防することが可能である。CKDは自覚症状に乏しく，自覚症状が現れた時には既に病気が進行していることも少なくない。そこで，CKDの普及啓発や医療水準の向上，研究推進などの対策推進により，発症・進展予防対策の強化が図られている。

7.2　呼吸器疾患；COPD（慢性閉塞性肺疾患）

呼吸器疾患の中でも死亡数が多いのは肺炎とCOPD（慢性閉塞性肺疾患）である。

2022（令和4）年の肺炎による死亡数は7万4,013人，死因順位の第5位であった。肺炎は昭和初期ごろまで死因の第1位であったが，死亡率は1955（昭和30）年以降低下し，1980年頃から再び上昇した。その後，一旦低下したものの，近年は上昇傾向にあったが，2017年は低下した。肺炎の死亡に関するデータを時系列でみる場合，ICD-10適用と死亡診断書の改正による変化に注意する必要がある。高齢者，特に80歳以上の死亡率が高い。

COPDは従来，肺気腫と慢性気管支炎と呼ばれてきた病気の総称であり，咳，痰，呼吸困難などの症状がある。疾患が進行すると，息切れが労作時だけではなく安静時にも生じるようになり，日常生活に支障をきたす。COPDの2022（令和4）年の死亡数は1万6,676人であった。患者数については，2020年の患者調査による総患者数は36万人と推定されているが，2001（平成13）年に日米で実施された大規模疫学研究（NICE Study）では，日本のCOPDの患者数は530万人と推定された。すなわち，潜在的な患者数に対してわずかな割合の人しか治療を受けていない可能性がある。COPDの主要な原因は喫煙であり，禁煙が有効な予防手段である。日本における喫煙率はほかの先進国に比較して，男性の喫煙率は低下してきたもののいまだに高い。過去の高い喫煙率がCOPDの死亡率上昇の原因となってきたと考えられている。

7.3　認知症

認知症とは，生後いったん正常に発達した脳の神経細胞がいろいろな原因で慢性的に死滅し，減少していくことで，働きが悪くなったためにさまざまな障害が起こり，日常生活に支障をきたしている状態をいう。脳の神経細胞が変化することで発症するものに，アルツハイマー型認知症，レビー小体型認知症，認知症を伴うパーキンソン病などが，なんらかの外傷や病気を原因として発症する脳血管性認知症などがある。日本では認知症のうちアルツハイマー型認知症が最も多いとされる。近年，軽度認知障害（MCI；mild cognitive impairment）という用語が認知症の一歩手前を意味する状態という意味で使われる。認知症における物忘れのような記憶障害が出るものの症状はまだ軽く，正常な状態と認知症の中間といえる。この状態が注目される背景には，脳神経細胞が完全に死滅してない早期段階で治療をすれば，病気の進行をある程度遅らせることができる。つまり早期発見・早期治療が重要になったことがある。

認知症の最大の危険因子は加齢である。厚生労働省の発表によると，2012（平成24）年時点で，65歳以上（3,079万人）の高齢者において，認知症患者の数は約462万人（15.0%），MCIをもつ高齢者は約400万人（13.0%）と推定と報告されている。これらを合わせて約862万人となり，これは，高齢者全体の1/4の数，つまり，4人に1人は認知症もしくは軽度認知障害ということになる。認知症およびMCIの患者数は年々増加しており，今後，高齢者人口の急増とともに認知症患者数も増加することが予測される（表6-10）。

表6-10　認知症患者数の将来推計

年	2012	2015	2020	2025	2030	2040	2050	2060
各年齢の認知症有病率が一定の場合の将来推計人数/(率)	462万人 15.0%	517万人 15.7%	602万人 17.2%	675万人 19.0%	744万人 20.8%	802万人 21.4%	797万人 21.8%	850万人 25.3%
各年齢の認知症有病率が上昇する場合の将来推計人数/(率)		525万人 16.0%	631万人 18.0%	730万人 20.6%	830万人 23.2%	953万人 25.4%	1016万人 27.8%	1154万人 34.3%

出典）二宮利治：日本における認知症の高齢者人口の将来推計に関する研究 平成26年度総括・分担研究報告書（2015）

7.4　肝臓の疾患

肝臓の疾患には，急性肝炎，慢性肝炎，肝硬変がある。慢性肝炎が進行すると肝硬変，そして肝がんに進行することがある。肝臓は沈黙の臓器と呼ばれるように，ある程度症状が進まなければ症状が現れないため，気がついた時には疾患がかなり進行していることがある。

慢性肝炎，肝硬変の主な原因として，肝炎ウイルス，アルコール，肥満等がある。肝炎ウイルスには，A型，B型，C型，D型，E型があり，慢性肝炎，肝硬変の原因となるのは，B型肝炎ウイルス（HBV）とC型肝炎ウイルス（HCV）である。いずれも主な感染経路は血液である。HBVは母子感染，性交渉による感染が問題となる。HBV感染者は110～140万人，HCV感染者は190～230万人と報告されている。

アルコールは，多量飲酒によりアルコール性脂肪肝となり，多量飲酒を続けるとアルコール性肝炎，アルコール性肝線維症となり肝臓の組織内に線維化が進行する。さらに飲酒を続けるとアルコール性肝硬変に移行することがある。

アルコールの多量飲酒をしなくても，肥満や生活習慣病を伴う非アルコール性の脂肪肝から，脂肪肝炎（非アルコール性脂肪肝炎（NASH））や肝硬変に進行することがある。このような，非アルコール性の脂肪肝，脂肪肝炎，肝硬変の一連の状態は総称して非アルコール性脂肪性肝疾患（NAFLD）と呼ばれている。NAFLDはメタボリックシンドロームに起因すると考えられている。NAFLDが原因となる肝がんの割合も増加している。日本におけるNAFLDの有病率は，肥満やメタボリックシンドロームの増加に伴い増加していると言われている。

肝炎対策を総合的に推進するため，2009年に肝炎対策基本法が成立し，同法に基づいて肝炎対策の推進に関する基本的な指針が策定されている。

7.5　アレルギー

人の身体には，病気を引き起こす異物（細菌，ウイルス等）を排除して体を守る仕組みがあり，免疫と呼ばれる。この免疫が，通常は身体に害のないもの（花粉・ホコリ，食べ物等）に過剰反応し，身体に傷害を引き起こす状態をアレルギーと呼ぶ。アレルギーを引き起こす物質はアレルゲンといい，花粉，ダニ，カビ，食物，薬剤，ハチ毒，漆（うるし），昆虫等，生活環境中に存在する様々なものが含まれる。主なアレルギー疾患には，気管支ぜん息，アトピー性皮膚炎，アレルギー性鼻炎，アレルギー性結膜炎，花粉症，食物アレルギーがある。

アレルギー疾患は増加しており，乳幼児から高齢者までの国民の約2人に1人が何らかのアレルギー疾患を有しているとも言われる。アレルギー疾患は，症状や経過が多様であり，症状の悪化と改善を繰り返すことが多く，学業や仕事，生活の質へ影響が及ぶこともある。また，アナフィラキシーショックのように命に関わる症状が出現することもある。

2015（平成27）年，アレルギー疾患対策基本法が施行され，基本理念として，生活環境の改善，医療や患者支援体制の整備，研究の推進が挙げられている。

8．高齢期の疾患・機能障害（低栄養，フレイル）

8．1　高齢期の特徴と老年症候群

高齢期には，明らかな臓器障害を認めなくても身体・精神の予備能力が低下しているため，わずかなストレッサーの影響によっても恒常性を保つことができない。例えば，かぜによって数日，臥床安静になったことがきっかけで，容易に筋力や日常生活機能（ADL；activities of daily living），呼吸・循環機能が低下し，寝たきりになってしまうことがある。

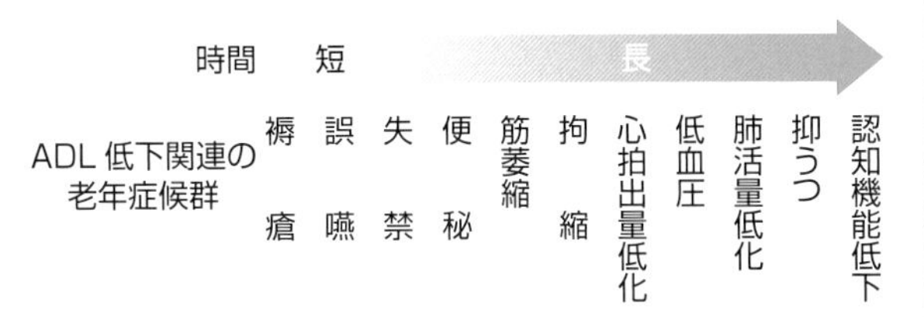

図6-13　日常生活動作低下にかかわる老年症候群

出典）日本老年医学会編：老年医学系統講義テキスト，西村書店（2013）

老年症候群とは，高齢者に多くみられ，医療のみでなく介護・看護が必要な症状や徴候の総称であり，感覚器の低下（難聴，視力低下）や呼吸・循環機能低下，認知機能低下，歩行障害，摂食嚥下障害など50以上の症候が含まれる。中でも，後期高齢者になると，ADL低下にかかわる廃用症候群が増加する（図6-13）。

転倒・骨折などをきっかけに寝たきりになり，適切なケアが提供されないと，短期間で褥瘡，失禁，誤嚥が生じ，長期的には関節拘縮，筋萎縮，認知機能低下などが進行し，本人の生活の質が低下するのみでなく，家族の介護負担も増加する。

表6-11　要介護に至った原因

（%）

主な原因	総　数	要支援者	要介護者
認 知 症	17.6	5.2	24.3
脳血管疾患（脳卒中）	16.1	10.5	19.2
高齢による衰弱	12.8	16.1	11.4
骨折・転倒	12.5	14.2	12.0
関節疾患	10.8	18.9	6.9

出典）厚生労働省：令和元年　国民生活基礎調査の概況（2020）

令和元年国民生活基礎調査によると介護が必要となった原因は認知症，脳血管疾患の順に多かった（表6-11）。一方，老年症候群である高齢による衰弱，骨折・転倒，関節疾患は，要支援の主要な要因である。

8．2　フレイル，サルコペニア

（1）フレイル

老年症候群により，徐々に機能が低下していく状態，いわゆる老衰や虚弱をフレイルと称する（図6-14）。フレイルは「加齢に伴う様々な機能変化や予備能力低下によって健康障害に対する脆弱性が増加した状態」と定義され（日本老年医学会，2014），身体的（低栄養，サルコペニア，嚥下障害など），精神的（うつ，認知症），社会的（閉じこもり）な要素を含む複合的な状態であり，早期の予防により健常な状態に戻ると

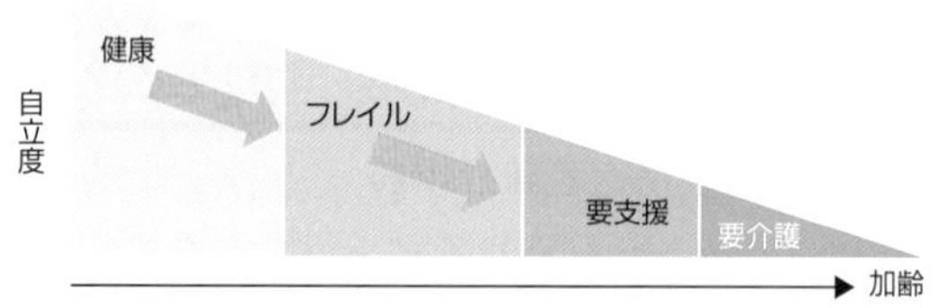

図6-14　フレイルの概念

いう特徴がある。

フレイル高齢者では，転倒，日常生活機能低下，入院・施設入所などの健康障害が生じやすい。フレイルの進行には，低栄養やサルコペニアが関与する。2017（平成29）年にアジア・太平洋地域のフレイル管理ガイドラインが公表された。

フレイルの評価方法には，Friedが提案した「Phenotype（表現型）」が一般に知られている。これは，体重減少・疲労感・筋力低下・歩行速度低下・活動量低下の5項目のうち，3項目以上該当をフレイル，1～2項目該当をプレフレイルとする。わが国の介護予防事業のために作成された基本チェックリストも，フレイル評価に活用できる。基本チェックリストは，手段的ADL，運動機能，閉じこもり，栄養・口腔，認知，うつに関する25項目から構成される（表6-12）。

また，2020年4月より高齢者の医療の確保に関する法律に基づく75歳以上を対象とした健康診査において，従来のメタボリックシンドロームを想定した質問票に代わり，フレイルを目的とした質問票が使用されるようになった。この質問票の中には，簡易フレイルインデックスや基本チェックリストの一部の項目が含まれている。

（2）サルコペニア

サルコペニアとは「高齢期にみられる骨格筋量の減少と筋力もしくは身体機能の低下」である。サルコ（sarx）は筋肉，ペニア（-penia）は喪失を示すギリシア語が由来である。2016年にICD-10に疾患名として登録された。わが国では，握力低下または歩行速度低下があり，筋肉量が減少するとサルコペニアと診断する。2019年にアジアのワーキンググループによる診断基準が改訂され，一般の診療所や地域での評価法が新たに追加された（図6-15）。サルコペニアには，加齢以外に明らかな原因のない一次性と，活動・疾患・栄養に関連する二次性がある。サルコペニアは，フレイルの身体的側面を中心とした概念と認識されている。

8.3　低栄養，低栄養のスクリーニング

（1）低 栄 養

低栄養とは，ヨーロッパでは，「栄養素の摂取・吸収不足の結果として生じる体組成（除脂肪量の減少）と体細胞量が変化した状態で，身体・精神機能低下と疾患によ

表6-12　フレイル評価の基本チェックリスト

1）バスや電車を使って1人で外出できますか
2）日用品の買い物ができますか
3）銀行預金，郵便貯金の出し入れが自分でできますか
4）友達の家を訪ねることがありますか
5）家族や友人の相談にのることがありますか
6）階段を手すりや壁をつたわらずに昇っていますか
7）椅子に座った状態から何もつかまらずに立ち上がってますか
8）15分間位続けて歩いていますか
9）この1年間に転んだことがありますか
10）転倒に対する不安は大きいですか
11）6ヶ月間で2～3kg以上の体重減少はありましたか
12）身長（　　　）cm　体重（　　　）kg　（BMI 18.5未満なら概要）
13）半年前に比べて堅いものが食べにくくなりましたか
14）お茶や汁物等でむせることがありますか
15）口の渇きが気になりますか
16）週に1回以上は外出していますか
17）昨年と比べて外出の回数が減っていますか
18）周りの人から「いつも同じことを聞く」などの物忘れがあるといわれますか
19）自分で電話番号を調べて，電話をかけることをしていますか
20）今日が何月何日かわからない時がありますか
21）（ここ2週間）毎日の生活に充実感がない
22）（ここ2週間）これまで楽しんでやれていたことが楽しめなくなった
23）（ここ2週間）以前は楽にできていたことが今ではおっくうに感じられる
24）（ここ2週間）自分が役に立つ人間だと思えない
25）（ここ2週間）わけもなく疲れたような感じがする

出典）日本老年医学会編：老年医学系統講義テキスト，西村書店（2013）

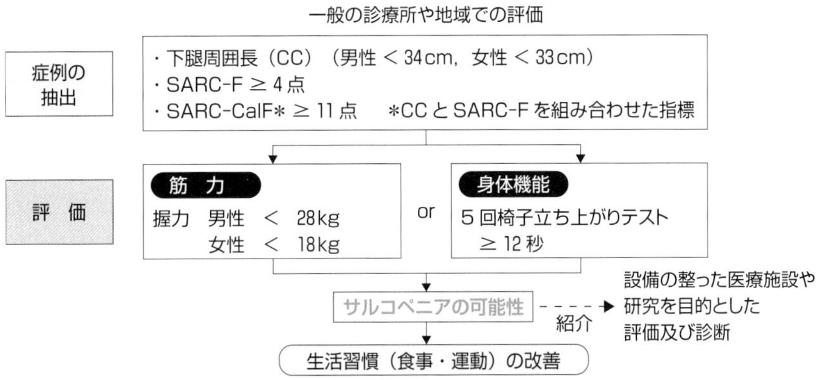

図6-15　AWGS2019によるサルコペニアの診断アルゴリズム（一般の診療所や地域での評価）

出典）サルコペニア診療ガイドライン作成委員会：サルコペニア診療ガイドライン2017年版一部改訂，ライフサイエンス出版（2020）

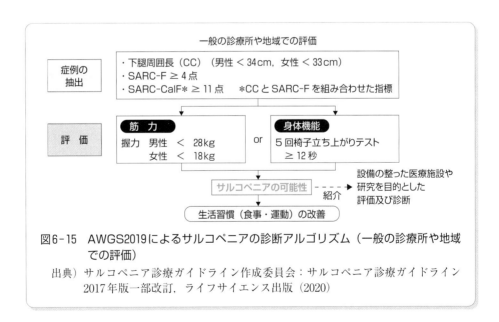

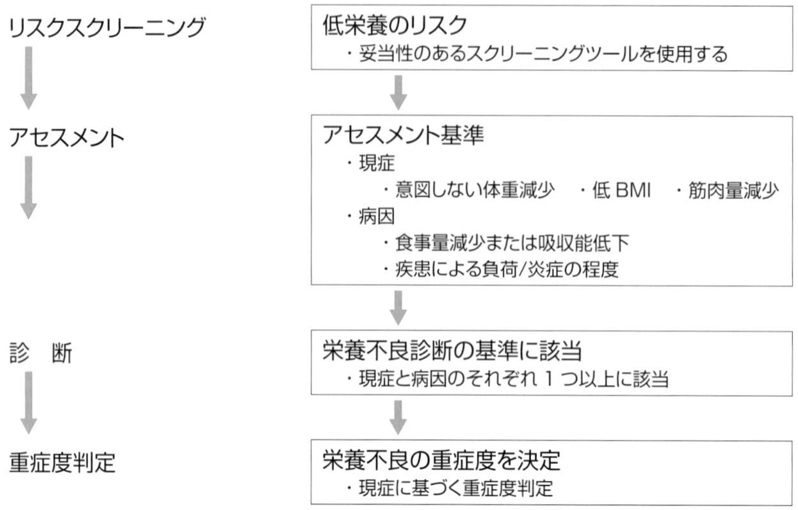

図6-16　栄養不良（低栄養）の診断基準：GLIM基準

出典）Cederholm T et al. GLIM criteria foe the diagnosis of malunutrition – A consensus report from the global clinical nutrition community, Clin Nutr. 2019；38(1)：1-9.

る臨床転帰の悪化を引き起こす状態」と定義される（ESPEN, 2017）。

高齢期の低栄養の要因は，悪性新生物・肺炎などの疾患，過度の安静・臥床状態，口腔・嚥下機能の低下，薬剤の副作用による口渇・食欲低下，閉じこもりやうつなど心理社会的な要因，経済的な貧困や買い物環境の悪化など多岐にわたる。低栄養の改善には個別のサポートに加えて，地域包括ケアの中での食環境整備も必要とされる。

低栄養は，様々な機能低下を引き起こし，新規入院や要介護状態の増加，最終的には死につながる。近年では，低栄養と疾患・炎症の併存が重要視されている。2018年には国際的なコンセンサスに基づく，新たな栄養障害（低栄養）の基準であるGlobal Leadership Initiative on Malnutrition Criteria（GLIM基準）が提唱された。この基準では，スクリーニング後に，現症と病因の2面から低栄養を診断する（図6-16）。

令和元年国民健康・栄養調査によると，低栄養傾向（BMI ≦ 20 kg/m^2）にある者は，加齢とともに増加し，65歳以上の男性の12.4%，女性の20.7%に認められ，70代，80代になるにつれ増加する。

（2）低栄養のスクリーニング

低栄養のスクリーニングには，体格指数（BMI），体重減少率，血清アルブミン値，主観的包括評価（SGA；subjective global assessment），Mini Nutritional Assessment® Short-form（MNA®-SF），食品摂取多様性スコアなどが用いられる。

9．自殺，不慮の事故，虐待・暴力

9.1 自　殺

自殺の統計としては，警察庁の自殺統計原票を集計した自殺統計と，厚生労働省の人口動態統計がある。

2022（令和4）年の自殺統計によれば，自殺による死亡数は2万1,881人で，前年に比べ874人（4.2%）増加した。自殺死亡率（人口10万対）は，1983（昭和58）年に21.1となったが，その後少しずつではあるが減少傾向を示し1991（平成3）年は17.0まで低下した後，再び上昇し始め，1998（平成10）年には26.0と急激に上昇し，それ以降，高めの水準で推移していた。近年は低下を続けていたが，2020（令和2）年は上昇し，2022（令和4）年は17.5であった（図6-17）。

年齢階級別の自殺死亡率の年次推移をみると，全体的に低下傾向であったが，多くの年代で前年より増加していた（図6-18）。

自殺率の年次推移の変動は，国内の経済状況の影響を強く受けるとされる。不景気によって雇用・所得環境が悪化すれば，徐々に自殺者数は増加傾向を示すことになる。

自殺者を職業別にみると，「無職者」が全体の53.8%を占め，「有識者」39.2%，「学生・生徒等」4.9%と続く。

自殺の原因については，2022（令和4）年中における自殺の概要資料によると，原因・動機が明らかな者では，「健康問題」が第1位であり，第2位は「家庭問題」，第3位は「経済・生活問題」が原因・動機にあげられた。自殺の背景には，うつ病（気分障害）などの精神疾患が関連していることも指摘されている。

自殺の対策については，1998（平成10）年以降，自殺死亡者が3万人前後まで増加して推移している状況を背景として，国をあげて総合的に自殺対策を進めるため，2006（平成18）年に自殺対策基本法が施行された。この法律では，自殺を個人の問題とし

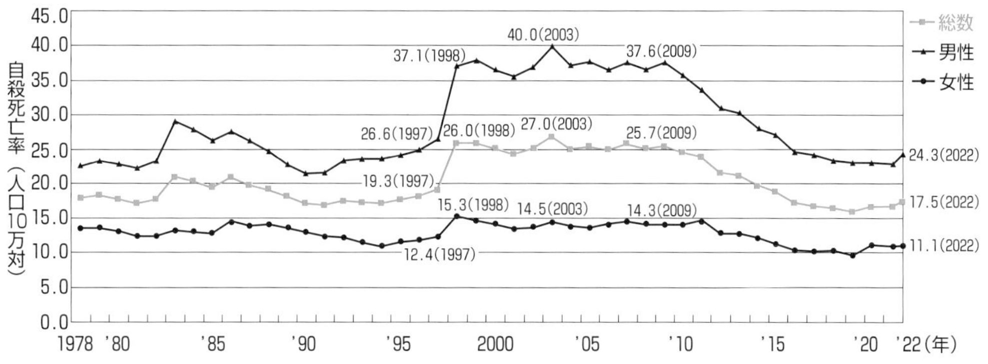

図6-17　総数および男女別自殺死亡率の年次推移

資料：厚生労働省・警察庁：令和4年中における自殺の状況

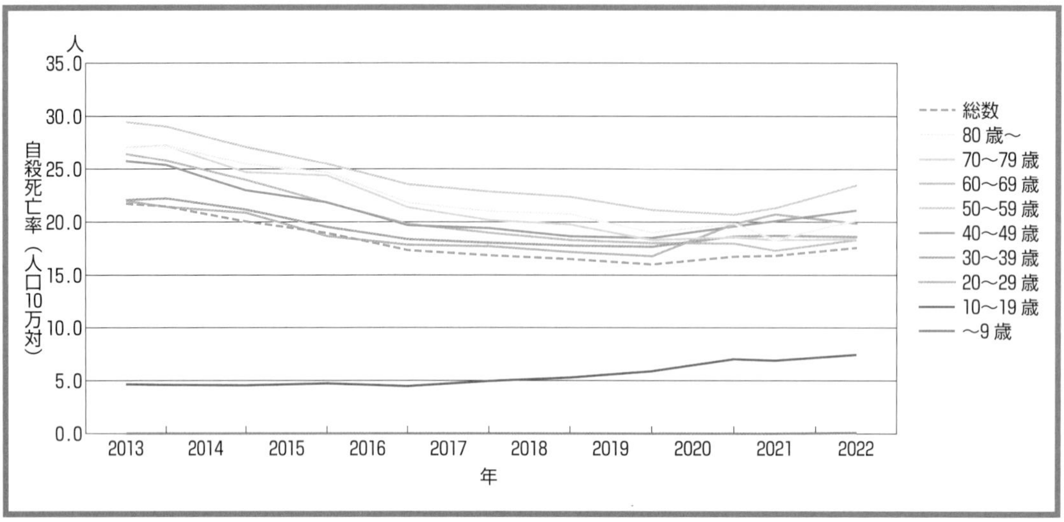

図6-18　年齢階級別自殺死亡率の年次推移

資料：厚生労働省・警察庁：令和4年中における自殺の状況

てのみとらえるのではなく，社会的要因も関係していることを踏まえて，社会的な対策を実施すべきであるという立場で，国や地方自治体などの責務を規定している。基本施策として，調査研究の推進，国民の理解の増進，医療提供体制の整備などが定められている。

自殺対策基本法の成立を受けて，2007（平成19）年には，政府が推進すべき自殺対策の指針として自殺総合対策大綱が策定され，当面の重大施策として，自殺の実態を明らかにする，国民一人ひとりの気づきと見守りを促す，早期対応の中心的役割を果たす人材を育成する，など9項目が定められた。その後，概ね5年ごとに内容の見直しが図られてきた。2012（平成24）年の全体的な見直しでは，誰も自殺に追い込まれることのない社会の実現を目指すことが明示され，地域レベルでの実践的取り組みを中心とする対策への転換を図る必要性などが掲げられている。このように国を挙げて総合的な対策を行ってきた結果，自殺者数は年間3万人台から約2万人に減少したものの，日本人の自殺死亡率は先進国の中では高い水準で推移している。また，新型コロナウイルス感染症の影響で自殺の要因となり得る様々な問題が悪化している。2022（令和4）年の大綱では，これまでの取り組みに加えて，子ども・若者の自殺対策の更なる推進・強化，女性に対する支援の強化，地域自殺対策の取組強化，総合的な自殺対策の更なる推進・強化について重点的に取り組むこととしている。当面の目標としては，自殺死亡率を先進諸国の現在の水準まで減少させるべく2026年までに2015（平成27）年の値と比べ30％以上減少させることを目指している。

9．2　不慮の事故

不慮の事故とは，ICD-10では交通事故，転倒・転落・墜落，溺死及び溺水，窒息，

表6-13　年齢階級別にみた不慮の事故による死亡の状況　(2021年)

	総数[1]	0歳	1〜4	5〜9	10〜14	15〜19	20〜24	25〜29	30〜34	35〜39
総数	38,355	61	50	45	52	162	239	201	193	279
死亡率[2]	31.2	7.5	1.4	0.9	1.0	2.9	4.1	3.4	3.1	3.9
総死亡数に占める割合(%)	2.7	4.4	10.3	13.6	11.8	13.5	10.9	8.7	6.7	6.5
					死亡数					
交通事故	3,536	1	12	19	18	106	136	87	63	91
転倒・転落・墜落	10,202	—	9	2	4	5	27	19	17	35
溺死及び溺水	7,184	3	13	15	16	26	22	25	27	26
窒息	7,989	56	11	5	8	5	12	11	20	27
煙，火及び火炎	930	—	0		—	—	5	6	10	8
中毒	522	—	1	—	—	9	20	26	31	44
その他	7,992	1	4	3	6	11	17	27	25	48

	40〜44	45〜49	50〜54	55〜59	60〜64	65〜69	70〜74	75〜79	80〜84	85歳以上
総数	348	536	743	874	1,148	1,820	3,516	4,457	6,330	17,267
死亡率[2]	4.4	5.6	8.2	11.4	15.7	23.3	36.5	66.7	114.3	270.6
総死亡数に占める割合(%)	4.9	3.9	3.5	3.1	2.9	2.6	2.6	2.8	2.8	2.4
					死亡数					
交通事故	100	153	185	204	208	252	424	436	502	536
転倒・転落・墜落	36	86	121	127	205	281	524	869	1,490	6,345
溺死及び溺水	44	71	95	120	211	431	869	1,238	1,550	2,370
窒息	44	67	107	153	216	321	707	928	1,279	4,011
煙，火及び火炎	13	10	35	51	51	67	126	116	145	273
中毒	47	47	51	36	22	33	33	27	36	58
その他	64	102	149	183	235	435	833	843	1,328	3,674

注 1）年齢不詳を含む。　2）0歳の死亡率は出生10万対，ほかの年齢階級は人口10万対である。
出典）厚生労働省：人口動態統計（2021）

火災，有害物質による中毒，その他に分類される項目が含まれる。2021（令和3）年の不慮の事故による死亡数は3万8,355人であり，死因順位の第7位であった。不慮の事故による死亡率の推移は，1972（昭和47）年までは横ばい状態であったが，その後は低下傾向であり，1987（昭和62）年に過去最低となった。しかし，その後上昇し，1996（平成8）年頃からは横ばい状態であり，東日本大震災が起こった2011（平成23）年は上昇したが，翌年にはそれ以前の水準まで戻っている。

不慮の事故による死亡者の内訳は，2021年では転倒・転落・墜落（26.6%）が最も多く，その他を除けば次いで窒息（20.8%），溺死及び溺水（18.7%）であった（表6-13）。年齢階級別の死亡率は，50歳代から年齢階級が高くなるにつれて上昇しており，特に75歳以上ではいずれも高い数値である。

9.3　虐待・暴力

近年の虐待・暴力に関して，公衆衛生活動にかかわる問題として，児童虐待，高齢者虐待，ドメスティック・バイオレンスがある。

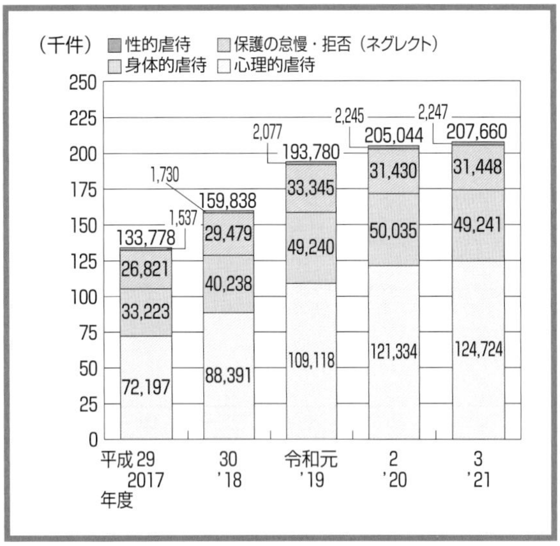

図6-19　児童虐待の相談種別対応件数
出典）厚生労働省：令和3年度福祉行政報告例の概況（2023）

（1）児童虐待

児童虐待は，1961（昭和36）年に米国の小児科医ケンプによってその存在が明らかにされた。日本での児童相談所における児童虐待相談の対応件数は年々増加しており，令和3年度福祉行政報告例によると，2021（令和3）年度は20万7,660件であった（図6-19）。児童虐待は，身体的虐待，性的虐待，保護の怠慢・拒否（ネグレクト），心理的虐待に分類して定義されている。相談件数が最も多いのは心理的虐待（60.1％），続いて身体的虐待（23.7％），ネグレクト（15.1％），性的虐待（1.1％）の順となっている。虐待を行う者は，実母が最も多く47.5％，実父は41.5％であったが，実父による割合が年々増加している。虐待に関連する要因としては，親の育児不安や夫婦不和などの日常的なストレス，親の被虐待体験などが報告されている。

2000（平成12）年に児童虐待の防止等に関する法律（児童虐待防止法）が施行され，児童虐待の早期発見，立ち入り調査，児童保護の体制は整えられた。しかし児童虐待はなお増加傾向にあり，社会として連帯して虐待防止対策を進める必要がある。

（2）高齢者虐待

日本では高齢化が急速に進行し，それに伴い要介護高齢者が増加している。これに対して，高齢者の介護を社会で支える仕組みとして介護保険制度が2000（平成12）年に創設された。しかしながら，家庭や介護施設における高齢者への虐待が表面化しており，社会的な問題となってきている。2021年度に高齢者虐待に関して市町村等へ相談・通報されたもののうち，虐待と認められ市町村等により対応が行われた件数は，養介護施設従業者等（養介護施設または養介護事業の業務に従事する者）によるものが739件，養護者（高齢者の世話をしている家族，親族，同居人等）によるものが1万6,426件であった（表6-14）。

高齢者虐待は，65歳以上の高齢者に対する養護者または養介護施設従事者等による，身体的虐待，ネグレクト（養護を著しく怠ること），心理的虐待，性的虐待，経済的虐待（財産の不当処分，不当に財産上の利益を得ること）と定義されている。児童虐待との違いは，経済的虐待が含まれることである。養護者および養介護施設従業者等による虐待のいずれも，身体的虐待が最多で養護者による虐待の67％，養介護施設従業者による虐待の52％を占め，心理的虐待がこれに続いている。また，虐待を受けた高齢者の性別は7割以上が女性である。2006（平成18）年に高齢者虐待の防止，

表6-14　高齢者虐待の虐待判断件数および相談・通報件数

	養介護施設従事者等によるもの		養護者によるもの	
	虐待判断件数	相談・通報件数	虐待判断件数	相談・通報件数
2021年度	739件	2,390件	16,426件	36,378件
2020年度	595件	2,097件	17,281件	35,774件
増　減	144件	293件	－855件	604件
（増減率）	(24.2%)	(14.0%)	(－4.9%)	(1.7%)

出典）厚生労働省：令和3年度　高齢者虐待の防止，高齢者の養護者に対する支援等に関する法律に基づく対応状況等に関する調査結果（2022）

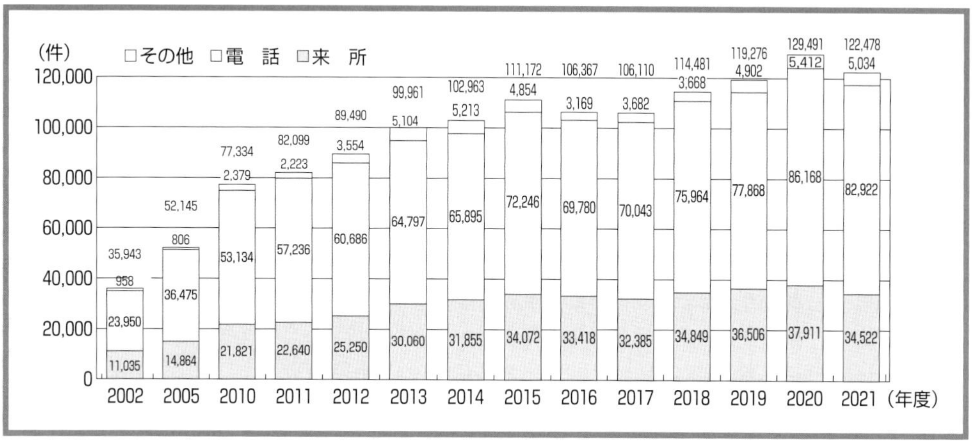

図6-20　配偶者暴力相談支援センターにおける相談件数（配偶者からの暴力に関するデータ）
資料）内閣府調べ（2022）

高齢者の養護者に対する支援等に関する法律（高齢者虐待防止法）が施行され，高齢者虐待の防止と養護者の支援等への対策が進められている。

（3）ドメスティック・バイオレンス

ドメスティック・バイオレンス（DV；domestic violence）とは，配偶者やパートナーなど親密な関係にある，あるいはあった者からの暴力をさす。多くの場合，被害者は女性である。内閣府がまとめた配偶者暴力相談支援センターに寄せられた配偶者からの暴力に関する相談件数は内閣府での集計結果によると，2021（令和3）年度は12万2,478件であった（図6-20）。DVにおける暴力は，身体的・精神的・性的暴力が単独，あるいは複合的に起こる。被害者は恐怖感や無力感などから逃げることができず，PTSD（心的外傷後ストレス障害）などの心理的影響に及ぶ例も報告されている。また，暴力を目撃した子どもには，心理や行動への影響が生じるおそれがある。DVは背景に性役割分業観や男性優位の社会構造の存在があるとの指摘もある。2002（平成14）年には，配偶者からの暴力の防止と被害者を保護する体制を整備するため，配偶者からの暴力の防止及び被害者の保護等に関する法律（DV防止法）が施行された。現在は，自治体における配偶者暴力相談支援センターや，民間の相談機関が設置されている。2013（平成25）年の法改正では，生活の本拠を共にする交際相手からの暴力およびその被害者にも同法が適用されることとなった。

文　献

●参考文献

・厚生労働統計協会：国民衛生の動向2023/2024　(2023)
・厚生労働省：日本人の食事摂取基準策定検討報告書　日本人の食事摂取基準（2020年版）（2019）
・厚生労働省：令和元年国民健康・栄養調査報告（2021）・平成28年国民生活基礎調査・令和元年患者調査・令和2年病院報告・令和4年人口動態統計・平成26年度衛生行政報告例・令和3年度福祉行政報告例の概況・令和3年度高齢者虐待の防止，高齢者の養護者に対する支援等に関する法律に基づく対応状況等に関する調査結果
・保崎秀夫ほか　監修：精神科ポケット辞書　新訂版，弘文堂　(2006)
・日本腎臓学会編：エビデンスに基づくCKD診療ガイドライン2018，東京医学社（2018）
・日本老年医学会編：老年医学系統講義テキスト，西村書店　(2013)
・日本老年医学会：フレイルに関する日本老年医学会からのステートメント　(2014)
・荒井秀典：フレイルの意義．日老医誌 51（6），2015，pp.497-501.
・Dent, E. et al：The Asia-Pacific Clinical Practice Guidelines for the Management of Frailty, J Am Med Dir Assoc, 18（7）, 2017, pp.564-575.
・Morley, JE. et al：Frailty consensus：a call to action, J Am Med Dir Assoc, 14（6）, 2013, pp.392-397.
・サルコペニア診療ガイドライン作成委員会：サルコペニア診療ガイドライン2017年版一部改訂，ライフサイエンス出版　(2020)
・Cederholm T et al：GLIM criteria for the diagnosis of malnutrition-A consensus report from the global clinical nutrition community. Clin Nutr. 38（1）. 2019, pp.1-9.
・Cereda E et al：Nutritional status in older persons according to healthcare setting：A systematic review and meta-analysis of prevalence data using MNA®, Clin Nutr, 35（6）, 2016, pp.1282-1290.
・熊谷修ほか：地域在住高齢者における食品摂取の多様性と高次生活機能低下の関連．日本公衛誌，50（12），2003，pp.1117-1124.
・厚生労働省自殺対策推進室，警察庁生活安全局：令和4年中における自殺の状況　(2023)
・内閣府男女共同参画局：配偶者からの暴力に関するデータ　(2021)
・内閣府：平成25年版障害者白書
・花房規男ほか：わが国の慢性透析療法の現況（2021年12月31日現在），日本透析医学会雑誌，55（12），pp.665-723.

第 7 章

保健・医療・福祉・介護の制度

国民の健康で文化的な最低限度の生活を保障するのは国の責務である。そのための各種の制度や機関があり，さまざまな施策が実施される。ここでは，生活保障のベースとなる社会保障制度・福祉制度をはじめ，公衆衛生の各領域にかかわる制度や機関の仕組みと機能・役割，施策の概要とその根拠となる法律などについて解説する。

1．社会保障

1.1　社会保障の考え方と歴史

日本の社会保障制度は，戦後の社会的・経済的困窮を救済，予防することによって生活や健康状態の向上を図ることを目的に，政府による生活保障の仕組みとして，制定された。その後，経済成長による労働環境，人口構成などの変化や生活保障手段の多様化により，現在では国民に健やかで安心できる生活を保障することを目的とするようになった。つまり，健全な生活を保障するために，公的な責任で生活を支えるための給付を行う制度である。

日本では，医療保障のための国民皆保険制度および経済的な保障のための基礎年金となる国民皆年金制度が確立されている。また，基礎年金に上乗せする年金として，被用者は厚生年金または共済年金へ加入し，高齢期の経済的な保障を行うこととなっている。さらに，生活困窮に陥った国民の公的保障制度として生活保護制度，人としての最低限の権利を保障するために社会的弱者への公的な支援を必要とする人のために社会福祉制度がある。

生活保護制度は，国家責任による最低生活の保障と自立支援を目的に無差別に経済的支援を行うこととしている。生活保護法に基づいて行われており，保護サービスは生活，教育，住宅，医療，介護，出産，生業，葬祭の8項目である。基本的に現金給付であるが，医療と介護は原則として現物給付となっている。全扶助に対する各項目の割合では，医療扶助と生活扶助が多い（2016（平成28）年）。費用額は医療扶助が多く，全体の半分近くを占めている。

なお開始理由は，世帯主の傷病が多いが，その割合は減少している。対象世帯は高齢者世帯や傷病者・障害者世帯が占める割合が多かったが，ここ数年は稼動能力を残す世帯の割合が拡大している。そのため2005（平成17）年度から自立支援プログラムが導入された。

表7-1　社会保障制度の体系

	所得保障	保健・医療保障	福祉保障サービス
公的扶助	生活扶助（生活保護）	医療扶助（生活保護）	介護扶助（生活保護）
	児童手当・扶養手当	公費負担医療	
社会保険	年金保険 国民年金保険 厚生年金保険 国家公務員共済組合 地方公務員共済組合 私立学校教職員共済組合 など 雇用保険 労働者災害補償保険	医療保険 健康保険（協会管掌，各種健康保険組合） 国民健康保険 船員保険 国家公務員共済組合 地方公務員共済組合 私立学校教職員共済組合 高齢者医療保険（長寿保険） 労働者災害補償保険	介護保険
公衆衛生サービス		保健所・保健センター，一般保健，環境衛生，公害対策，労働衛生，医療・保健体制 など	
社会福祉サービス			母子福祉 児童福祉 老人福祉 障害児・障害者福祉

1.2　公衆衛生と社会保障

ウインスローによる公衆衛生の定義に「地域の組織的な努力」とある（第1章，p.6参照）。努力の内容としては，環境保健，感染の予防，健康教育，医療介護サービスの組織化，健康維持に必要な生活水準確保のための社会制度の改善があげられている。社会保障制度は，あらゆる人々が健康を維持するために最低限保障されるべき項目について制度化したもので，① 保健・医療　② 所得の保障，③ 社会福祉の充実，④ 公衆衛生水準の向上による環境の整備からなる（表7-1）。

2. 保健・医療・福祉における行政の仕組み

2.1　国の役割と法律

人が集まり集団をなすと，そこにはルールが必要となる。人々はルールに従って行動し，ルールによって守られる。ルールをつくればそのルールを実践する組織が必要で，ルールが複雑化すると組織も細分化する。法はルールで，国は法を実践する組織（機関）と考えてよい。法を公的・組織的に実践することを行政とよぶ。衛生行政は国や地方公共団体が健康の保持・増進および疾病予防のために法的根拠をもって行う公衆衛生活動といえる。法の実践は法が守られることが最優先で，そのために監視がある。また，法が有効に実践されるためのサービス・支援も必要である。

行政は国から都道府県，都道府県から市町村の体系で行われる。国の行政機関には内閣府と総務省，法務省，厚生労働省，文部科学省，環境省等の省およびこの下に庁，委員会がある。都道府県の行政機関は都道府県庁であり，国の主な行政機関と同様の組織を置いて国と連動した行政が行われるようになっている。市町村についても，同様の組織であるが部局は縮小化されているところが多い。厚生労働省は，国における衛生行政機関であるが，都道府県，市町村のような地方公共団体では，保健と福祉が一体となって連携して衛生行政を行っているところが多い。

2.2 保健（衛生）法規の定義とその内容

保健（衛生）法規とは，衛生行政を行うために必要な法令をいい，国が所管する一般衛生法規，社会保障関連法規，労働衛生法規，学校衛生法規，環境保全関連法規などがある。分類については必ずしも規定があるわけではないが，下記に主な法規をあげる。詳細が必要な法規は，本章の各制度などの中で記述してあるので参照願いたい。

(1) 一般衛生法規

厚生労働省の所管する法規で，保健に関する法規と医療に関連する法規および薬務に関する法規がある。

1) 保健に関する法規

住民生活の衛生を図るための法規である。

・地域保健法（145，160，161頁参照）
・母子保健法（165，168頁参照）
・高齢者の医療の確保に関する法律（177頁参照）
・感染症の予防及び感染症の患者に対する医療に関する法律（感染症法）（116頁参照）
・予防接種法（123頁参照）

2) 医療に関連する法規

・医療法（151頁参照）
・医師法：医師の免許，身分，業務などについて定めている。

3) 薬務に関する法規

・医薬品，医療機器等の品質，有効性及び安全性の確保等に関する法律（薬機法，旧薬事法）：医薬品，医薬部外品，化粧品，医療用具の有効性と安全性確保について定めている。
・薬剤師法：薬剤師の免許，身分，業務などについて定めている。

(2) 社会保障関連法規

・介護保険法（184頁参照）
・老人福祉法（159頁参照）
・児童福祉法（159頁参照）
・障害者基本法（125頁参照）
・障害者総合支援法（障害者自立支援法）（126，127，154，155，160頁参照）

・身体障害者福祉法（159頁参照）
・知的障害者福祉法（159頁参照）
・難病の患者に対する医療等に関する法律

（3）労働衛生法規

・労働安全衛生法（98，197頁参照）
・働き方改革関連法（197頁参照）
・じん肺法（198頁参照）

（4）学校衛生法規

・学校保健安全法（206，209，210頁参照）

（5）環境保全関連法規

・環境基本法（18頁参照）
・水道法（31頁参照）
・下水道法（34頁参照）
・廃棄物の処理及び清掃に関する法律（35頁参照）

2．3　地方自治の仕組み；地方自治法

市町村および都道府県のような地方公共団体は，住民の生活に直接結びつく行政機関である。したがって，地方自治体ごとに住民主体の行政を行うことが法的にも守られていなければいけない。日本国憲法の第92条に「地方公共団体の組織及び運営に関する事項は，地方自治の本旨に基いて，法律でこれを定める」とあり，これに基づき地方自治法が制定されている。この法は地方自治について記されており，地方自治体ごとの議会の設置や行政の執行権の保障や法律の範囲内で条例を制定することが認められている。住民は，自治体の長や議員の選出，解職，解散の請求権をもち，住民の直接選挙により住民の意見を地方行政に反映させることができる。このように，地域の公的な課題を住民主体で決定していくことを地方自治という。

住民の利害に深くかかわる問題について住民に賛否を問うための投票が住民投票であり，住民が公的な問題を解決するため，国や地方公共団体に働きかけることを住民運動という。オンブズマン制度は，オンブズマン（苦情調整官）を置き，住民側からの行政に対する苦情の処理や，それを監視する制度である。

2．4　都道府県の役割

地方行政は，住民に身近な活動を行うがゆえに国の所管区分では対応できない部分も取り扱う。特に近年，急激な人口の高齢化，疾病構造の変化などにより住民のニーズも多様化してきた。このような状況から1994（平成6）年に保健所法が改正され，

地域保健法が成立した。

地域保健法では，都道府県と市町村の役割分担が明記されており，住民のニーズに速やかに対応できるように整理されている。また，保健サービスは，福祉との連携をもって行う必要性が高くなっていることから，地域における保健・福祉の連携が十分に行えるようになった。

保健所は，住民に最も近いところで都道府県衛生行政の実践を担う役割がある。保健所の業務には，地域保健法第6条に示す14の必須事業と第7条に示す4の任意事業がある（p.162，表7-4参照）。つまり，都道府県の役割は保健サービスではなく，地域保健の広域的，専門的，技術的拠点を担うことである。

2.5 市町村の役割

市町村は，住民の生活に最も近い行政機関である。したがって，多くの住民が必要とする一般的な保健サービスは，市町村が担っている。つまり，母子保健サービス，老人保健サービスをはじめ，一般的な健康相談，保健指導，健康診査，その他身近で利用頻度の高い保健サービスがある。これらの実施は，市町村保健センターなどでの保健サービスを中心に行い，保健と福祉の連携が必要とされる。

3. 医療制度

日本で医療のできる3条件として，医療施設で，医師ならびに医療資格者が，健康保険を用いて医療行為をしていることである。いわゆるモノ（machine），ヒト（man），ノウハウ（management）である。米国では必ずしも医療施設は必要とせず，どこで医療相談を受けても医療費の請求はできるが，日本では医療施設で診察をせねばならない。例外的に在宅医療は施設外でも診療可能である。

3.1 医療保険制度

日本では福祉制度の社会保障制度の中核は社会保険制度である。社会保険制度とはある社会保障を遂行するために，該当者が保険組合と組合基金を作り，当該保険に加入し毎月保険費用を支払い，その基金で該当者の社会保障費用を支払ってあげる，という制度である。保険に加入する者を「被保険者」といい，組合を運営する者を「保険者」という。運営資金は組合員の毎月の保険料であるが，国，都道府県，市町村が資金分担をする（公庫負担金）。

税金投入がなされるので受益者は該当者すべてでなければならない。よって，該当者は強制的に加入させられることになる。社会保険は医療，年金，雇用，介護，労働災害補償保険の5種である。

医療保険は医療保険組合が設置され，医療基金で運営される。医療保険には職場単位で加入する職域健康保険と，地域単位で加入する地域保険がある。日本の体系を示した（図7-1）。

わが国では国民は全員がひとつの医療保険に加入していることになっている（国民皆保険制度）。大まかにみて3階構造となっている。1階部分は0歳から64歳までの者，2階部分は65歳から74歳までの前期高齢者，3階部分は後期高齢者が加入している保険組合である。

1階部分は地域保険である国民健康保険（国保）で，地域に住所のある市町村に住む自営業者，無職者などであるが，医師会，弁護士会なども組合と基金を設置している。保険者は市町村である。職域健康保険として，協会けんぽ，組合保険，共済保険がある。協会けんぽ保険は中小企業勤務者が加入する組合で，保険者は全国健康保険協会である。組合保険は大企業が単独で形成する保険組合で，保険者は各会社となっている。共済組合は公務員が加入する者で，国家公務員，地方公務員に分かれ，各組合を設置し保険者は別々であるので多数にわたる。なお，医療機関に受診したら7割が組合から支払われ，3割が本人負担（窓口支払い）である。

2階部分は前期高齢者であり，本人の保険料，国庫負担金並びに1階部分の基金か

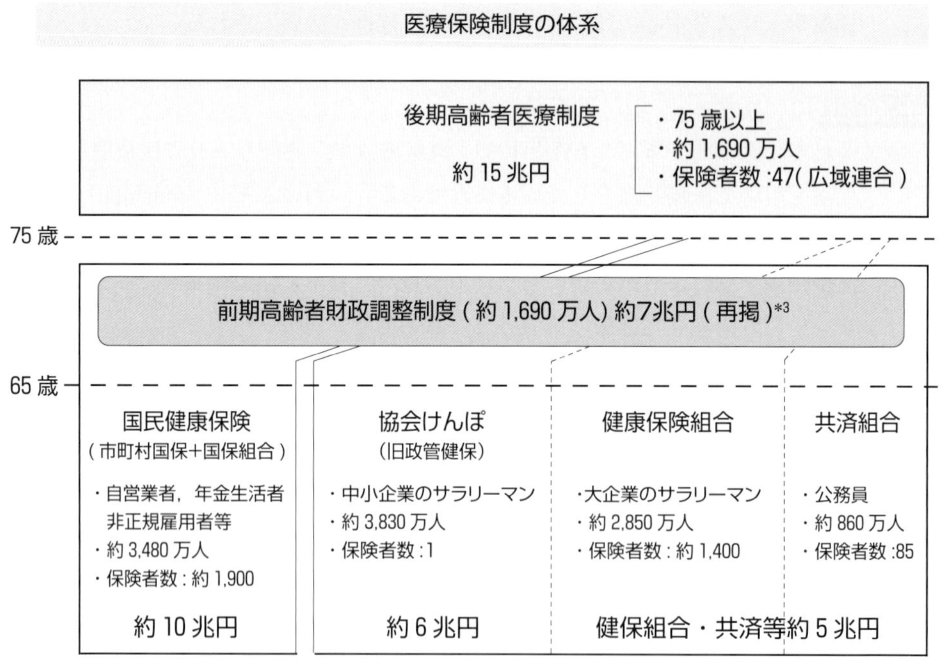

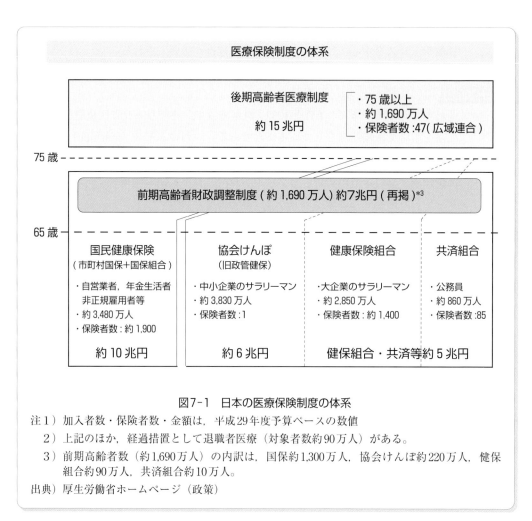

図7-1　日本の医療保険制度の体系

注1）加入者数・保険者数・金額は，平成29年度予算ベースの数値

2）上記のほか，経過措置として退職者医療（対象者数約90万人）がある。

3）前期高齢者数（約1,690万人）の内訳は，国保約1,300万人，協会けんぽ約220万人，健保組合約90万人，共済組合約10万人。

出典）厚生労働省ホームページ（政策）

ら納付金の財政援助を受けているが，1階の国保の赤字が大きいので，この支払基金から国保に交付金として還付している（財政調整制度） 医療は1階部分の加入をそのまま延長で使用できるので，利用者には不変とみえる。

3階部分は，1，2階と関係しない独立医療保険制度である。加入者は75歳以上者全員，保険者は「都道府県広域連合保険組合」だが，一部は市町村が担う。保険料は本人払いだが，年金からの天引き（特別徴収）か，直接振込み（普通徴収）がある。

基金は公庫負担5割，1階部分の各保険組合からの支援金4割，それと本人負担1割からなっている。収入に応じて1割，2割，3割窓口負担がある。

3．2　医療施設

医療施設には病院，診療所，介護老人保健施設，介護医療院，助産所および処方箋薬局がある（医療法）。病院とは医師（歯科医師）が医業を行う場所であって20人以上の患者を入院させるための施設とされており，診療所は病院と同様に医業を行う場所であるが，入院施設を有しないか19人以下の患者の入院施設をもつ施設とされている。介護老人保健施設とは，要介護者に対して，施設サービス計画に基づいた，介護・機能訓練・医療・日常生活上の世話を行うための施設とされ，介護医療院は介護療養型医療施設に代わるものとして2018（平成30）年の法改正で介護保険法に規定された。助産所とは，助産師が病院・診療所で行うものを除く業務を行い，妊婦・産婦・じょく婦10人以上の入所施設を有しない施設とされている。

3．3　医療従事者

医療関係職種は，患者の高齢化および疾病の長期化・複雑化が進行する中で，医療の質の向上とともに患者においては生活の質の向上が求められている。これらの向上に不可欠なのは，医療関係者の量の充足と質の向上である。

（1）医療関係職種

医療関係職種とは，広い意味で国民の医療にかかわる職種のことで，一般的には医師，歯科医師，薬剤師，保健師，看護師，准看護師，助産師，理学療法士（PT），作業療法士（OT），診療放射線（エックス線）技師，視能訓練士，言語聴覚士（ST），歯科衛生士，歯科技工士，臨床工学技士，義肢装具士，救急救命士，臨床検査技師，あん摩マッサージ指圧師，柔道整復師などがあげられる。また，管理栄養士も栄養士法の改正により，医師の指導のもと栄養業務を行うものとされ，業務内容が明確化，チーム医療の一員として位置づけられている。医療関係職種の役割を表7-2に示した。これらの職種は，医師または歯科医師の指示，指導等のもとに各々の専門性を活かした業務を行い，相互に連携を保ちながら高度化，多様化されてきている医療の質の向上を目指している。

表7-2　医療関係職種の種類と役割

職　　種	役　　割
医　　師	医療および保健指導業務
歯科医師	歯科医療および保健指導業務
薬剤師	調剤，医薬品の供給業務
保健師	保健指導業務
助産師	助産または妊婦，じょく婦もしくは新生児の保健指導業務
看護師	傷病者もしくはじょく婦に対する療養上の世話または診療の補助業務
准看護師	医師，歯科医師または看護師の指示を受けて傷病者もしくはじょく婦に対する療養上の世話または診療の補助をする業務
診療放射線技師	放射線を人体に照射する業務
臨床検査技師	検体の検査や政令で定める生理学的検査を行う業務
理学療法士	身体や精神に障害のある人に対し，基本的動作能力と社会的適応能力の回復を図るための理学療法を行う業務
作業療法士	身体や精神に障害のある人に対し，基本的動作能力と社会的適応能力の回復を図るための作業療法を行う業務
視能訓練士	両眼視機能に障害のある者に対して矯正訓練および必要な検査を行う業務
言語聴覚士	音声機能，言語機能または聴覚に障害のある者に対して言語訓練その他の訓練，これに必要な検査および助言，指導その他の援助を行う業務
歯科衛生士	歯科予防処置，歯科診療補助，歯科保健指導を行う業務
歯科技工士	歯科医療に必要な補てつ物等または矯正装置を作成し，修理し，または加工する業務
臨床工学技士	人工心肺装置，血液透析装置，人工呼吸器等の生命維持管理装置の操作および保守点検業務
義肢装具士	義肢および装具の装着部位の採型，製作および身体の適合を行う業務
救急救命士	重度傷病者が病院または診療所に搬送されるまでの間に，当該重度傷病者に対し救急救命処置を行う業務
管理栄養士	傷病者に対する療養のための必要な栄養指導，高度の専門的知識および技術を要する健康の保持・増進のための栄養指導業務，特定給食施設における特別の配慮を必要とする給食管理および栄養改善上必要な指導業務
社会福祉士	専門的知識および技術をもって福祉に関する相談に応じ，助言，指導，福祉サービス関係者等との連絡および調整その他の援助を行う。
介護福祉士	専門的知識および技術をもって，日常生活を営むのに支障がある者につき心身の状況に応じた介護を行い，本人およびその介護者に介護指導を行う。
精神保健福祉士	精神障害者の社会復帰に関する相談および援助を行う。
保育士	専門的知識および技術をもって，乳幼児の保育およびその保護者に対する保育に関する指導を行う。
介護支援専門員	ケアマネジメント実施時の中心がケアマネジャー。多職種からなるチームが行う。介護保険制度では介護支援専門員がケアマネジャーとなる。
公認心理師	保健医療，福祉，教育などにおいて，心理に関する支援を要する者の心理状態の分析，相談，助言，指導等を行う。

（2）医療関係職種の連携

従来の主に医師の判断に任されていた疾病予防および治療，機能回復などは，医師のリードのもと，医療関係職種が連携してチームを組んで対応することが必要となってきた。その理由として，以下のことがあげられる。

① 患者の高齢化，疾病の長期化・複雑化に伴い，治療の専門化・高度化が必要。

② 疾病の長期化などにより生じる心理的な問題や，医療費負担も含め，経済的な問題，仕事や家庭も含め社会的な問題なども含めて対応しなければ，医療の対応が困難。

③ 病気になる前に健康の保持・増進に努めることの重要性が認識されてきた。

こういった様々な理由により，医師のみではなく，個々人の状況に応じた医療チームを組み，各職種が専門的な立場から医療に参加する必要性が求められている。

3.4　医療費

（1）医療費の負担

2008（平成20）年4月から，70歳未満は一般医療被保険者に該当し患者窓口負担金3割，ただし，義務教育就学前の者は2割負担となっている。高齢者医療制度対象となる70～75歳未満は，医療保険高齢受給者で2割，75歳以上（65歳以上の寝たきり等の患者を含む）は，後期高齢者医療保険対象者で，1割の負担であるが，高齢者で現役と同等の所得者は3割負担となっている。

医療給付は診察，薬剤・治療材料，処置・手術，在宅療養・看護，入院・看護，食事療養，訪問看護について行われ，支給方法は原則として現物給付である。

（2）国民医療費の現状

国民医療費とは，医療機関における傷病の治療に要する費用を推計した値であるので，正常分娩や予防接種，義肢などの治療を目的としない医療費用は含まれない。

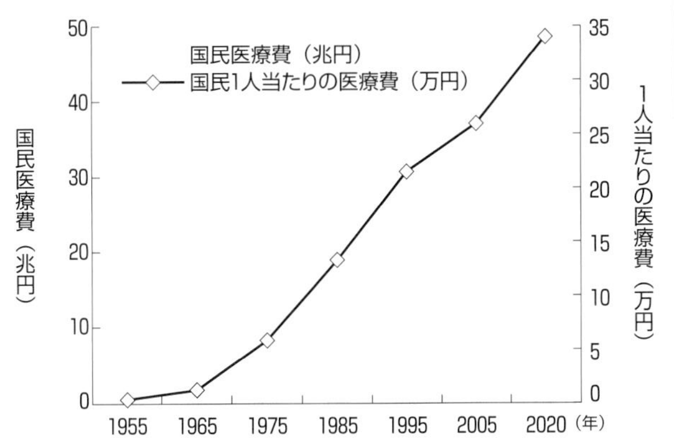

図7-2　医療費の動向

出典）国民衛生の動向2023/2024（2023）

1）国民医療費の動向

2020（令和2）年度の国民医療費は，42兆9,665億円，国民1人当たりの医療費は34万円となっている。2000（平成12）年度に6,000億円近い減少があったが，その理由は，従来の医療費から介護保険対象の費用へと移行したためである。

図7-2に1955（昭和30）年からの国民医療費と国民1人当たりの医

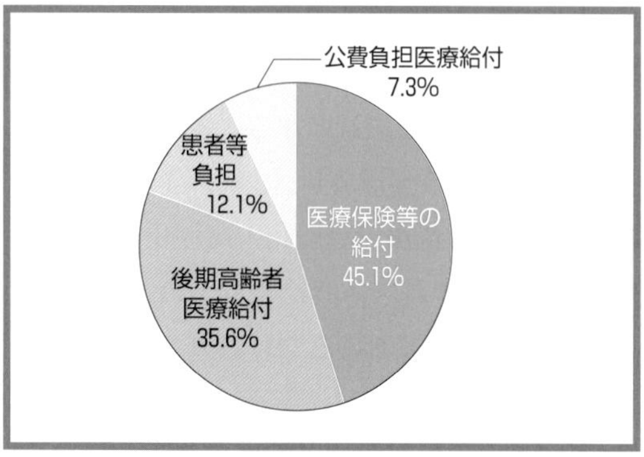

図7-3　制度区分別国民医療費の割合（2020年度）
出典）国民衛生の動向2023/2024（2023）

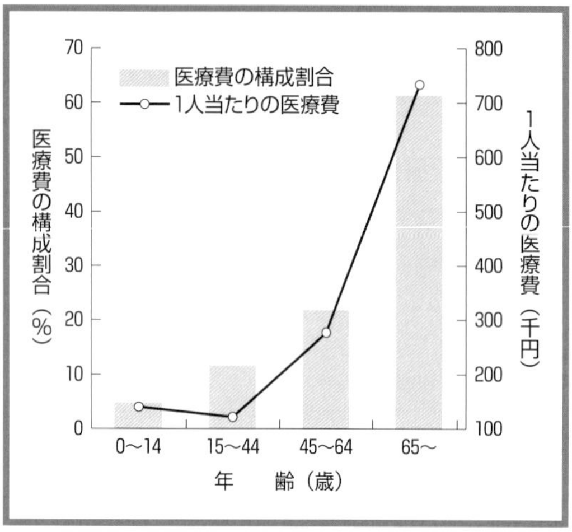

図7-4　年齢階級別医療費（2020年度）
出典）国民衛生の動向2023/2024（2023）

療費の動向を示した。1955年には2,388億円であった国民医療費額は増加の一途をたどり，現在では1955年の約181倍という巨額な値となっている。国民1人当たりの医療費も，1955年には2,700円であったが，現在では約120倍の額になっている。このような医療費の増大の要因としては，人口の増加・高齢化により傷病構造が変化し，疾病の長期化，複雑化が生じていることや，医療技術の高度化，医療供給体制の整備によって診療内容が変化してきたことなどがあげられる。

図7-3に制度区分別国民医療費の構成割合を示した。国民医療費の45.1%は医療保険などの給付であり，続いて後期高齢者医療給付が35.6%を占めている。

2）年齢階級別医療費

図7-4に年齢階級別医療費を示す。65歳以上の医療費は65歳未満の医療費よりも多い。1人当たりの医療費をみると65歳未満は18万3,500円，65歳以上は73万3,700円で65歳未満の約4倍の費用となっている（2020年）。

3）傷病分類別医療費

歯科診療費，薬局調剤医療費，入院時食事療養費などを除く一般診療医療費の傷病分類別内訳は，循環器系6兆21億円で，一般診療医療費の19.5%を占めて1位であり，続いて新生物4兆6,880億円（15.2%），腎尿路生殖器系の疾患，筋骨格系および結合組織がそれぞれ2兆2,733億円〜2兆4,800億円となっている（2020年）。

4）後期高齢者医療費

2008（平成20）年4月より，老人保健法が改正され高齢者の医療の確保に関する法律となった。65〜75歳未満の前期高齢者は医療保険対象者となり，75歳以上の後期高齢者は後期高齢者医療制度の対象者として医療保険から切り離し，新たな体系をつくった。運営主体は都道府県単位の後期高齢者医療広域連合であり，保険料の決定や医療の給付を行う。医療費は従来どおり，患者1割負担（一定以上の所得者は2割，現役並み所得者は3割）である。負担区分は，後期高齢者保険料1割，保険料支援金4割，公費負担5割（国4，都道府県1，市町村1）となっている。その中で，終末期医療のあり方を主軸に，患者の尊厳を重視する医療のあり方と在宅患者に対する日常

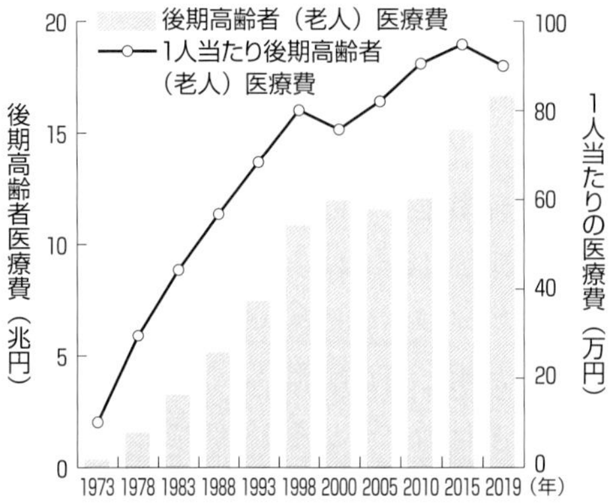

図7-5　後期高齢者（老人）医療費の推移

資料）国民衛生の動向2023/2024（2023）

的な医療管理，看取りまでの一貫した対応の必要性が示された。

5）後期高齢者（老人）医療費の動向

図7-5に後期高齢者（老人）医療費および1人当たりの後期高齢者（老人）医療費を示す。1973（昭和48）年に4,289億円であった医療費は2016（平成28）年には15兆3,000億円と約35倍に増加している。1人当たりでみると，1973年で10万1,000円，2020年で90万円であり約9倍となっている。

3．5　医療法と医療計画

（1）医療法

医療法は，医療を受ける者の保護と良質かつ適切な医療を効率的に提供する体制の確保をもって国民の健康保持に寄与するために定められている。この目的に沿った病院，診療所，助産所の開設と管理に関する必要な事項を定め，医療施設の施設基準と人的配置基準を規定している。

日本の医療供給体制は，量的には国際的にも高い水準に達しているが，急速な高齢化や疾病構造の変化に対応するような医療の充実が望まれている。このような状況のもと，1993（平成5）年より施行された医療法では，高度の医療を提供する特定機能病院や，長期療養患者に対し療養環境が整備された療養型病床をもつ病院の制度化がなされた。続いて1997（平成9）年の改正では，インフォームドコンセントの充実を図る規定や，「かかりつけ」の医師・歯科医師と医療施設との連携を図る地域医療支援病院の制度化などが行われた。さらに，2000（平成12）年の改正では病院の病床を療養病床と一般病床に区分することなどが盛り込まれている。つまり，疾病の長期化と患者の高齢化に伴い，患者の疾病状況に見合った医療の質の向上と，在宅患者の生活の質を向上させることを視野に入れた，地域医療の充実を目指すことが今後の対策における重点のひとつである。また，患者が自ら選択し医療を受けることができるよう，医療に関する情報開示を進めている。このような中，医療提供体制の改革のビジョンがまとめられ，① 医療情報提供の推進，② 安全，安心医療，③ 質の高い医療を目指した機能分化と連携の推進，④ 人材の確保と質の向上，⑤ 基盤整備のイメージが示された。これを受け，第5次医療法改正が行われ2007（平成19）年4月に施行された。2012（平成24）年に示された社会保障・税一体改革大綱を受け，いわゆる「プログラム法案」が示された。ここでは，① 病院・病床機能の分化・強化，② 在宅医療の推進，③ 医師の確保，④ チーム医療の推進の方針が示されている。さらに2014（平成26）年には「医療・介護総合確保推進法」（正式法律名は，p.158参照）が成立した。これは，地域における医療および介護の総合的な確保の推進が目的である。

(2) 医療計画

医療計画は，疾病構造の変化に伴い，医療に対する，高度で多様な需要に対応するため，1985（昭和60）年の医療法改正により法制化された。第5次改正より，5疾病（がん，脳卒中，心血管疾患，糖尿病，精神疾患）の治療・予防，5事業（救急，災害時，へき地，周産期，小児の医療）の救急医療等確保事業について具体的目標を指すようになった。この計画は，6年ごとに見直され，都道府県において医療圏の設定，基準病床数，医療圏ごとの医療提供体制の整備目標等について，各々の事情を踏まえて主体的に作成されるものであり，医療資源の有効活用と適正配置および医療関係施設間の機能分担と連携を図り，地域医療の質の向上を目指そうとするものである。一次医療圏（市区町村単位圏）および二次医療圏（複数市区町村単位圏）では一般病床の充実が求められており，三次医療圏（都道府県単位圏）では特殊医療の病床の充実が求められている。2013（平成25）年度からの見直しでは，効率的・効果的医療体制推進のためのPDCAサイクルの導入，在宅医療体制の充実，精神疾患医療体制の構築，医療従事者の確保，災害時の医療体制の見直し等が図られた。2024（令和6）年度からは第8次計画となっている。

(3) 保険者の役割とデータヘルス計画

わが国の急速な高齢化や疾病構造の変化に対応した，より効果的な健康対策を実施するために2013年に日本再興戦略が閣議決定された。これにより，すべての健康保険組合に対し，レセプト・検診データの分析に基づくデータヘルス計画の作成・公表・事業実施・評価などの取り組みが求められるようになった。データヘルス計画は，検診・レセプト情報等のデータに基づき，保険事業をPDCAサイクルで効果的・効率的に実施するための事業計画である。

4. 福祉制度

4.1　社会福祉

社会福祉は，第二次世界大戦後に「social welfare」の訳語として使われるようになった言葉である。社会福祉とは，さまざまな事情（疾病，けが，失業，障害，出産，加齢など）により，個人の努力では解決できない，生活上の困難さを抱えたときに社会的な努力や施策によって解決または軽減することをいう。つまり，社会的弱者（ハンディキャップ者）に対する支援を行うことを指す。この範囲に入るのは児童福祉，老人福祉，障害者福祉である。

第二次世界大戦後当初は，貧困者，戦災孤児，身体障害者を保護・救済するために様々な措置制度が出来て成果をあげてきた。措置制度とは，行政庁が利用者の必要性を判断し，サービスの種類や提供機関を決定する仕組み（行政処分）のことで，その費用は公費が使われる。この制度では，利用者が社会福祉施設・サービスを選択することはできない。

1960年代以降の高度経済成長により，豊かな財政状況のもと，社会保障制度が整備された。生活保護法，児童福祉法，身体障害者福祉法，知的障害者福祉法，老人福祉法，母子及び父子並びに寡婦福祉法は，福祉六法とよばれ，それぞれの理念や目的により各種サービスが今も実施されている。また，老人医療費の無料化，老齢年金の物価スライド制の導入など福祉の充実が図られた。医療技術の進展，栄養状態の向上などから平均寿命は延びて高齢化は進展し，それに伴って医療費も増え続けた。

一方女性の社会進出は，家庭と仕事の両立ができない等，社会的支援不足も手伝い，少子化を進展させた。少子・高齢化は，社会保障・社会福祉の対象者の増加と将来にわたってそれを支える人材不足および財政不足を意味する。1990年頃以降，毎年1兆円規模で増え続ける国民医療費に健康保険体制の破綻が懸念された。さらに経済の低迷も伴い，これまでの社会福祉制度改革の必要性に迫られた。

そして1999（平成11）年，中央社会福祉審議会の社会福祉構造改革分科会で「社会福祉基礎構造改革」つまり増え続ける社会保障関連の負担の見直しが検討された。契約制度の導入である。これまでの行政の一方的処分のやり方（措置制度）から民間活力の導入，官民協力，国民の参加を促す方策への転換である。つまり利用者は事業者と対等な関係のもとで福祉サービスを選ぶことができるが，福祉サービスを消費の対象と考え，利用者本人と扶養義務者の収入の範囲で購入する。これは，サービスの多様性の確保や選択の自由という魅力をもつ反面，購買力の弱い利用者は満足に購入できない不公平が生じる可能性がある。そのため契約制度には，低所得者に対する配慮が求められる。この方策を初めて採用したのは2000（平成12）年施行の介護保険制度である。他の福祉法においても2003（平成15）年から身体障害者福祉法，知的障害者福祉法，児童福祉法（障害児関係）と順次，措置制度から契約制度へ移行した。

4．2　社会福祉施設

社会福祉施設は，福祉六法によって設立される生活保護施設，母子福祉施設，児童福祉施設，老人福祉施設，身体障害者福祉施設，知的障害者福祉施設をいう。対象者ごとに施設の種類が分かれる。さらに目的によっても分類される。いずれも何からの原因で日常生活に困難を要する場合に各福祉関係法に基づき支援し，課題の解決や緩和を目指している。これらの設置基準は，地方自治体が地域の実情により整備計画を策定する。社会福祉施設は，第1種社会福祉事業と第2種社会福祉事業の2つに分類される。第1種社会福祉事業の設置運営主体は，国，地方公共団体や社会福祉法人に限られ，主に入所施設が該当する。第2種社会福祉事業の設置運営には，国，地方公共団体や社会福祉法人のほかに営利目的の企業の参入も認められており，通所施設や利用施設が該当する。

例として老人福祉施設である社会福祉施設を表7-3に示す。高齢者に対しては，老人福祉法と介護保険法によるサービスが給付されている。類似事業については原則，介護保険によるサービスを優先することになっている。例えば，介護保険法における

表7-3　老人福祉施設一覧

種類	概要
養護老人ホーム	65歳以上で，介護の必要性に関係なく，経済的および環境的（身寄りがないなど）に在宅で生活することが困難であるが，自立（身体的に身の回りのことは自分でできる）しているものを対象とする。サービスは食事の提供と健康管理を含む自立支援である。市区町村が対象者を調査し入居を決定する。
特別養護老人ホーム	65歳以上で，身体上または精神上著しい障害があるために常時の介護を必要とし，在宅で適切な介護を受けることが困難なものを対象とする。サービスは入浴，食事などの日常生活上の支援，機能訓練，療養上の支援である。
軽費老人ホーム	60歳以上で，身寄りがない，家庭環境および経済的な理由により在宅で生活できない者が無料または低額で利用できる施設。A型は食事の提供がある，B型は自炊である。ケアハウス（C型）は所得制限がなく食事・洗濯・掃除サービスが受けられる。
老人福祉センター	地域の高齢者を対象に，無料または低額料金で，各種の相談，健康増進，教養の向上，レクリエーションのための便宜を総合的に提供する。
老人介護支援センター	老人福祉に関する専門的な情報提供，相談，指導や，居宅介護を受ける高齢者とその養護者などと老人福祉事業者と間の連絡調整，その他援助を総合的に行うことを目的とする施設。
老人デイサービスセンター	65歳以上で身体上または精神上の障害があるために日常生活を営むのに支障がある者に対し，入浴，食事の提供，機能訓練，介護方法の指導その他の便宜を提供する施設。
老人短期入所施設	養護者の疾病その他の理由により，居宅において介護を受けることが一時的に困難となった高齢者に対して，短期間入所させ，養護することを目的とする施設。

「介護老人福祉施設」を利用できない場合に，老人福祉法における「特別養護老人ホーム」を利用する。また，軽費老人ホームや養護老人ホームは，介護保険制度の特定施設の指定を受けることで，居宅介護サービスを利用できる。

4.3　障害者福祉

障害者福祉とは，障害のある人も地域で安心して暮らし，地域の一員としてともに生きる社会の実現を目指して，障害者福祉サービスをはじめとする障害保健福祉施策を推進することをいう。

現在の障害者福祉にかかわる法律は，2013（平成25）年施行の障害者の日常生活

コラム　介護老人福祉施設を特別養護老人ホームというのはなぜか？

特別養護老人ホームは，1963（昭和38）年に老人福祉法が制定され，身体上または精神上著しい障害があり，常時の介護が自宅で困難な高齢者のために入所させる「措置入所施設」が基本である。2000（平成12）年より介護保険法が制定され，特別養護老人ホームに入所する要介護者に対し，施設計画に基づき，入浴，排せつ，食事等の介護その他の日常生活上の世話，機能訓練，健康管理及び療養上の世話を行うことを目的とする施設を「介護老人福祉施設」とした。40年近くなじんできた呼称「特別養護老人ホーム」ということもあり，介護保険制度における「介護老人福祉施設」を「特別養護老人ホーム」，略して特養とよぶことが多い。

及び社会生活を総合的に支援するための法律（障害者総合支援法）である。この法律の理念は，障害者の社会参加の機会の確保，地域社会における共生，社会的障壁の除去に資することである。障害者が，住み慣れた地域で生活するために日常生活や社会生活の総合的な支援を目的としている。障害者の範囲は，従来の対象であった身体障害者，知的障害者に，発達障害を含む精神障害者と難病患者を加えた。そして，障害者が障害福祉サービスを利用したい場合に，障害の多様な特性，その他の心身の状態に応じて必要とされる標準的な支援の度合いを総合的に示す「障害者支援区分」を創設した。障害福祉サービス利用を希望する障害者は，市町村に申請する。市町村は，障害福祉サービスの必要性の審査を1次判定（コンピュータ判定），2次判定（医師の意見書および調査内容を総合的に勘案）により障害支援区分を認定，それに基づいたサービス支給を決定する。サービス等利用計画の作成・提出により，障害者本人が必要と希望するサービスを利用できる。介護保険サービス利用の仕組みと同様である。サービスを利用した障害者の負担は，所得などに配慮した負担（応能負担）である（図7-6，7-7）。

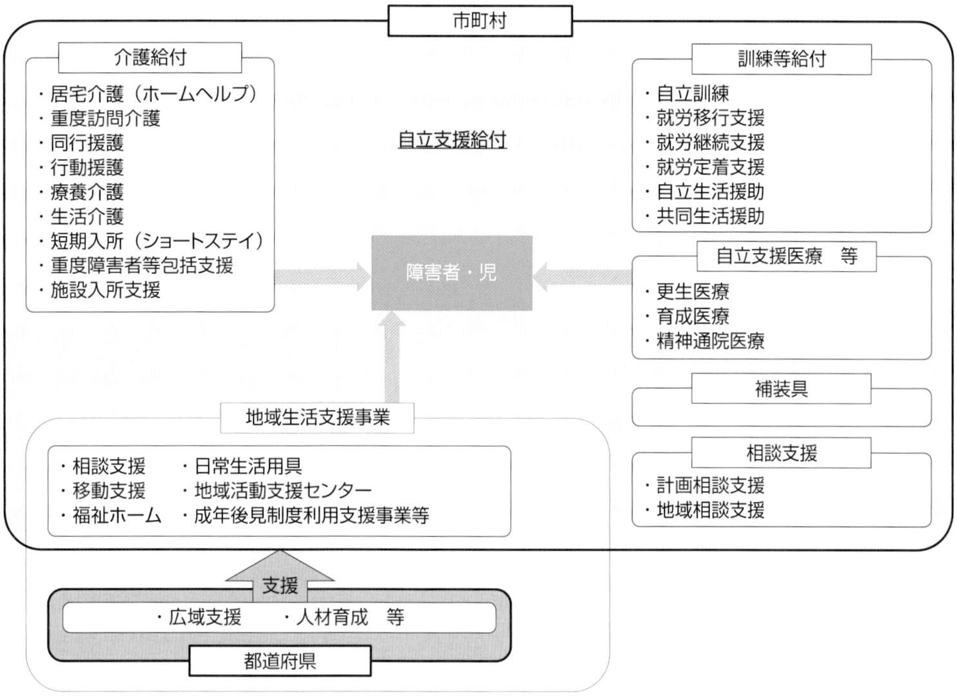

図7-6　障害者総合支援法による総合的な支援の構成

注）精神通院医療の実施主体は都道府県。

出典）全国社会福祉協議会リーフレットより抜粋

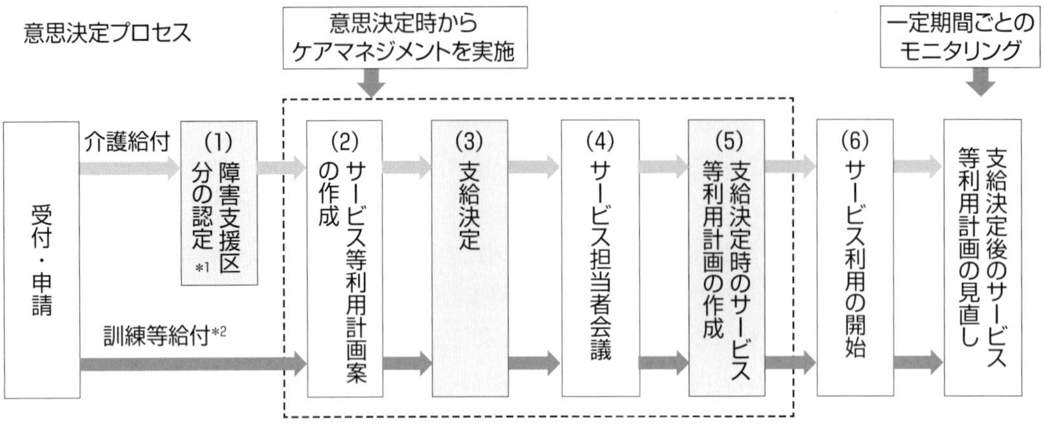

図7-7　障害福祉サービス利用までの流れ

注1）同行援護の利用申請の場合，障害者支援区分の認定は必要ありませんが，同行援護アセスメント調査票の基準を満たす必要があります。

注2）共同生活援助の利用申請のうち，一定の場合は障害支援区分の認定が必要です。

出典）障害者総合支援法のサービス利用説明パンフレット（2018年4月版）

4.4　障害者福祉施設（障害者福祉サービス）

障害者総合支援法による自立支援給付対応の障害福祉サービスとその概要を図7-8に示した。障害者が地域生活の基盤となる住まいの確保と障害者が地域社会で自立した暮らしができるような支援など，地域移行を促進するための多様なサービスが提供されている。

4.5　在宅ケア，訪問看護

少子・高齢化は，社会保障・社会福祉の対象者の増加と将来にわたってそれを支える人材不足および財政不足を意味する。今後，団塊の世代（約800万人）が75歳以上となる2025（令和7）年以降は，国民の医療や介護の需要が，さらに増加することが

コラム　ノーマライゼーションからソーシャルインクルージョン（社会的包摂）の考え方へ

厚生労働省によれば，ノーマライゼーションは，社会的支援を必要としている人々を「いわゆるノーマルな人にすることを目的としているのではなく，その障害を共に受容することであり，彼らにノーマルな生活条件を提供すること」と定義している。障害の有無にかかわらず人々が等しく人間らしく生きていける社会を目指す考え方をいう。ソーシャルインクルージョンは，「全ての人々を孤独や孤立，排除や摩擦から援護し，健康で文化的な生活の実現につなげるよう，社会の構成員として包み支え合う」という理念をいう。最近は，社会的に弱い立場にある人々を社会の一員として包み支え合う，ソーシャルインクルージョンの理念を進めることを提言している。

分類	給付	サービス	対象	内容
訪問系	介護給付	居宅介護（ホームヘルプ）	者 児	自宅で，入浴，排泄，食事の介護等を行う
訪問系	介護給付	重度訪問介護	者	重度の肢体不自由者又は重度の知的障害若しくは精神障害により行動上著しい困難を有する者であって常に介護を必要とする人に，自宅で，入浴，排せつ，食事の介護，外出時における移動支援等を総合的に行う
訪問系	介護給付	同行援護	者 児	視覚障害により，移動に著しい困難を有する人が外出する時，必要な情報提供や介護を行う
訪問系	介護給付	行動援護	者 児	自己判断能力が制限されている人が行動するときに，危険を回避するために必要な支援，外出支援を行う
訪問系	介護給付	重度障害者等包括支援	者 児	介護の必要性がとても高い人に，居宅介護等複数のサービスを包括的に行う
日中活動	介護給付	短期入所（ショートステイ）	者 児	自宅で介護する人が病気の場合などに，短期間，夜間も含め施設で，入浴，排せつ，食事の介護等を行う
日中活動	介護給付	療養介護	者	医療と常時介護を必要とする人に，医療機関で機能訓練，療養上の管理，看護，介護及び日常生活の世話を行う
日中活動	介護給付	生活介護	者	常に介護を必要とする人に，昼間，入浴，排せつ，食事の介護等を行うとともに，創作的活動又は生産活動の機会を提供する
施設系	介護給付	施設入所支援	者	施設に入所する人に，夜間や休日，入浴，排せつ，食事の介護等を行う
居住支援系	訓練等給付	自立生活援助	者	一人暮らしに必要な理解力・生活力を補うため，定期的な居宅訪問や随時の対応により日常生活における課題を把握し，必要な支援を行う
居住支援系	訓練等給付	共同生活援助（グループホーム）	者	夜間や休日，共同生活を行う住居で，相談，入浴，排せつ，食事の介護，日常生活上の援助を行う
訓練系・就労系	訓練等給付	自立訓練（機能訓練）	者	自立した日常生活又は社会生活ができるよう，一定期間，身体機能の維持，向上のために必要な訓練を行う
訓練系・就労系	訓練等給付	自立訓練（生活訓練）	者	自立した日常生活又は社会生活ができるよう，一定期間，生活能力の維持，向上のために必要な支援，訓練を行う
訓練系・就労系	訓練等給付	就労移行支援	者	一般企業等への就労を希望する人に，一定期間，就労に必要な知識及び能力の向上のために必要な訓練を行う
訓練系・就労系	訓練等給付	就労継続支援（A型）	者	一般企業等での就労が困難な人に，雇用して就労する機会を提供するとともに，能力等の向上のために必要な訓練を行う
訓練系・就労系	訓練等給付	就労継続支援（B型）	者	一般企業等での就労が困難な人に，就労する機会を提供するとともに，能力等の向上のために必要な訓練を行う
訓練系・就労系	訓練等給付	就労定着支援	者	一般就労に移行した人に，就労に伴う生活面の課題に対応するための支援を行う

図7-8　障害福祉サービス等の体系（介護給付・訓練等給付）

注）表中の者は障害者，児は障害児であり，利用できるサービスに付している。

出典）厚生労働省

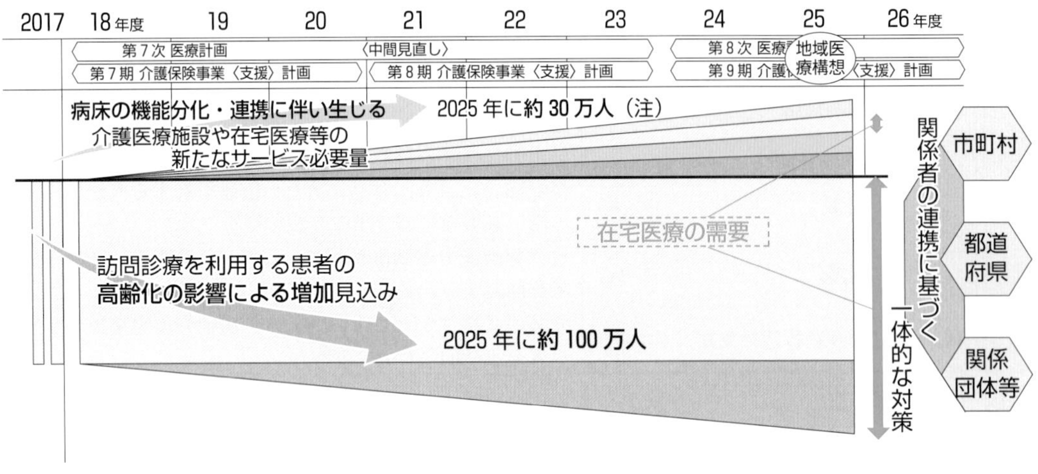

図7-9　2025（令和7）年に向けた在宅医療の体制構築について

注）30万人には，介護施設や外来で対応する分も含む。今後，都道府県や市町村等が協議し，受け皿を検討。
出典）厚生労働省：第11回　医療計画の見直し等に関する検討会 資料（2017）一部改正

見込まれている（図7-9）。全員を収容できる施設を整備する財源および人材を確保するのも困難である。

一方，多くの国民は「自宅で療養したい」「要介護状態になっても，自宅や子ども・親族の家で介護を受けたい」など，在宅での医療・介護サービスを希望している。住み慣れた環境で療養することで，安心して自分らしい生活をすることが可能になる。施設や病院で他人と生活するより精神的に安定し，よく眠れるようになったり食欲が増したりすることを期待できる。

在宅ケア，訪問看護の整備は必要不可欠である。地域における在宅医療と介護の提供体制の構築，地域包括ケアシステムの構築を趣旨として地域における医療及び介護の総合的な確保を推進するための関係法律の整備等に関する法律（医療・介護総合確保推進法）は成立した。急性期の治療を終えて在宅に戻り療養生活を送るためには，地域における医療・介護の関係機関が連携して包括的かつ継続的な在宅医療・介護の提供が必要である。このために多職種協働により在宅医療・介護を一体的に提供できる体制を構築する地域包括ケアシステムの整備が図られる。

在宅ケアとは，障害者や高齢者が，介護・医療サービスを受けながら在宅での生活を継続すること，または在宅生活を継続するために提供される医療，看護，介護等のケアの総称である。具体的なサービスには，訪問看護，デイサービス，ショートステイ，ホームヘルプサービス等がある。訪問看護は，利用者が可能な限り自宅で自立した日常生活を送ることができるよう，利用者の心身機能の維持回復などを目的として，看護師などが疾患のある利用者の自宅を訪問し，主治医の指示に基づいて療養上の世話や診療の補助を行うことをいう。

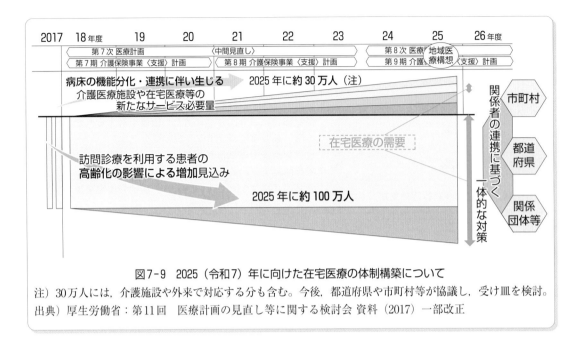

4．6　福祉関係法規

福祉に関する法律のうち社会福祉法は，社会福祉の目的・理念・原則と対象者別の各社会福祉関連法に規定されている福祉サービスに共通する基本事項を規定した法律で地域福祉サービスの総合的向上を目指している。社会福祉事業を地方自治体の責務とし，市町村および都道府県に老人保健計画の策定を義務づけている。社会福祉の制度は，対象者ごとに制度が決められ実施されている。

1）児童福祉法

第1条で「全て児童は，児童の権利に関する条約の精神にのつとり，適切に養育されること，その生活を保障されること，愛され，保護されること，その心身の健やかな成長及び発達並びにその自立が図られることその他の福祉を等しく保障される権利を有する」としている。第4条で，児童は「満十八歳に満たない者」と定義している。

2）身体障害者福祉法

目的は「身体障害者の自立と社会経済活動への参加を促進するため，身体障害者を援助し，及び必要に応じて保護し，もつて身体障害者の福祉の増進を図ること」である（第1条）。

3）知的障害者福祉法

目的は「知的障害者の自立と社会経済活動への参加を促進するため，知的障害者を援助するとともに必要な保護を行い，もつて知的障害者の福祉を図ること」である（第1条）。

4）母子及び父子並びに寡婦福祉法

目的は「母子家庭等及び寡婦に対し，その生活の安定と向上のために必要な措置を講じ，もつて母子家庭等及び寡婦の福祉を図ること」である（第1条）。母子・父子家庭（20歳未満の児童を扶養している配偶者のいない家庭），寡婦（夫と死別または離婚して再婚しないでいる女性）に対する福祉資金の貸付け・就業支援事業等の実施・自立支援給付金の給付などの支援措置について定めている。

5）老人福祉法

目的は「老人の福祉に関する原理を明らかにするとともに，老人に対し，その心身の健康の保持及び生活の安定のために必要な措置を講じ，もつて老人の福祉を図ること」である（第1条）。

6）生活保護法

目的は「日本国憲法第25条に規定する理念に基き，国が生活に困窮するすべての国民に対し，その困窮の程度に応じ，必要な保護を行い，その最低限度の生活を保障するとともに，その自立を助長すること」である（第1条）。生活保護は，① 生活扶助，② 教育扶助，③ 住宅扶助，④ 医療扶助，⑤ 介護扶助，⑥ 出産扶助，⑦ 生業扶助，⑧ 葬祭扶助の8種類の扶助に分けられ，それぞれ最低生活を充足するに必要とされる限度において具体的な支給範囲が定められている。

7）障害者総合支援法

目的は「障害者及び障害児が基本的人権を享有する個人としての尊厳にふさわしい日常生活又は社会生活を営むことができるよう，必要な障害福祉サービスに係る給付，地域生活支援事業その他の支援を総合的に行い，もって障害者及び障害児の福祉の増進を図るとともに，障害の有無にかかわらず国民が相互に人格と個性を尊重し安心して暮らすことのできる地域社会の実現に寄与すること」である（第１条）。

5．地域保健

5．1　地域保健活動の概要

地域保健活動は，地域住民の健康の保持・増進ならびに地域の公衆衛生の向上を図るため，主として行政が行う一連の保健活動をいう。

日本の地域保健は，1937（昭和12）年の保健所法の制定により推進されてきた。都会と田舎を通じて保健所を創設し，蔓延していた結核，性感染症等の慢性伝染病の予防対策，国民の体位低下に対する母子保健指導にあたった。第二次世界大戦後の1947（昭和22）年に日本国憲法が制定され，国民の生存権の確立と生活の進歩向上が国家義務とされ，公衆衛生は大きな展開をみせた。保健所法は改正され，保健所は，健康相談，保健指導のほかに医事，薬事，食品衛生，環境衛生などに関する行政機能をあわせもつ，地域における公衆衛生の向上および増進を図るための第一線機関として強化された。そして感染症対策は着実に効果をあげていった。一方，生活習慣病などの慢性疾患は増加し，疾病構造は感染症から慢性疾患へと変化した。人口の少子高齢化，地域住民のニーズの多様化を背景に，医療や福祉の連携強化など総合的な保健サービスが必要になってきた。さらには地方分権の流れもあり，1994（平成6）年に，保健所法は，地域保健法に改正された。地域保健活動は，地域保健対策強化のため，市町村保健センターと保健所の役割が大きく見直された。住民に身近な保健サービスを提供するいわゆる対人サービスを市町村が受け持ち，保健所の活動は，広域的，専門的な地域保健活動に従事することになった。

最近の地域保健活動は，行政に任せきりにするのではなく，住民の積極的な地域保健活動へ参加が求められている。時代の変化を背景に地域における健康危機管理など，求められる課題に応じて，協働の仕組みつくりが推進されている。

5．2　地域保健法

目的は，地域保健対策の推進に関する基本指針，保健所の設置その他，地域保健対策の推進に関する基本となる事項を定めることにより，地域において保健対策が総合的に推進する環境を確保し，地域住民の健康の保持増進に寄与することである。

地域保健法では，国と地方公共団体の責務を規定し，都道府県と市町村の役割を見直した。住民に身近で利用頻度の高い母子および老人保健，福祉サービスは市町村が担い，保健所は精神保健，難病対策，エイズ対策等についての機能と食品衛生，環境衛生，医事，薬事など広域的監視・検査が必要な事項についての機能をそれぞれ強化し，地域保健における広域的・専門的かつ技術的拠点としての位置づけを確立する。地方分権の推進する観点から，地方公共団体が地域の実状に照らした地域保健活動に関する計画を策定，施行し，地域住民の生涯を通じた健康づくりの体制を整備する。

5．3　保健所と従事者

保健所は，地域保健法を根拠法令としている。保健所を設置するのは，都道府県および東京都特別区，地方自治法による指定都市，中核市，地域保健法施行令で定める市（政令市）のいずれかであり，2022（令和4）年4月現在468か所設置されている（図7-10）。

保健所長は，地域保健法施行令第4条第1項により原則，一定の要件（3年以上公衆衛生の実務経験，国立保健医療科学院の養成訓練課程を修了など）を持つ医師である。しかし地方公共団体の長が，医師の確保が難しいと認める場合は，第2項に医師と同等以上の公衆衛生の知識を有していると厚生労働大臣が認める等の要件を満たした者を期限付きであてることができる。

職員は，地域保健法施行令第5条第1項により，地方公共団体の長が保健所の業務を行うのに必要と認める職員を置いている。医師，歯科医師，薬剤師，獣医師，保健師，助産師，看護師，診療放射線技師，臨床検査技師，衛生検査技師，管理栄養士，栄養士，歯科衛生士，統計技術者などである。

保健所の事業は，表7-4に概要を示す。住民に対するサービスである対人保健と地

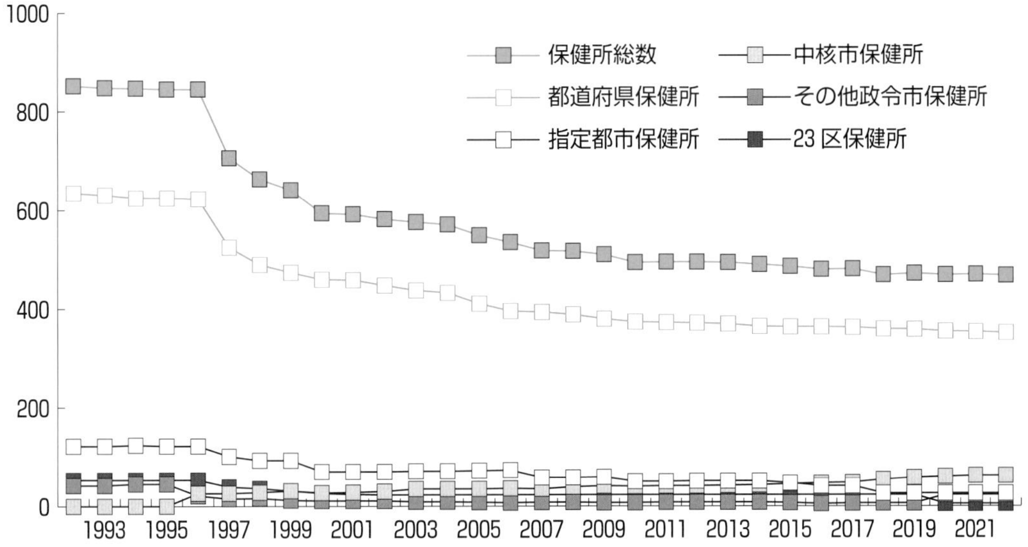

図7-10　設置主体別保健所数の推移
出典）厚生労働省健康局健康課地域保健室調べ

表7-4　保健所の業務

項目と内容
第 6 条　保健所の事業
1．地域保健に関する思想の普及および向上に関する事項 2．人口動態統計その他地域保健にかかる統計に関する事項 3．栄養の改善および食品衛生に関する事項 4．住宅，水道，下水道，廃棄物の処理，清掃その他の環境の衛生に関する事項 5．医事および薬事に関する事項 6．保健師に関する事項 7．公共医療事業の向上および増進に関する事項 8．母性および乳幼児ならびに高齢者の保健に関する事項 9．歯科保健に関する事項 10．精神保健に関する事項 11．治療方法が確立していない疾病その他の特殊の疾病により長期に療養を必要とする者の保健に関する事項 12．エイズ，結核，性病，伝染病その他の疾病の予防に関する事項 13．衛生上の試験および検査に関する事項 14．その他地域住民の健康の保持および増進に関する事項
第 7 条　保健所の事業（任意事業）
地域住民の健康の保持および増進を図るため，次に掲げる事業を行うことができる。 1．地域保健に関する情報の収集，管理および活用 2．地域保健に関する調査および研究 3．歯科疾患その他厚生労働大臣の指定する疾病の治療 4．試験および検査を行い，試験および検査に関する施設を利用させること
第 8 条　保健所の援助
保健所は市町村相互間の連絡調整を行い，市町村の求めに応じ技術的助言，市町村職員の研修その他必要な援助を行う。

域に関するサービスである対物保健に大別される。対人保健は，先に述べた。対物保健サービスは食品衛生，獣医衛生，環境衛生，医事・薬事衛生の4つからなる。営業許可や立ち入り検査，違反施設に対する営業停止など，権力行政としての権限を持つ。

5．4　市町村保健センターと従事者

市町村保健センターは，地域保健法施行令第18条により，住民に対し，健康相談，保健指導および健康診査その他身近な保健サービスを提供することを目的として，市町村は設置することができる。2022（令和4）年4月現在2,432か所である。

市町村保健センター長は，医師である必要はない。職員は，保健師，看護師，管理栄養士，歯科衛生士，理学療法士，作業療法士などが配置されている。

5．5　地域における資源と連携

地域保健対策は，保健所，市町村保健センターなど行政機関が，保健・医療・介護

福祉の施策連携を通じ，住民ニーズに即した実効的な取り組みを推進してきた。近年，人口構造の急激な変化，住民生活の多様化，非感染症疾患の拡大，健康危機管理事案の変容や関連する制度の改正など地域保健を取り巻く環境に大きな変化が生じている。従来のサービスのみで多様化・高度化する住民のニーズに応えていくことが困難な状況となっている。

東日本大震災において「人と人との絆」「人と人との支え合い」の重要性が再認識されるとともに，各地で「人と人との絆」に基づくソーシャル・キャピタルを活用した住民主体の取り組みにより効果を上げる事例が報告された。ソーシャル・キャピタルとは，人との信頼関係やネットワークなどの社会関係資本を意味する概念である。地域の自治会，地縁で結ばれた老人会や子供会，学校を中心としたネットワーク，NPO・ボランティア団体などがあげられる。

ソーシャル・キャピタルが豊かであると，市民活動への参加が促され，さらにソーシャル・キャピタルが推進される。地域保健活動担当者は，住民全体の地域保健対策を進めるため，地域保健人材としてソーシャル・キャピタルの「核」となる人材を位置づけるなどして活動を展開し，多様化，高度化する住民ニーズに即した取り組みを推進する（図7-11）。

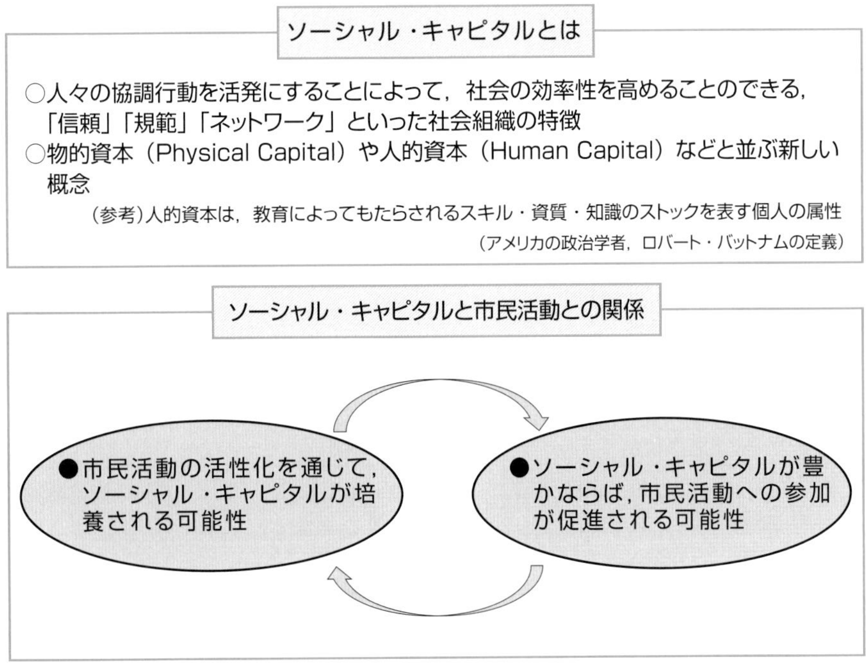

図7-11　ソーシャル・キャピタルの概要

出典）内閣府経済社会総合研究所編：コミュニティ機能再生とソーシャル・キャピタルに関する研究調査報告書（2005）

5．6　地域における健康危機管理；自然災害，感染症，食中毒

地域保健における健康危機管理とは，医薬品，食中毒，感染症，飲料水その他何らかの原因により生じる国民の生命，健康の安全を脅かす事態に対して行われる健康被害の発生予防，拡大防止，治療等に関する業務であって，厚生労働省の所管に属するものをいう。「その他何らかの原因」には，大震災や津波，火山の噴火，大雨による土砂崩れといった自然災害，原子力発電所などの放射線事故，化学兵器や毒劇物を使用したテロ事件のような犯罪も含まれる。

食中毒，感染症などの危機管理については感染症法で対応策がマニュアル化してあり，担当部署が明らかになっているが，健康危機管理の対象には，発生当初は原因が不明で，対処方法がわからないものも少なくない。また，不特定多数の国に健康被害が発生，拡大する可能性がある場合には，公衆衛生の確保という観点から対応が求められる。そこで，厚生労働省健康危機管理基本指針をもって，地方公共団体が健康危機管理を適切に実施するための具体的な対応について述べている。

地域における健康危機管理においては，保健所が中心となって対応する。平常時には監視業務等を通じて健康危機の発生を未然に防止するとともに，所管区域全体で健康危機管理を総合的に行うシステムを構築し，健康危機発生時にはその規模を把握し，地域に存在する保健医療資源を調整して，関連機関を有機的に機能させる役割が期待されている。具体的には，被害者の医療の確保，原因の究明，健康被害の拡大の防止に加えて，被害を受けた住民に対する健康診断およびPTSD対策を含めた心のケアの

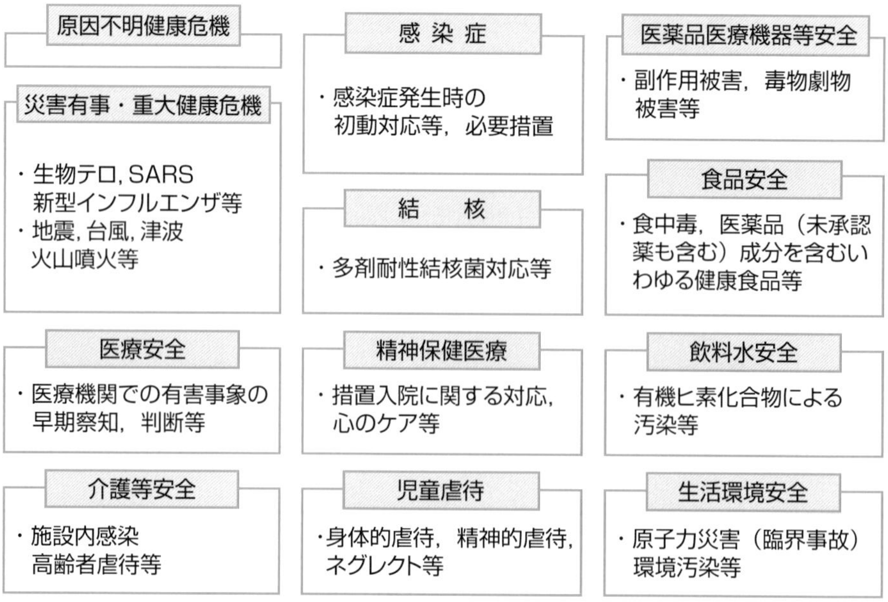

図7-12　保健所における健康危機への対応の概要
出典）厚生労働省提出資料（2008）

ほかに，障害者，小児および高齢者といった災害弱者対策等において，主体的に役割を果たすことが期待されている（図7-12）。

保健所における健康危機管理の実際の業務は，対策の内容により健康危機の発生の未然防止，健康危機発生時に備えた準備，健康危機への対応，健康危機による被害の回復の4つに整理される。これらは健康危機管理業務の一連の流れとなる。

6．母子保健

6.1　母子保健の概要

母子保健とは，端的に「母と子の健康」であるが，母子保健法第1条によると，「母性並びに乳児及び幼児の健康の保持及び増進を図るため，母子保健に関する原理を明らかにするとともに，母性並びに乳児及び幼児に対する保健指導，健康診査，医療その他の措置を講じ，もつて国民保健の向上に寄与することを目的とする」とされている。

1937（昭和12）年に日中戦争が勃発すると，国体維持のために健民健兵策がとられ，青少年育成と「産めよ，増やせよ」が国策となり，同年に保健所法（旧法）と母子保護法が成立した。翌年に厚生省が設置され，青少年体力増強を図り，母子保護法にて健やか成長と保護を図り，1942（昭和17）年に「妊産婦手帳規定」が制定され，母子保健は発展し，主に保健所内で実施されてきた。

戦後，1947（昭和22）年に児童福祉法が成立し，児童福祉と母子衛生が併存で実施されてきたが，1965（昭和40）年に母子衛生が独立化し，母子保健法となった。

現在の主な母子保健施策を以下に述べる（図7-13）。

（1）妊婦健診

妊婦や胎児の健康状態を定期的に確認するために妊婦健診を行う。妊娠週数に応じた問診や診察，体重や血圧等の測定，検尿，貧血検査，感染症検査，子宮頸がん検診，超音波検査などが行われ，同時に食生活や精神面に関する保健指導も行われる。

近年，高齢やストレス等を抱える妊婦が増加傾向にあるにもかかわらず，就業や健診費用の懸念等の理由で健康診査を受診しない妊婦もみられる。妊娠経過が不明な妊婦が救急搬送され，妊婦や胎児にとって危険な出産となることもあり，国は少子化対策の一環として妊婦健康診査の公費負担を14回程度とするなどの拡充を図っている。

（2）B型肝炎母子感染防止事業

B型肝炎ウイルスを有する妊婦から垂直感染によって，その子がキャリア化または急性肝炎等を発症することがあるため，母子感染を起こすおそれがある妊婦を発見し適切な指導を行うことにより，キャリア化・発症を抑え，B型肝炎の撲滅を図ることを目的としてB型肝炎母子感染防止事業を実施している。1985（昭和60）年から妊婦健診に盛り込まれ，現在は公費でHBs抗原検査を実施し，その後の精密検査やワクチンなどの接種は医療保険で行っている。

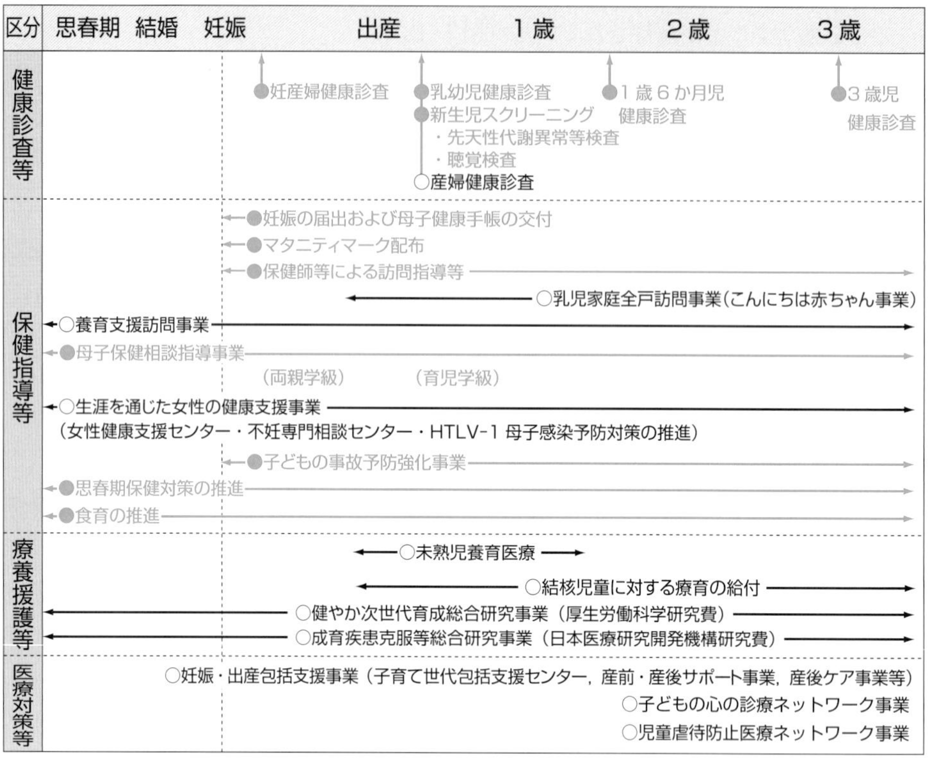

図7-13　主な母子保健施策

○国庫補助事業　●一般財源による事業
出典）厚生労働統計協会：国民衛生の動向2023/2024，p.99（2023）

（3）母子保健相談指導事業

自ら進んで妊娠・出産・育児についての正しい理解を深めることによって母性が育まれるという観点から，思春期など母になる前段階から母子保健に関する正しい知識の啓発と普及を図っている。

思春期学級，婚前学級，新婚学級，両（母）親学級など，講演会等による母子保健に関する集団教育や，個別の保健・育児相談が行われる。

（4）生涯を通じた女性の健康支援事業

女性は，妊娠，出産等固有の機能だけでなく，女性特有の身体的特徴をもつため，月経困難症や更年期障害などライフステージごとに様々な支障や心身にわたる悩みを抱えている。女性が自身の状態に応じた自己管理を的確に行うことができるよう，健康教育を実施し，気軽に相談できる体制を確立，また不妊の課題に対応するための適切な体制を構築することにより，生涯を通じた女性の健康の保持・増進を図っている。

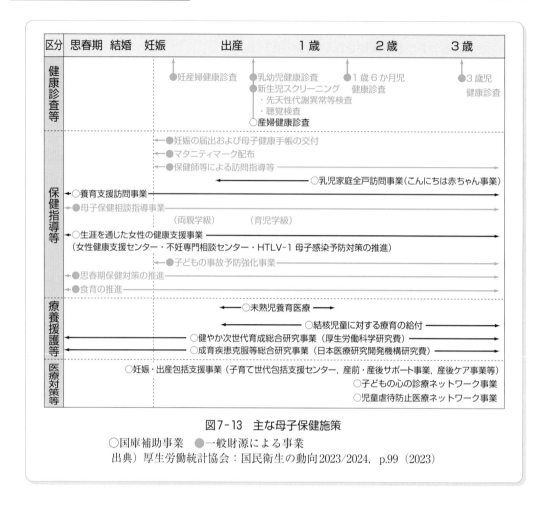

（5）乳児家庭全戸訪問事業（こんにちは赤ちゃん事業）

ハイリスクの新生児および未熟児に関しては，母子保健法第11条，第19条の規定に則って訪問指導が実施されるが，乳児全員については4か月健診の機会を利用して保健指導を実施することが多かった。しかし，虐待死亡事例は生後1か月に満たない時期であることが多いため，養育支援のポピュレーション事業として乳児家庭全戸訪問事業（こんにちは赤ちゃん事業）が2007（平成19）年から開始された。実施主体は市町村で，2017年4月1日現在，全国の97.7％の市町村で実施されている。生後4か月までの乳児のいるすべての家庭を訪問し，様々な不安や悩みを聞き，子育て支援に関する情報提供等を行うとともに，親子の心身の状況や養育環境等の把握や助言を行い，支援が必要な家庭に対しては適切なサービスにつなげている。

（6）特定不妊治療支援

不妊治療のうち体外受精と顕微受精については，1回の治療費が平均約50万円程度と高額で医療保険も適用されず，経済的な負担が大きいことから，2004（平成16）年度から各自治体においてこれらの不妊治療にかかる費用の一部を助成する制度が実施された（特定不妊治療費助成事業）。その後，2022（令和4）年度から特定不妊治療が保険適用になったことに伴い，特定不妊治療費助成事業は終了した。

（7）医療援護

妊娠高血圧症候群や妊産婦の糖尿病，貧血，産科出血，心疾患などの合併は，母体・胎児ともに悪影響を与えるため，訪問指導を実施するとともに，入院治療を要する場合は早期に適正な治療を受けさせるための医療援助を行っている。

また，未熟児，小児慢性特定疾患罹患児，障害児，結核児童等は，治療が長期にわたり医療費の負担も高額となるため，公費負担医療制度が設けられ，いずれも医療保険の自己負担分を給付している（表7-5）。

表7-5　乳幼児を対象とする主な公費負担医療

2019（令和元）年現在

事業名	根拠法	対象	対象年齢
未熟児養育医療	母子保健法	出生時体重2,000 g以下の者，生活力が特に薄弱な者等の入院	1歳未満
小児慢性特定疾病対策	児童福祉法	16疾患群762疾病 罹患児童	18歳未満（継続治療の場合は20歳未満）
自立支援医療（育成医療）	障害者総合支援法	身体障害児（おそれのある者含む）のうち確実に治療効果が期待される児童	18歳未満
結核児童療育医療	児童福祉法	長期の入院治療を要する結核児童	18歳未満

6.2　母子保健法

母子保健法は，1965（昭和40）年に制定された。目的を示した第1条はすでに述べた（p.165）。

母性の尊重について「母性は，みずからすすんで，妊娠，出産又は育児についての正しい理解を深め，その健康の保持及び増進に努めなければならない」（第4条）との理念が明らかにされるとともに，「国及び地方公共団体は，母性並びに乳児及び幼児の健康の保持及び増進に努めなければならない」（第5条）としている。

妊娠，出産または育児等の知識の普及，保健指導，新生児や妊産婦の訪問指導，乳幼児の健康診査，妊娠の届出と母子健康手帳の交付，養育医療費の給付，母子健康包括支援センターの設置等について定めている。これにより，母子の一貫した総合的な母子保健対策の推進が図られるようになった。

6.3　母子健康手帳

妊娠した者は，母子保健法によって市町村長に妊娠を届け出ることになっており，この届出は妊娠を行政的に把握し，妊婦から乳幼児まで一貫した母子保健サービスを提供するための出発点として重要である。この届出の際に医師等の妊娠証明書は不要である。妊娠の届出をした者に対して母子健康手帳が交付される。

母子健康手帳は，妊娠，出産および育児に関する健康記録と，妊娠と乳幼児に関する行政情報，保健・育児情報で構成され，情報の記載内容については市町村独自の裁量が認められている。

保健医療従事者が記載した母子の健診や保健指導などの記録および当事者が記載した記録を，当事者が所持することにより，その後の保健医療従事者の的確な支援に結びつけるとともに，家族ぐるみでの妊産婦・乳幼児の健康管理を促している。予防接種の記録など，小学校入学時の健康診断の参考や成長してからも役立つ内容があるため，大切に保管することが望ましい。

6.4　乳幼児健康診査

乳幼児健康診査は母子保健法に規定されており，これにより乳幼児は，市町村が定めた方法で公費での健康診査を受けることができる。

かつては子どもの成長・発達に悪影響を及ぼす疾病を早期にスクリーニングし，適切な処置を講ずるという二次予防の意義が大きかったが，近年ではリスクを早期に発見し疾病や異常の発生を未然に防ぐ一次予防の機会としても重視されている。

健診の時期は，第12条にて「満1歳6か月を超え満2歳に達しない幼児 」と「満3歳を超え満4歳に達しない幼児 」と定められているほか，第13条にて必要に応じて実施することとなっている。4か月児，1歳6か月児，3歳児健康診査が一般的であり，これに加えて成長の節目ごとに，生後6か月，9か月，満1歳，2歳頃に実施するなど市町村ごとに工夫されている。

（1）1歳6か月児健康診査

1歳6か月になると歩行や言語などの精神運動発達の標識が容易に得られるようになることから，心身障害の早期発見，う歯の予防，栄養状態などの点を中心に健診が行われる。同時に栄養，心理，育児など保護者への指導も実施される。

異常が認められる場合には，身体面に関しては各診療科目別の専門医により，精神発達面に関しては児童相談所において精神科医，心理判定員などによる精密診査が行われる。

（2）3歳児健康診査

身体の発育，精神発達面や，視聴覚障害の早期発見などを目的としており，必要に応じて精密診査が行われる。

近年，児童虐待が増加する傾向にあり，虐待死亡事例も少なくない。地域の乳幼児全数を把握して実施される乳幼児健診にて，不自然な傷や栄養不良等からくる発育・発達不全，ネグレクトを疑わせる健診未受診等に留意することは，虐待を早期に発見し福祉サービス等，しかるべき機関につなげる有用な機会となる。また虐待は，核家族化に伴い気軽に育児相談がしにくい環境になるなど，育児不安からくる場合も多く，母親への心理的なサポートも重要である。

そのため2001（平成13）年度からは，1歳6か月児と3歳児健康診査において，心理相談員や保育士が加わり，育児不安などに対する心理相談や親子のグループワークなど，育児支援対策が強化されている。

また，2005（平成17）年度からは，発達障害者支援法の施行に伴い，母子保健法に基づく乳幼児健康診査を行うに当たっては，児童の発達障害の早期発見に留意することとされている。発達障害の中には3歳児健康診査では発見しにくいものもあるため，5歳児健康診査を導入する自治体も増えてきている。

（3）新生児健康診査

新生児健診は法令の定めはないが，多くの市町村公共団体が独自事業として1か月～12か月の中で実施している。各市町村まちまちで毎月健診は少ない。多くは小児医療機関に委託し，会計を補助する形式が多い。1歳6か月，3歳児健診は前述のとおり必ず行われる。

6．5　新生児マススクリーニング

先天性代謝異常症は，特定の代謝経路に関する酵素が欠損することに起因し，分解されるべき物質が蓄積し，産生されるべき物質が不足するために，知的障害や心身の障害を引き起こす。早期に発見し，早期に有害物質の除去・制限食による治療を開始することによりこれらの障害の発生予防が可能である。そのためすべての新生児を対象として，都道府県・指定都市において，生後4～6日目に血液を用いての新生児マ

表7-6　新生児マススクリーニング検査

	対象疾患	発生頻度	症　状	食事療法
アミノ酸	フェニルケトン尿症	6万人に1人	成長発達の遅延，色素脱色	フェニルアラニン除去ミルク
	メープルシロップ尿症	20万人に1人	代謝性アシドーシス，嘔吐，痙攣，呼吸障害	分枝鎖アミノ酸の制限
	ホモシスチン尿症	30万人に1人	知能障害，痙攣	低メチオニン高シスチン食，ビタミンB_6の大量投与
糖質	ガラクトース血症	4万人に1人	嘔吐，下痢，低血糖，肝機能障害，知能障害	乳糖除去乳・大豆乳，乳製品除去
内分泌	先天性甲状腺機能低下症（クレチン症）	2～3千人に1人	呼吸障害，低体温，浮腫	（ホルモン補充）
	先天性副腎過形成症	2万人に1人	低身長，塩類喪失	塩類喪失型では食塩補給

スクリーニング検査が実施されている（表7-6）。

現在，フェニルケトン尿症，メープルシロップ尿症，ホモシスチン尿症，ガラクトース血症のほか，内分泌異常である先天性甲状腺機能低下症（クレチン症），先天性副腎過形成症の6疾患の検査が公費で実施されている。ここ数年はクレチン症の発見率が最も多い。2011（平成23）年に母子保健課長通知「先天性代謝異常の新しい検査法（タンデムマス法）について」が出され，見逃し例がきわめて少なく早期治療による効果が期待できる16疾患への積極的導入が進められている。

6.6　健やか親子21（第2次）

20世紀中の母子保健の取り組みにより母子保健指標は飛躍的に改善したが，残された課題や親子の心の問題などの新たな課題について整理し，21世紀の母子保健の方向性を示す国民運動計画として，「健やか親子21」（2000～2014（平成12～26）年）が実施された。2013（平成25）年の最終評価では69指標（74項目）中約8割で一定の改善がみられ（表7-7），2015（平成27）年度から「健やか親子21（第2次）」が開始された。

健やか親子21（第2次）では，「すべての子どもが健やかに育つ社会」を10年後に実現させるために，3つの基盤課題と2つの重点課題を設定している（図7-14）。健やか親子21の最終評価を踏まえ，目標を設けた52の指標と，参考とする28の指標があり，目標の設定に当たっては，既存の統計調査から現状や今後の推移の見通し等の分析を行い，向こう10年間で取り組みが着実に促されるよう段階的な目標を設けている。

表7-7　健やか親子21最終評価　主なもの

A. 改善した（目標を達成した）	20項目（27.0%）
●十代の性感染症罹患率の減少　●産後うつ病疑い（EPDS9点以上）の割合の減少 ●周産期死亡率の世界最高水準の維持　●むし歯のない3歳児の割合80%以上　など	
B. 改善した（目標に達していないが改善した）	40項目（54.1%）
●十代の人工妊娠中絶実施率の減少　●妊産婦死亡率の減少 ●妊娠中の喫煙率・育児期間中の両親の自宅での喫煙率の減少	
C. 変わらない	8項目（10.8%）
●休日・夜間の小児救急医療機関を知っている親の割合 ●児童虐待による死亡数の減少　など	
D. 悪くなっている	2項目（ 2.7%）
●十代の自殺率の減少　●全出生数中の極低出生体重児・低出生体重児の割合の減少	
E. 評価できない	4項目（ 5.4%）
●朝食を欠食する子どもの割合 ●法に基づき児童相談所等に報告があった被虐待児数の減少　など	

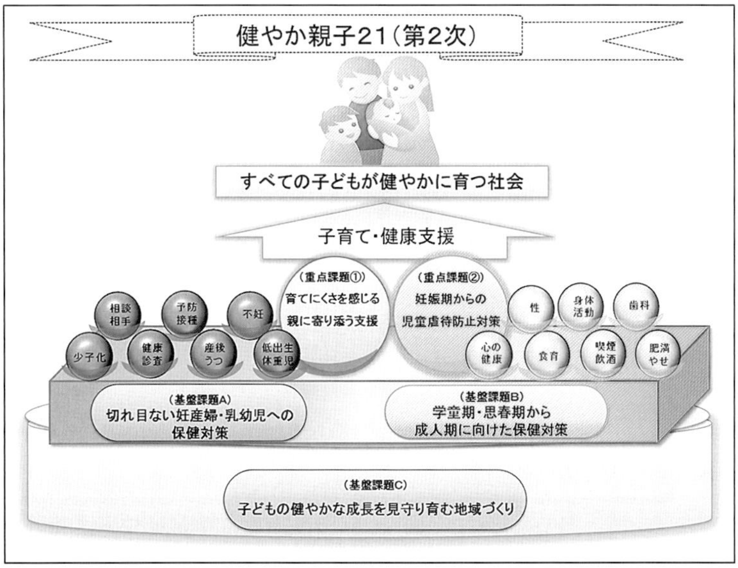

図7-14　健やか親子21（第2次）の概要

6．7　少子化対策；子ども・子育て支援新制度

（1）出生の動向

出生の動向を観察する指標として出生率，合計特殊出生率，総再生産率，純再生産率がある。合計特殊出生率はその年次の15～49歳までの女性の年齢別出生率を合計したもので，1人の女性が一生の間に生む子どもの数（男児・女児計）を表している。総再生産率は1人の女性が一生の間に生む女児の数，純再生産率は総再生産率から死亡率を考慮したものであり，合計特殊出生率が2.08，純再生産率が1をそれぞれ下回ると将来の人口は減少する。

合計特殊出生率の年次推移をみると，戦争直後，1947〜1949（昭和22〜24）年の第1次ベビーブーム，1970年代の第2次ベビーブーム時代には増加したが，その後は徐々に減少し，1989（平成元）年，当時の過去最低を下回る1.57を記録した（1.57ショック）。出生率低下の原因としては，未婚・晩婚化の進行，出産年齢の高齢化，離婚率の上昇，女性の社会進出などがあげられる。

「1.57ショック」を契機に，国は仕事と子育ての両立支援など，子どもを生み育てやすい環境づくりに向けて少子化対策の検討を始めた。1994（平成6）年の「今後の子育て支援のための施策の基本的方向について」（エンゼルプラン）にはじまり，2003（平成15）年の次世代育成支援対策推進法，少子化社会対策基本法，2010（平成22）年の「子ども・子育てビジョン」（〜2014（平成26）年）など，少子化・子育て支援対策を次々と制定し，2005（平成17）年には1.26とさらに最低値を記録した合計特殊出生率は，2015（平成27）年には1.45と増加傾向が続いた。しかし，以降は再び低下し，2022（令和4）年は1.26となった（図7-15）。

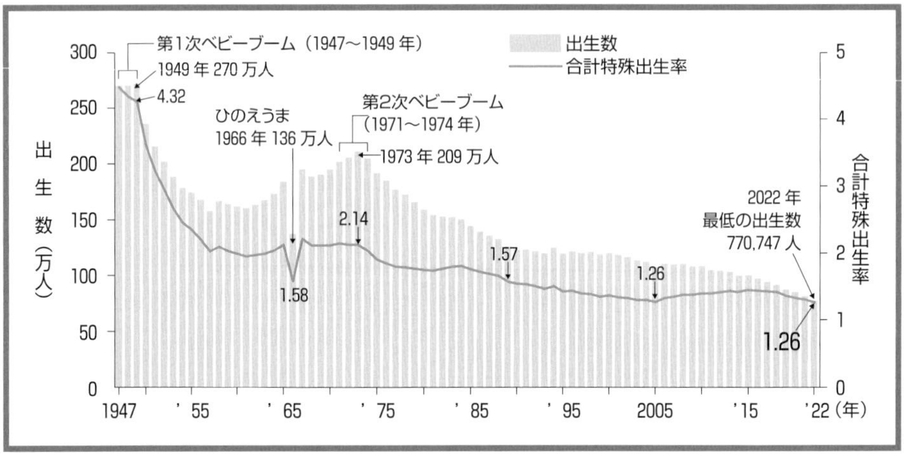

図7-15　出生数と合計特殊出生率の推移
資料）厚生労働省：人口動態統計

コラム　認定こども園

認定こども園とは，幼稚園，保育所等のうち，① 保護者の就労の有無にかかわらず就学前の子どもに幼児教育・保育を提供する機能，② すべての子育て家庭を対象に地域における子育て支援を行う機能を備え，都道府県知事が「認定こども園」として認定した施設をいう。認定こども園制度は，近年の急速な少子化の進行や保護者や地域の多様化するニーズに応えるために，2006（平成18）年10月より開始された。

この制度の推進により，夜間勤務やパートタイム労働など従来の保育所では認められなかった労働形態の保護者の子どもも，適切な規模の集団の中で育ちの場を確保することが可能になり，既存の幼稚園を活用することにより待機児童が解消され，育児不安の大きい専業主婦家庭を含む地域子育て支援が充実するなどの効果が期待されている。

（2）子ども・子育て支援新制度

2012（平成24）年の子ども・子育て支援法，認定こども園法の一部改正法など，子ども子育て関連3法に基づき，2015（平成27）年度から子ども・子育て支援新制度が本格的に開始された。消費増税分を財源とし，市町村が実施主体となって子育て支援ニーズの把握や認定こども園等の普及・運営支援を進める。具体的には，①保護者の就労の有無にかかわらず質の高い幼児教育・保育を総合的に提供，②子育ての相談や一時預かりの場を増やすなど地域の子育ての充実，③待機児童の解消，④子どもが減少傾向にある地域の保育などについてそれぞれ支援を行う。

子ども・子育て支援新制度では，従来の保育所に入所する際の基準であった児童福祉法による「保育に欠ける児童への保育保障」という考え方に変わって，「保育の必要性による認定」，その認定に応じた保育利用のための給付という考え方が導入された（表7-8）。

6．8　育児指導と児童虐待防止

（1）育児指導

母子保健法に基づいて，妊産婦，新生児，未熟児に対しては，必要に応じて医師，助産師，保健師がその家庭を訪問して保健指導を行っており，妊婦健診や乳幼児健診の際にも併せて保健指導を実施してきた。

乳幼児・児童への親権者による虐待・死亡事例の増加や，発達障害児への早期支援効果が明らかになるにつれ，従来の保健指導に加えて，育児指導のニーズ・重要性が増してきている。国は2000（平成12）年に児童虐待の防止等に関する法律，2005（平成17）年には発達障害者支援法を制定し，それぞれ育児支援対策を実施している。

（2）児童虐待に対して

厚生労働省の報告によると，2008（平成20）年には4万件程度だった相談件数は年々増加しており，2020（令和2）年には205,044件と過去最多を更新した（図7-16）。このような現状の中，2019（平成31）年3月に児童虐待防止対策の強化を図るための児

表7-8　施設型給付費等の支給を受ける子どもの認定区分

認定区分		給付の内容 （保育必要量）	給付を受ける 施設・事業
1号	満3歳以上で 2号認定以外の子ども	教育標準時間	幼稚園 認定こども園
2号	満3歳以上で 「保育を必要とする事由」に該当する子ども	保育短時間 保育標準時間	保育所 認定こども園
3号	満3歳未満で 「保育を必要とする事由」に該当する子ども	保育短時間 保育標準時間	保育所 認定こども園 小規模保育等

童福祉法等の一部を改正する法律案が提出され，6月に可決・成立した。しつけに際しての体罰禁止の明確化や，児童相談所の機能強化が盛り込まれている。一部を除き，2020（令和2）年4月から施行されている。

母子保健相談事業を通じて，思春期から妊娠・出産・育児についての正しい理解を深め，両親（母親）学級等，同じ立場の仲間で相談し合える場を提供することは，親の孤立化を防ぎ，児童虐待に対する一次予防となる。乳児家庭全戸訪問事業（こんにちは赤ちゃん事業）では，全乳児の心身の状況だけでなく養育者の育児不安や養育環境等まで把握し，必要な家庭を早期に育児支援サービスへとつなげている。

さらに虐待リスクの高い家庭には養育支援訪問事業を実施している。市町村には要保護児童対策地域協議会が設置され，これは保健・福祉・教育・保育の関係部局と児童相談所など，関係機関代表者による代表者会議，実務者会議，個別ケース会議で成り立つ。この協議会では個人情報保護法下でも虐待事例の情報共有ができ，解決に向けての相談と連携が有機的に行われる。ハイリスク家庭としては，以下があげられる。

① 若年妊婦・妊婦健診未受診・望まない妊娠等，妊娠期からの継続的な支援を特に必要とする家庭。
② 出産後間もない（おおむね1年程度）養育者が育児ストレス・産後うつ状態・育児ノイローゼ等の問題によって，子育てに対して強い不安や孤立感等を抱える家庭。
③ 食事・衣服・生活環境等について不適切な養育状態にある家庭。
④ 児童養護施設等の退所・里親委託の終了により児童が復帰した後の家庭。

なお，虐待によって，子どもを保護者のもとにおくことが不適切と判断されれば，一時保護や緊急保護，施設入所等の措置（里親委託を含む）をとることが必要になる。

（3）発達障害児に対して

発達障害とは「自閉症，アスペルガー症候群その他の広汎性発達障害，学習障害，注意欠陥多動性障害その他これに類する脳機能障害であってその症状が通常低年齢において発現するもの」と発達障害者支援法第2条で定義される（図7-17）。発達障害者支援法は，これまで制度の谷間に置かれてしまい，必要な支援が届きにくい状態であった発達障害児（者）に対して，それぞれのライフステージや年齢に合った適切な支援を受けられるよう，支援体制を整備するとともに，この障害が広く国民全体に理解されることを目指している。

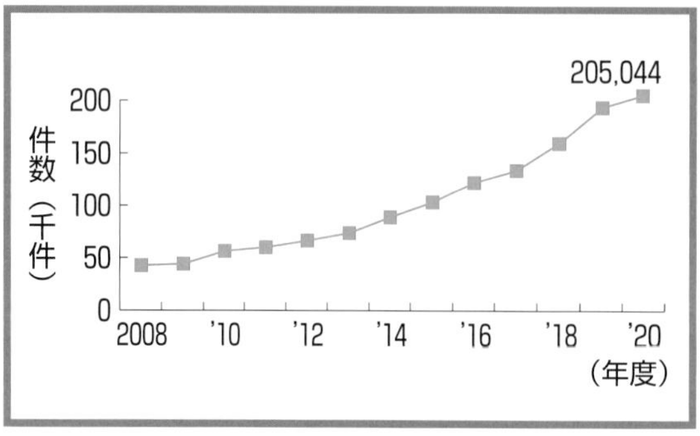

図7-16　児童虐待相談対応件数の推移
出典）厚生労働省：福祉行政報告例

継続的な療育相談を行い，親に対してそ

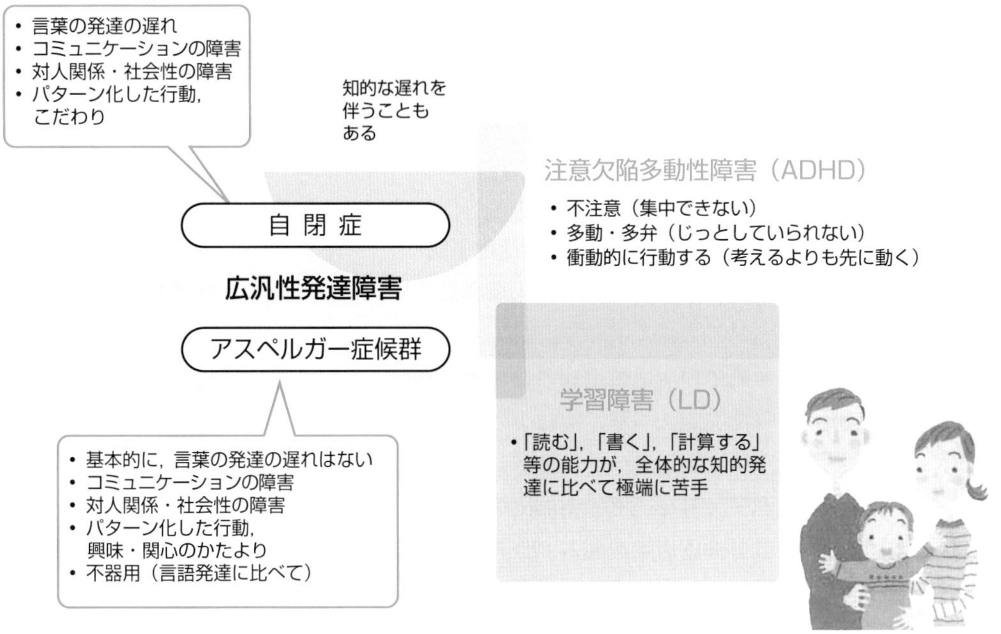

図7-17　発達障害の特性

出典）厚生労働省：「発達障害の理解のために」パンフレットより一部改変

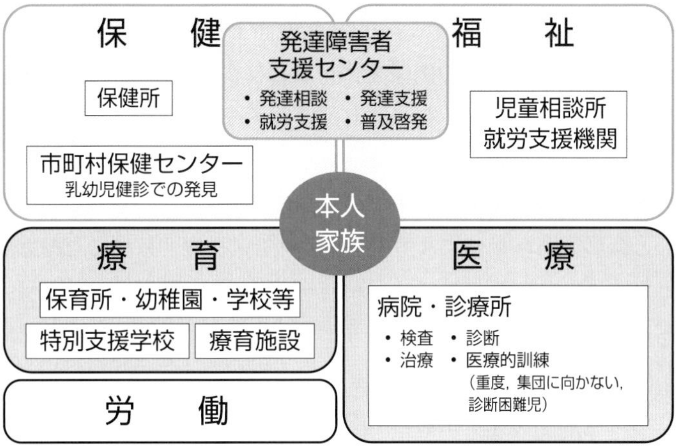

図7-18　発達障害児への支援体系

の児に合った育児やかかわり方を指導することは，育てにくさを軽減し親子の支えとなる。また発達障害児が，できるだけ早期からそれぞれの特性を理解した生活指導・生活訓練を受けることは，就園や就学前に集団生活に慣れ，社会で生きていくための手立てとなる。

発達障害児（者）が社会に適応して生活するためには，発達障害者支援センターを中心として，保健，療育，福祉，医療，労働等の各関係機関が密接に連携をとって支援することが必須である（図7-18）。

7. 成人保健

7.1 生活習慣病の発症予防と重症化予防

生活習慣病の発症頻度が高い成人期において，その予防が重要であることはもちろんのこと，この時期をいかに過ごすかによって，続く高齢期の生活の質（QOL）も大きく左右される。生活習慣病の罹患要因が明らかになるにつれ，国の健康づくり施策も疾病の早期発見・早期治療による生存率の向上から，生活習慣の改善による罹患リスクの低下・健康増進へと転換されてきた。

1978（昭和53）年から健診体制の整備など2次予防に重点を置いた「第1次国民健康づくり対策」，健康増進を図る1次予防へと発展させた「第2次国民健康づくり対策」（アクティブ80ヘルスプラン），さらに第3次国民健康づくり対策として，2000（平成12）年には，健康寿命の延伸，壮年期死亡の減少，QOLの向上を目的とする「21世紀における国民健康づくり運動」（健康日本21）が実施されてきた。

健康日本21最終評価を踏まえて，2013（平成25）年から10か年計画で健康日本21（第2次）が推進された。健康日本21（第2次）は，個人の生活習慣の改善および個人を取り巻く社会環境の改善を通じて，生活習慣病の発症予防・重症化予防を図り，社会生活機能低下の低減によるQOLの向上を図る。また，健康のための資源へのアクセスの改善と公平性の確保を行うことによって，社会参加の機会を増加させ，社会環境の質の向上を図り，結果として健康寿命の延伸・健康格差の縮小を実現するものである（図7-19）。

これらの厚生労働省主導の健康づくり対策と並行して，政府主導で生活習慣病予防と介護予防の推進により健康寿命を2年程度伸ばすことを目標とする「健康フロンティア戦略」（2005～2014（平成17～26）年），国民自らがそれぞれの立場に応じて予防を重視した健康づくりを行うことを提唱する「新健康フロンティア戦略～健康国家への挑戦～」（2007～2016（平成19～28）年）も実施されてきた。

このように健康増進対策を強化推進し，生活習慣病の発症予防および重症化予防をすることによって治療に要する医療費の減少にも資することと期待されてきたが，人口の高齢化は進む一方であり，医療技術の高度化とも相まって，国民医療費は年々増加し，2020（令和2）年度の国民医療費は42兆9,665億円，また人口1人当たり国民医療費は34万円となっている。特に75歳以上の高齢者の医療費は全体の約4割を占め，健康保険法の改正や介護保険制度の導入をもってしても財政を大きく逼迫《ひっぱく》するものとなっている。

世界に誇る国民皆保険制度を堅持し，将来にわたり医療保険制度を持続可能なもの

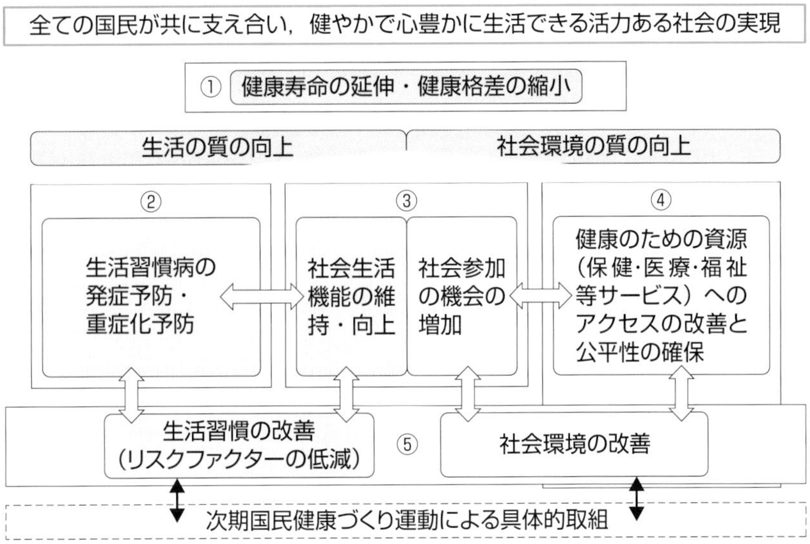

図7-19　健康日本21（第2次）の概念図

にしていくために，2006（平成18）年から開始された医療制度改革の中で，老人保健法は全面的な改正が行われ，2008（平成20）年に高齢者の医療の確保に関する法律（高齢者医療確保法）に改称された。

7.2　食事の変遷と生活習慣病

生活習慣病にかかわる生活習慣（life style）の最関与因子として食事がある。食事を意識してバランス性のあるものをとるか，自分の好きなものしかとらないかで，やがては生活習慣病の有無の差が出てくる。

日本人の食のあり方としては官主導でなされてゆくが，日本人の食の変遷をみると，戦後の食政策は，まず脳血管疾患に左右されてきた。1951（昭和26）年に脳血管疾患が死因第1位になった。政府の研究の結果，菜食中心主義による低コレステロール血症と高塩分による血管脆弱に基づく脳内出血が主因子と判明し，高コレステロール食と低塩分政策が推奨された。すなわち，西洋食への転換であった。

やがて，脳血管疾患の死因は高コレステロールによる脳梗塞が多くを占めるようになり，がん，心疾患などが上位となり，糖尿病の急増が生じると，一転西洋食否定と和食回帰が始まり，現在に至っている。

生活習慣病と食事栄養成分の推移と両者の関係を相関度で調べてみた（表7-9, 7-10, 7-11）。生活習慣病は厚生労働省主管の患者調査を，食事栄養成分は同主管の国民健康・栄養調査のデータを使用した。

生活習慣病の変遷を要約すれば，① 生活習慣病は1970（昭和45）年の高度成長期を境に急増した。② 一貫して急増してきた生活習慣病は1996（平成8）年頃をピークとし，以後漸減傾向となった。③ 現在は脳血管疾患，がん，虚血性心疾患は引き続き漸減傾向にあるが，高血圧と糖尿病は増加傾向が出ている。

食事の栄養素摂取の変遷を要約すれば，① エネルギー摂取量と炭水化物摂取量は1970（昭和45）年をピークに一貫した減少傾向があり現在も進行中。日本人の主食の米離れが原因といえる。② たんぱく質と動物性たんぱく質は1996（平成6）年まで

表7-9　受療率（人口10万人対，外来＋入院）でみる生活習慣病の変遷

	1960年（昭和35年）	1970年（昭和45年）	1984年（昭和59年）	1990年（平成2年）	1996年（平成8年）	2002年（平成14年）	2008年（平成20年）	2014年（平成26年）
高血圧	130	342	548	554	**587**	477	478	533
糖尿病	13	64	119	161	189	173	167	**191**
虚血性心疾患	34	49	105	112	**139**	106	68	75
脳血管疾患	28	118	226	305	**310**	275	250	199
悪性新生物	35	51	110	150	**261**	257	234	237

注）1984（昭和59）年から3年に1回となった。　（著者作成）
資料）厚生労働省：患者調査

表7-10　日本人の食事の変遷（全国，1人1日当たり）

	1960年（昭和35年）	1970年（昭和45年）	1984年（昭和59年）	1990年（平成2年）	1996年（平成8年）	2002年（平成14年）	2008年（平成20年）	2014年（平成26年）
エネルギー（kcal）	2,120	**2,210**	2,107	2,026	2,002	1,930	1,867	1,863
炭水化物総量（g）	404	**358**	299	287	274	271	265	257
たんぱく質総量（g）	71	78	79	79	**80**	72	68	68
動物性たんぱく質（g）	26	34	40	41	**43**	39	36	34
脂質総量（g）	25	47	58	57	**59**	54	52	55
動物性脂質（g）	9	18	28	28	**29**	27	26	28
食　塩（g）	—	—	12.2	12.5	**13.0**	11.4	10.5	9.7

注）1975（昭和50）年より食塩開始。　（著者作成）
資料）厚生労働省：国民健康・栄養調査

表7-11　生活習慣病と栄養素摂取量の相関度

	高血圧	糖尿病	虚血性心疾患	脳血管疾患	悪性新生物
エネルギー	−0.49	**−0.79**	−0.27	−0.53	**−0.87**
炭水化物	**−0.89**	**−0.96**	−0.63	**−0.84**	**−0.87**
たんぱく質	0.29	0.06	0.54	0.28	0.26
動物性たんぱく質	**0.9**	**0.74**	**0.94**	**0.93**	0.57
脂　質	**0.89**	**0.85**	**0.8**	**0.89**	0.65
動物性脂質	**0.99**	**0.92**	**0.81**	**0.91**	**0.75**
食　塩	0.62	−0.3	**0.91**	**0.76**	−0.33

注）太字は0.7以上の高相関　（著者作成）

は増加し，以後漸減している。共に動物性の割合が1960（昭和35）年の37%から2014（平成26）年の50%まで増加している。

生活習慣病と栄養素摂取量の相関度をみると，① エネルギー摂取量と炭水化物は強い負の関係，すなわち摂取量が減少すると病気が増加していた。悪性新生物を除いた4疾病は，たんぱく質と脂肪摂取量と強い相関があり，特に動物性との相関が強い。② 生活習慣病のピークと動物性たんぱく質・脂質摂取量のピークは同一である。

上記のデータ分析からみると，生活習慣病は食事の影響が強いといえる。一般に糖尿病はエネルギー摂取過剰による病気とされているが，分析では全く逆の結果が出ている。戦後の生活習慣病の急増は食の西洋化が原因とされるが，その実態は動物性食品，つまり肉・魚やバター，チーズなどの乳製品，卵や魚卵などの安価による大量消費が関係している。和食への回帰は，主食米を中心とし，味噌汁とおかずという一汁三菜を中心とした食事をとることにある。

健康日本21(第2次）では，その基本目標は「健康寿命の延伸と健康格差の縮小」にあり，その具体策として，生活習慣病対策，社会生活の向上と社会参加，健康資源のアクセス改善と公平性の三者が掲げられている。生活習慣病対策は食事，運動，生活態度変革にあるが，食事は日本食中心で，ほどよくバランスのとれた野菜・果物と肉・魚・乳製品の食事を日常化する必要がある。

7.3 特定健康診査，特定保健指導とその評価

当事業は高齢者医療確保法による医療外事業で，かつての（旧）老人保健法で40歳以上者に行われていた医療外事業の健康診断を引き継いだものである。

コラム 課税で肥満対策？

肥満者・生活習慣病患者の増加は全世界的に問題となっているが，肥満対策として欧米諸国ではユニークな課税が登場した。

・2010年5月　米国コロラド州 「ソーダ税」
　：砂糖入りのソフトドリンクなどに課税
・2010年　　デンマーク 「ジャンクフード税」
　2011年9月　ハンガリー 「ポテトチップ税」
　：塩分や糖分，添加物などを多く含むスナック菓子や炭酸飲料，調味料などの加工食品に課税。塩分を多く含んでいても，ソーセージやサラミなどハンガリーで伝統的に食べられている食品は対象外。
・2011年10月　デンマーク 「脂肪税」
　：2.3%以上の飽和脂肪酸を含むバターやチーズ，肉などの食材や加工食品に課税。

課税によって“不健康な食品”の値段が上がり，健康的な食品を選ぶように消費者を誘導するのが主な目的とのこと。これらの課税制度には，栄養素そのものよりも大量に食べるのがいけないことを理解していないと，逆に必要量をとらない人が増加する懸念がある，もっと不健康な食品もあるなど否定的な意見も聞かれる。食習慣や人種による発症リスクの違いなどがあるため，どの国でも一律に効果が望めるものではないが，これらの国における肥満者の推移に注目したい。

高齢者医療確保法では医療外の事業を「保健事業」と名称し，「特定健康診査基本指針等（第18～第31条）」として条文化した。当事業は40歳以上74歳までに義務づけるメタボリックシンドローム健診の実施であるが，当健診を特定健康診査，そして，該当者に正常化に向けて行う個人指導を特定保健指導とした事業である。なお，75歳以上者は対象外となっているが，希望者には実施できることとなっている。

特定健康診査は，腹部肥満に加え，高血圧，高血糖，脂質異常を調べ，その該当数でメタボリックシンドローム者，予備者，正常者に分け，前二者に医師，保健師，管理栄養士による指導を行うものである。特定保健指導は第4因子として喫煙歴を加え，腹囲も該当，非該当，さらには年齢の違いも加わり，複雑である。その見分け方一覧を表7-12に記した。

特定健康診査は労働安全衛生法で実施される定期健康診断などの中で，40歳以上者に対し，腹囲測定を行うのみでよく簡便である。健康日本21（第2次）との連携と意義を図7-20に示した。

表7-12　特定保健指導対象者の選定基準

腹　囲	追加リスク ①血糖　②脂質　③血圧	④喫煙歴	対象 40～64歳	対象 65～74歳
≧85 cm（男性） ≧90 cm（女性）	2つ該当	／	積極的支援	動機付け支援
	1つ該当	あり		
		なし	動機付け支援	
上記以外で BMI≧25	3つ該当	／	積極的支援	動機付け支援
	2つ該当	あり		
		なし	動機付け支援	
	1つ該当	／		

注）喫煙歴の斜線欄は，階層化の判定が喫煙歴の有無に関係ないことを意味する。
①血糖：a 空腹時血糖100 mg/dL以上またはb HbA1c（NGSP値）の場合5.6％以上
②脂質：a 中性脂肪150 mg/dL以上またはb HDLコレステロール40 mg/dL以上
③血圧：a 収縮期血圧130 mmHg以上またはb 拡張期血圧85 mmHg以上
④質問票 喫煙歴あり：（①から③のリスクが1つ以上の場合にのみカウント）
糖尿病，高血圧または脂質異常症の治療に係る薬剤を服用している者は，医療保険者による特定保健指導は行わない。

表7-13　特定健康診査の実施項目

基本的な項目	○質問票（服薬歴，喫煙歴等）　○身体計測（身長，体重，BMI，腹囲） ○血圧測定　○理学的検査（身体診察）　○検尿（尿糖，尿蛋白） ○血液検査 ・脂質検査（中性脂肪，HDLコレステロール，LDLコレステロール） ・血糖検査（空腹時血糖またはHbA1c） ・肝機能検査（AST，ALT，γ-GTP）
詳細な健診の項目	※一定の基準の下，医師が必要と認めた場合に実施 ○心電図　○眼底検査　○血清クレアチニン検査 ○貧血検査（赤血球，血色素量，ヘマトクリット値）

出典）厚生労働統計協会：国民衛生の動向2019/2020，p.96（2019）

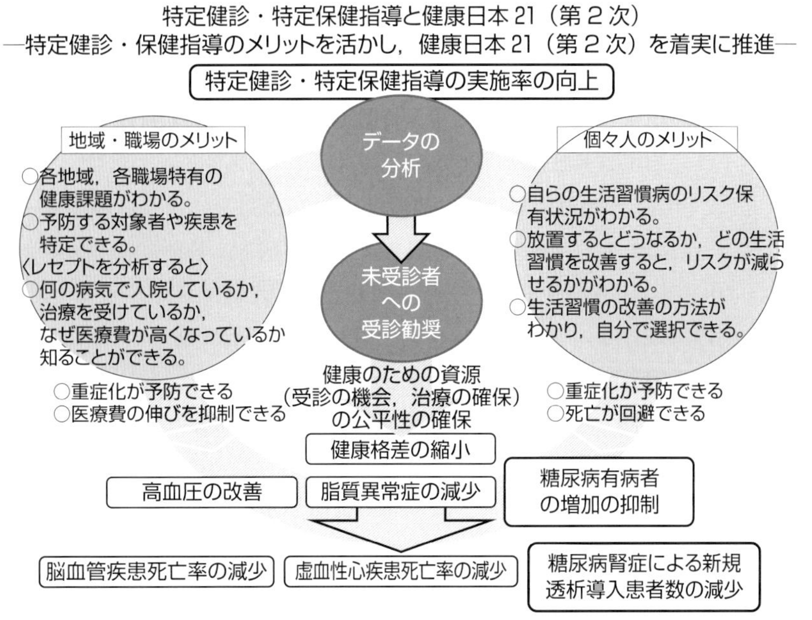

図7-20　特定健診・特定保健指導と健康日本21（第2次）の活用

出典）厚生労働省：標準的な健診・保健指導プログラム（平成30年度版）（2018）

両事業は2008（平成20）年より開始された。伸び続ける医療費の抑制と各健康保険の健全化を図る目的で導入され，経費は各健康保険からのものである。現在まで年に1回特定健診を40歳以上の者に義務化し実施しているが，毎年の同様のメタボリック該当者で減少傾向がみられず，医療費削減に至っていない。

2024年度から，第4期特定健診・特定保健指導が開始され，生活習慣病予防のためのよりきめ細やかな保健指導が行われるようになる。見直しの概要は，①保健指導をポイント制として通算180ポイント以上の獲得により保健指導の完了とする「特定保健指導のアウトカム評価の導入」，②保健指導対象者の行動変容に関わる事柄やアウトカムの達成状況を把握する「特定保健指導の見える化の推進」，③インターネットを用いたサービスいわゆるリモート指導を行う「特定保健指導のICT（情報通信技術）の活用」である。

7．4　高齢者の医療の確保に関する法律

かつて，日本の長寿化が進むにつれ，高齢者人口の拡大と医療費増加が増大し，高齢者が加入する国民健康保険の赤字が増加，市町村の大きな負担となってきた。そこで新たに老人医療制度を設立し，64歳までに加入していた各健康保険組合に相応の拠出金を出させ，公的資金（税金）を投入して，1982（昭和57）年に老人保健法が成立した。

やがて，高齢者人口増加が進み，各健康保険組合が増加し続ける拠出金負担に耐えかねるようになり，高齢者にも負担をしてもらうように高齢者医療確保法が2008（平成20）年に成立した。財源としては，従来と大差なく自己負担は65〜69歳は3割負担，70〜74歳は2割負担，後期高齢者（75歳以上）は1割負担となるが，後期高齢者で現役並み所得者は3割負担である。

2022（令和4）年以降は団塊世代が75歳以上になり，医療費がさらに増大し，現役世代の負担の増加が懸念される。この現状下，後期高齢者医療制度の見直しがなされ，2022年10月1日からは，後期高齢者（75歳以上）の一般所得者等で一定以上の所得のある者は従来の1割負担から2割負担の変更になった。

高齢者医療確保法は，特定健康診査等基本指針，前期高齢者の各健康保険間の費用負担調整，後期高齢者医療制度の3つを主な内容としているが，後期高齢者医療制度に関する条項が最多である。

なお，歯周疾患検診，骨粗鬆症検診，がん検診については健康増進法に基づく事業として市町村が引き続き行っている。

8．高齢者保健・介護

8．1　高齢者の保健・介護

2019（令和元）年の国民生活基礎調査によれば，有訴者率（病気やけがなどで自覚症状のある人口1,000人当たりの割合）は，年齢階級が上がるに従って上昇し，65歳

表7-14　性・年齢階級別にみた有訴者率（人口千対）

年齢階級	2019年			2016年		
	総数	男	女	総数	男	女
総数	302.5	270.8	332.1	305.9	271.9	337.3
9歳以下	178.0	184.9	170.7	185.7	198.1	172.8
10〜19	157.1	154.6	159.7	166.5	162.4	170.7
20〜29	194.6	159.6	229.3	209.2	167.7	250.3
30〜39	249.3	206.2	291.3	250.6	209.0	291.2
40〜49	268.4	225.6	310.1	270.0	224.9	313.6
50〜59	309.1	260.6	355.2	308.8	263.0	352.8
60〜69	338.9	322.3	354.5	352.8	330.6	373.5
70〜79	434.1	414.1	451.5	456.5	432.2	477.2
80歳以上	511.0	498.8	518.8	520.2	499.1	533.2
（再掲）						
65歳以上	433.6	413.2	450.3	446	417.5	468.9
75歳以上	495.5	477.3	508.6	505.2	480.5	522.5

注）①有訴者には入院者は含まないが，分母となる世帯人員には入院者を含む。
②「総数」には，年齢不詳を含む。
③2016年の数値は，熊本県を除いたものである。
出典）令和元年国民生活基礎調査の概況（2019）

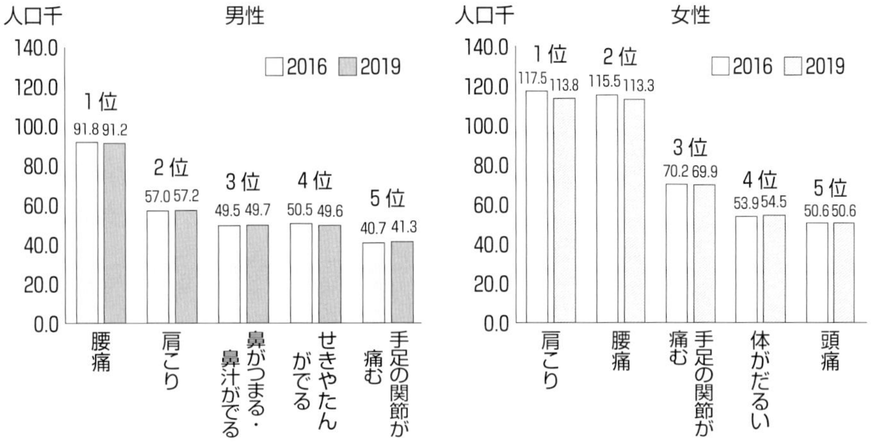

図7-21　性別にみた有訴者率の上位5症状（複数回答）

注）①有訴者には入院者は含まないが，分母となる世帯人員には入院者を含む。
②2016年の数値は，熊本県を除いたものである。

出典）令和元年国民生活基礎調査の概況（2019）

表7-15　性・年齢階級別にみた通院者率（人口千対）

年齢階級	2019年			2016年		
	総数	男	女	総数	男	女
総数	404.0	388.1	418.8	390.2	372.5	406.6
9歳以下	150.4	162.0	138.0	160.0	172.5	147.0
10～19	140.1	147.1	132.7	141.1	144.3	137.6
20～29	157.1	131.1	182.9	156.7	129.8	183.4
30～39	216.7	188.6	244.0	206.0	180.1	231.3
40～49	287.2	270.8	303.2	275.5	264.3	286.3
50～59	427.5	417.6	437.0	418.8	411.5	425.9
60～69	586.3	593.9	579.1	582.2	583.3	581.1
70～79	706.0	707.9	704.3	708.0	704.2	711.2
80歳以上	730.3	737.1	725.9	730.3	729.1	731.0
（再掲）						
65歳以上	689.6	692.8	686.9	686.7	681.7	690.6
75歳以上	730.5	735.7	726.8	727.8	725.1	729.6

注）①通院者には入院者は含まないが，分母となる世帯人員には入院者を含む。
②「総数」には，年齢不詳を含む。
③2016年の数値は，熊本県を除いたものである。

出典）令和元年国民生活基礎調査の概況（2019）

以上は433.6人，75歳以上では495.5人と半数近くに何らかの自覚症状がある（表7-14）。症状別では男女とも足腰の痛みが上位を占める（図7-21）。通院率（傷病で通院している人口1,000人当たりの割合）も，年齢階級が上がるに従って上昇し（表7-15），高血圧症が最も高い。

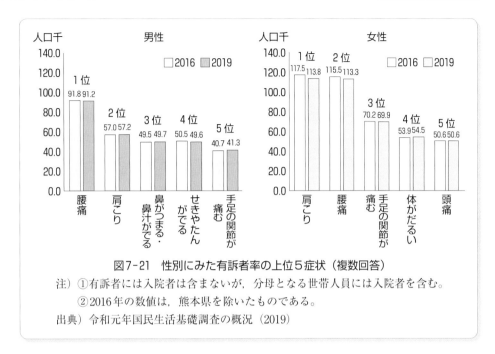

このため国では，生活習慣病や要介護状態の予防を具体的な目標として健康日本21（根拠法：健康増進法）を策定し，健康づくりを総合的に推進している。また，特定健康診査・特定保健指導（p.179参照）により，メタボリックシンドロームや生活習慣病などの予防対策が実施されている。さらに65歳以上の高齢者を対象とする地域支援事業（p.186参照）により，介護予防を推進している。

8.2　介護保険法

高齢化の進展に伴い要介護高齢者の増加，介護期間の長期化など介護ニーズは増大する中，核家族化の進行，介護する家族の高齢化など支える家族の状況も変化した一方，介護を理由とする一般病院への入院（社会的入院）により国民医療費の増加を招き，課題となっていた。従来の老人福祉・老人医療制度による対応は限界であることから高齢者の介護を社会全体で支え合う仕組み，介護保険法を創設（2000（平成12）年より施行）した。基本的な考えは，「自立支援」「利用者本位」「社会保険方式」である。単に介護を要する高齢者に身の回りの世話をするのではなく，高齢者の有する能力に応じ，自立した日常生活を送れるよう必要な保健医療サービスおよび福祉サービスに係る給付を行う。従来は，行政が利用者の所得や介護状況を調査し，利用するサービスを決めていたが，利用者が多様なサービスを選択できるようにした。また社会保険方式を導入し，経済的にも介護を社会全体で支え合う仕組みとした。さらに要介護状態に応じて1か月当たり介護保険を利用できる限度額を設定し，財政の抑制を図った。

この介護保険制度は，措置制度から契約制度へ変更，ケアマネジメントの導入，営利目的の民間業者の参入，介護保険制度そのものを5年ごとに見直すことなど，従来の社会福祉制度のあり方を大きく変えた法律である。

（1）保険者と被保険者

保険者は，介護保険財政を運営するものをいう。全国の市町村，特別区（東京23区）または広域連合である。広域連合は，安定した財政運営を図るため，いくつかの市町村が共同で運営にあたる組織を作って保険者として運営している。保険者は第1号被保険者の保険料を徴収する。財源は公費5割，保険料5割とされている。公費は，居宅サービスと施設サービスで行政の負担が異なる。在宅・居宅サービスにおける負担率は，国25%，都道府県と市町村は12.5%であるが，施設サービスにおける負担率は，国の負担が減り，その分都道府県の負担が大きくなる。

被保険者は，介護保険料を負担するものをいう。第1号被保険者と第2号被保険者に分類される。第1号被保険者は，保険者の区域内に住民票を有する65歳以上の者である。第2号被保険者は，保険者の区域内に住民票を有する40歳以上65歳未満の医療保険加入者である（図7-22）。

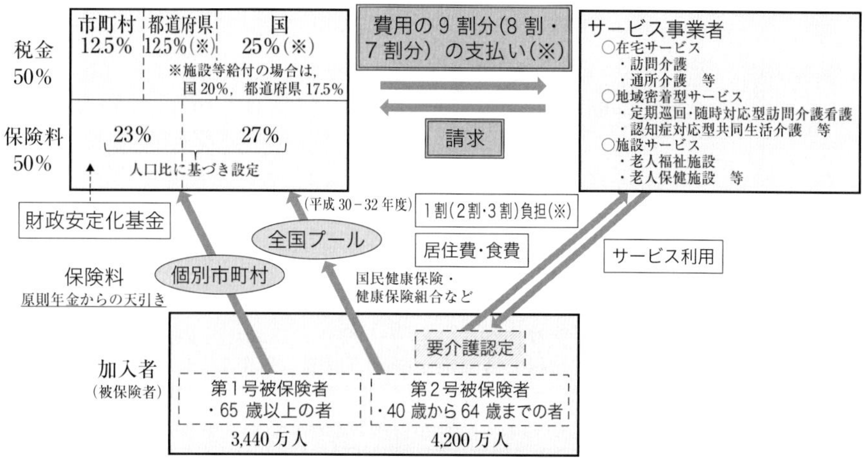

図7-22　介護保険制度の仕組み

注１）第１号被保険者の数は「平成28年度介護保険事業状況報告年報」によるものであり，平成28年度末現在の数である。

２）一定以上所得者については，費用の２割負担（平成27年８月施行）または３割負担（平成30年８月施行）。

出典）厚生労働省資料（2018）

（2）保険料と受給要件

保険料の徴収は，第1号被保険者は保険者ごと，所得段階別に設定され，原則年金からの天引きである。第2号被保険者は，所得に応じて保険料率が設定され，医療保険料と一体的に徴収される。

受給要件は，第1号被保険者は要介護，要支援状態であると認定を受けた者である。第2号被保険者は，特定疾病により要介護・要支援状態と認定された者である。特定疾病とは，がんの末期，加齢に起因する疾病に限定されている（表7-16）。

（3）介護保険給付

介護保険給付は，介護給付と予防給付，市町村特別給付がある。市町村特別給付は，横出しサービスともいい，市町村の条例で決めた独自の介護サービスをいう。介護給付は，要介護の認定者に給付され，予防給付は，要支援の認定者に給付される。保険者は，被保険者の所得に応じて，介護給付・予防給付ともに介護サービス費用の9割，8割または7割を給付する。

8．3　介護予防

介護保険制度の導入後の状況をみると要支援や要介護1の軽度者の増加が著しく，これらの者の生活機能の低下の原因は廃用症候群が多い。2025（令和7）年には，団塊の世代が75歳以上になり介護が必要な高齢者が急増することが予測されている。

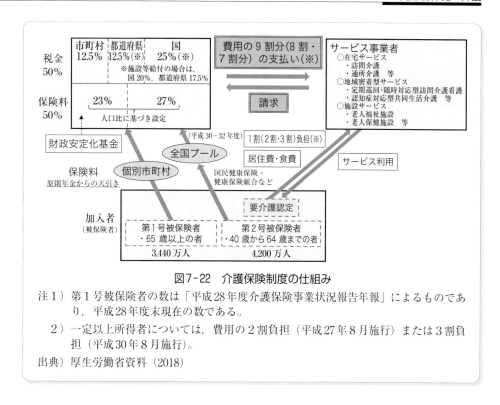

表7-16　介護保険の対象者，保険料，受給要件と特定疾病

	65歳以上の方 （第1号被保険者）	40歳から64歳の方 （第2号被保険者）
対象者	65歳以上の方	40歳以上65歳未満の健保組合，全国健康保険協会， 市町村国保などの医療保険加入者 （40歳になれば自動的に資格を取得し，65歳になるとき自動的に第1号被保険者に切り替わる）
受給要件と保険料	・要介護状態 ・要支援状態 ・市町村と特別区が徴収（原則，年金からの天引き） ・65歳になった月から徴収開始	・要介護（要支援）状態が，老化に起因する疾病（特定疾病※）による場合に限定 ・医療保険料と一体的に徴収 ・40歳になった月から徴収開始

＊特定疾病とは	
1　がん	9　脊柱管狭窄症
2　関節リウマチ	10　早老症
3　筋萎縮性側索硬化症	11　多系統萎縮症
4　後縦靱帯骨化症	12　糖尿病性神経障害，糖尿病性腎症および糖尿病性網膜症
5　骨折を伴う骨粗鬆症	
6　初老期における認知症	13　脳血管疾患
7　進行性核上性麻痺，大脳皮質基底核変性症およびパーキンソン病	14　閉塞性動脈硬化症
	15　慢性閉塞性肺疾患
8　脊髄小脳変性症	16　両側の膝関節または股関節に著しい変形を伴う変形性関節症

出典）厚生労働省：介護保険制度について（2019）

介護予防に取り組み，その定着を図ることは，多くの高齢者が生き生きと暮らすことにつながり社会全体の活力を維持することにつながり，介護保険制度の持続性の確保につながる。

一方，都会と田舎では高齢化の進展状況に大きな地域差が生じている。都市部の人口は横ばいで75歳以上が急増するが，地方の町村部では75歳以上の増加は穏やかだが，人口は減少する。

そこで，国は介護保険システムにおいて介護重視型から予防重視型への転換を図った（2005（平成17）年介護保険法改正）。ひとつは，介護保険法の介護認定で要支援1・2（要介護状態になるおそれがあり日常生活の支援が必要）と判定された人を対象とした予防給付である。地域包括支援センターが，要支援状態の改善・重度化予防を目的として予防ケアマネジメントを行う。2つ目は，地域の実状に合わせた介護予防を推進するための地域支援事業である。地域支援事業は介護保険からの給付はなく，市町村の独自事業である。この事業は2015（平成27）年に改正され，地域支援事業の中に総合事業「介護予防・日常生活支援総合事業」が創設された（図7-23）。

この事業は，大きく2つに分類される。ひとつは従来の要支援者と基本チェックリ

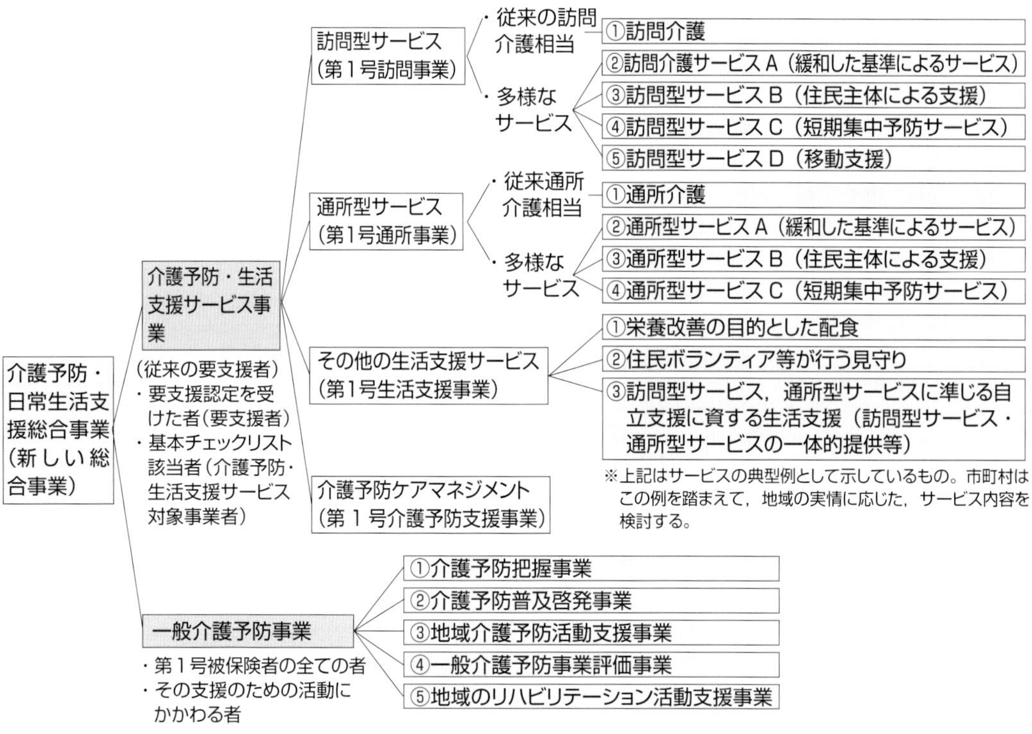

図7-23　介護予防・日常生活支援総合事業の参考例

出典）厚生労働省：第11回　医療計画の見直し等に関する検討会 資料（2017）

スト対象者（介護予防・生活支援サービス対象事業者）に対する介護予防・生活支援サービス事業である。もうひとつは第1号被保険者のすべての者とその支援のための活動にかかわる者を対象とした一般介護予防事業であり，① 介護予防把握事業，② 介護予防普及啓発事業，③ 地域介護予防活動支援事業，④ 一般介護予防事業評価事業，⑤ 地域のリハビリテーション活動支援事業がある（図7-23）。例えば，配食・見守り等の生活支援，介護予防体操，趣味活動など高齢者の社会参加・介護予防に向けた取組などがあげられる。これらは，市町村が中心となり，地域の実情に応じて，住民等の多様な主体が参画し，多様なサービスを充実させることで，地域で支え合う体制づくりを推進し，要支援者等に対する効果的かつ効率的な支援等を可能とすることを目指す（図7-24）。

8．4　要介護認定とケアマネジメント

介護保険制度を利用するためには，要介護認定を受け，要介護の有無とその程度を明らかにする必要がある。保険料を納付したからといって要介護状態になったときに自動的に介護サービスが利用できるわけではない。さらにその判定内容によって1か

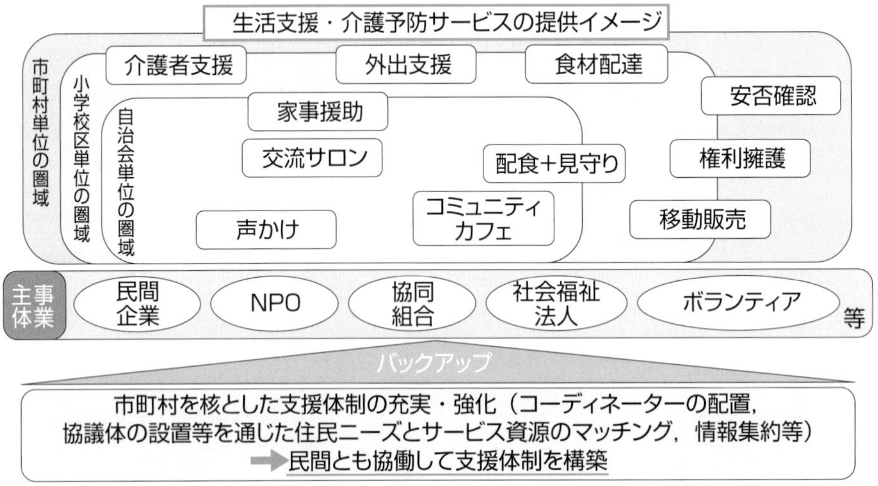

図7-24　生活支援・介護予防サービスの提供のイメージ
出典）厚生労働省老健局振興課：介護予防・日常生活支援総合事業の基本的な考え方

月に利用できる介護サービス支給限度額が決定する。ケアプラン（介護サービス計画）が立案され，それに従って介護サービスが提供される（図7-25，7-26）。

（1）要介護認定の申請

介護保険サービスを受給したい本人，その家族または委任を受けた代行が保険者（住民票を有する市町村など）に申請をする。代行できるのは，指定居宅介護支援事業者，地域密着型介護老人福祉施設，介護保険施設のうち，厚生労働省令で定めるもの，または地域包括支援センターである。また民生委員や社会保険労務士による申請代行も認められる。申請の際，第1号被保険者は「介護保険の被保険者証」が，第2号被保険者は「医療保険の被保険者証」が必要である。

（2）認定調査，主治医の意見書

認定調査員が自宅を訪問し，心身の状況，介護環境や日常生活動作など全国共通の調査票に基づいて，本人やその家族から聞き取りなどの調査を行う。認定調査員は市町村の職員である福祉事務所のケースワーカー，市町村保健センターの保健師である。市区町村は，主治医（かかりつけ医）に直接依頼し，医学的見地から，本人の心身の状況について意見書を作成してもらう。

（3）審査・判定

介護の必要量を全国一律の基準に基づき，客観的に判定する（一次判定）。さらに，専門家で構成する介護認定審査会（二次判定）の結果に基づき，市町村が申請者について要介護認定を行う。市町村による認定などの決定は原則，申請のあった日から

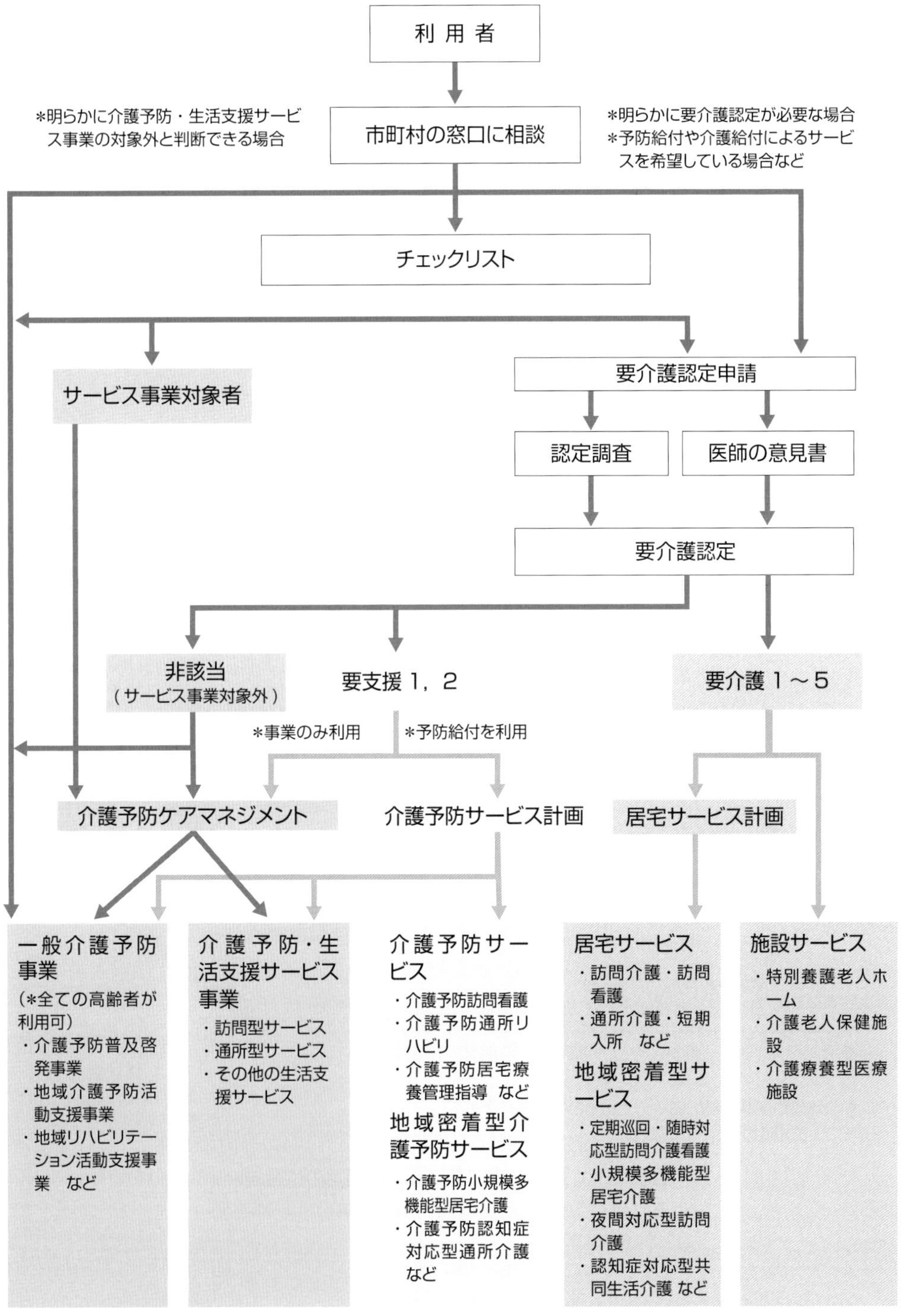

図7-25　介護サービス利用の手続き

資料）厚生労働省：公的介護保険制度の現状と今後の役割（2018）

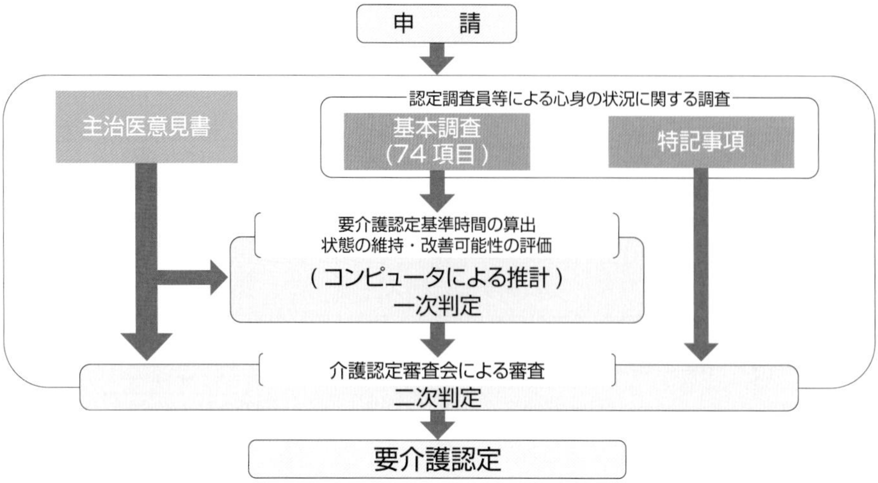

図7-26　要介護認定制度の仕組み

出典）厚生労働省：公的介護保険制度の現状と今後の役割（2018）

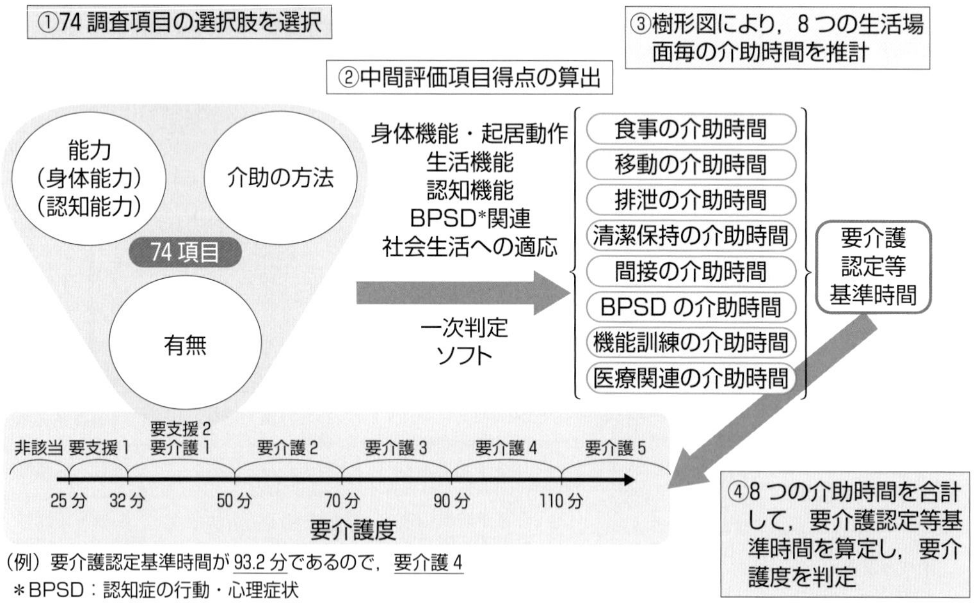

図7-27　認知調査に基づく一次判定の仕組み

出典）厚生労働省老人保健課資料（2016），一部改変

30日以内に認定結果を通知する。

①　**一次判定**　市町村の認定調査員による心身の状況調査（認定調査）および主治医意見書に基づくコンピュータ判定を行う（図7-27）。

②　**二次判定**　保健・医療・福祉の学識経験者により構成される介護認定審査会

により，一次判定結果，調査書の特記事項および主治医意見書等に基づき，介護の必要性やその程度（要支援，要介護区分）を審査する。第2号被保険者については，要介護（要支援）状態に該当し，その状態が「特定疾病」によるものかを審査する。介護認定審査会は市町村が設置する。地方自治法に基づき，複数市町村が共同で設置することもできる。市町村が自ら審査判定業務を行うことが困難な場合は都道府県介護認定審査会に委託することもできる。

③　**判定内容**　要介護状態に応じて，要介護1～5または要支援1・2，非該当の8段階に区分される。また，要介護認定の有効期間を決定する。原則6か月である。継続してサービスを受ける場合，更新認定の有効期間は原則12か月である。要介護状態が安定しているとして有効期限を延長することもある。なお認定有効期間の起算日は申請日である。そして市町村の事務局が本人の所得等に応じて自己負担割合（1割，2割，3割）を決定する（図7-28）。

非該当（自立）は，介護保険サービスは利用できない。しかし介護予防の観点から市町村の地域支援事業における総合事業（介護予防・日常生活支援総合事業）などの利用が可能になる。

要支援1・2は，予防給付を受ける。また市町村の総合事業の利用も可能である。介護保険の様々な予防サービスを利用できるが，介護保険施設に入所はできない。

要介護1～5は，介護給付を受ける。介護保険の在宅サービス，施設サービス（入所），居宅サービスと地域密着型サービスを利用できる。

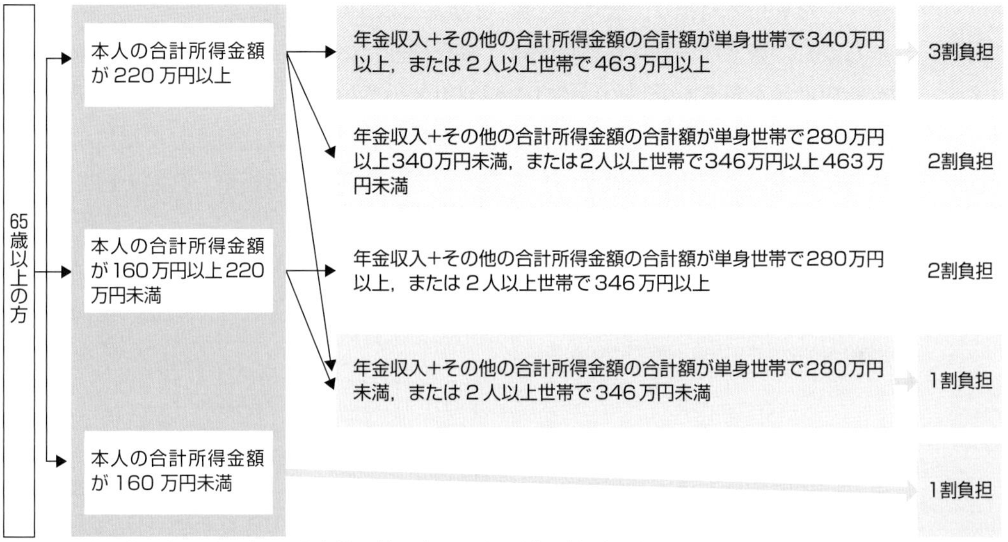

※第２号被保険者（40歳以上65歳未満の方），市区町村民税非課税の方，生活保護受給者は上記にかかわらず１割負担

図7-28　利用者負担の判定の流れ

出典）厚生労働省資料（2018）

（4）要介護認定に対する市町村の処分と不服申し立て

要介護認定の結果に不服がある場合は，各都道府県に設置されている介護保険審査会に審査請求することができる。

介護保険審査会は，要介護認定に関する処分などのほか，保険料などの徴収金に関する処分に対する不服申立てについて審査する機関である。介護保険審査会は被保険者を代表する委員および市町村を代表する委員の各3人と，3人以上の公益を代表する委員の三者で構成される。

（5）介護サービス計画（ケアプラン）の作成

要介護1～5の認定者は，在宅で介護サービスを利用する場合，居宅介護支援事業者と契約し，その事業者のケアマネジャーに依頼して，利用するサービスを決め，介護サービス計画（ケアプラン）を作成してもらう。施設へ入所を希望する場合は，希望する施設に直接申し込む。

要支援1・2と認定者は，地域包括支援センターの担当職員が本人のニーズに沿って介護予防サービス計画（介護予防ケアプラン）を作成する。

介護サービス計画，介護予防サービス計画の作成費用は全額保険給付される。

（6）サービスの利用

サービス事業者に「介護保険被保険者証」と「介護保険負担割合証」を提示して，ケアプランに基づいた居宅サービスや施設サービスを利用する。ケアプランの内容に基づいた利用者負担は，費用の1割，2割または3割である。

しかし，居宅サービスにおいては，要介護度に応じて支給限度額が設定されており，支給限度額を超えた分については全額利用者の負担である。また，施設介護サービス費のうち，食住費は自己負担であるが，低所得者には軽減措置として補足給付がある。さらに居宅および施設介護サービス費のいずれも利用者負担が一定額を超えた場合は高額介護サービス費などが支給される。

要介護状態によって利用できる介護保険サービスの種類が異なる。介護保険サービスを提供する事業所は，都道府県もしくは市町村の指定を受け，適正に運営しているか監督されている（図7-29）。

（7）ケアマネジメントと介護支援専門員（ケアマネジャー）

介護保険制度では，利用者の自立支援や生活の質の向上を図るために，適切で効果的なサービスを調整（マネジメント）して提供する手法としてケアマネジメントが行われている。ケアマネジメントでは，その人らしい生活を支援するために，ニーズを解決するサービス提供が必要である。具体的には，利用者の能力を活用しつつ，家族が有する生活力を分析し，状態に合わせた介護サービス計画の立案，実行，管理，評価と諸機関との連絡調整などを行う（図7-30）。

	都道府県・政令市・中核市が指定・監督を行うサービス	市町村が指定・監督を行うサービス
介護給付を行うサービス	◎居宅介護サービス 【訪問サービス】 ○訪問介護（ホームヘルプサービス） ○訪問入浴介護 ○訪問看護 ○訪問リハビリテーション ○居宅療養管理指導 【通所サービス】 ○通所介護（デイサービス） ○通所リハビリテーション 【短期通所サービス】 ○短期入所生活介護（ショートステイ） ○短期入所療養介護 ○特定施設入居者生活介護 ○福祉用具貸与 ○特定福祉用具販売 ◎施設サービス ○介護老人福祉施設 ○介護老人保健施設 ○介護療養型医療施設 ○介護医療院	◎地域密着型介護サービス ○定期巡回・随時対応型訪問介護看護 ○夜間対応型訪問介護 ○地域密着型通所介護 ○認知症対応型通所介護 ○小規模多機能型居宅介護 ○認知症対応型共同生活介護（グループホーム） ○地域密着型特定施設入居者生活介護 ○地域密着型介護老人福祉施設入所者生活介護 ○看護小規模多機能型居宅介護 ◎居宅介護支援
予防給付を行うサービス	◎介護予防サービス 【訪問サービス】 ○介護予防訪問入浴介護 ○介護予防訪問看護 ○介護予防訪問リハビリテーション ○介護予防居宅療養管理指導 【通所サービス】 ○介護予防通所リハビリテーション 【短期入所サービス】 ○介護予防短期入所生活介護（ショートステイ） ○介護予防短期入所療養介護 ○介護予防特定施設入居者生活介護 ○介護予防福祉用具貸与 ○特定介護予防福祉用具販売	◎地域密着型介護予防サービス ○介護予防認知症対応型通所介護 ○介護予防小規模多機能型居宅介護 ○介護予防認知症対応型共同生活介護（グループホーム） ◎介護予防支援

図7-29　介護サービスの種類（2018年現在）

出典）厚生労働省：公的介護保険制度の現状と今後の役割（2018）

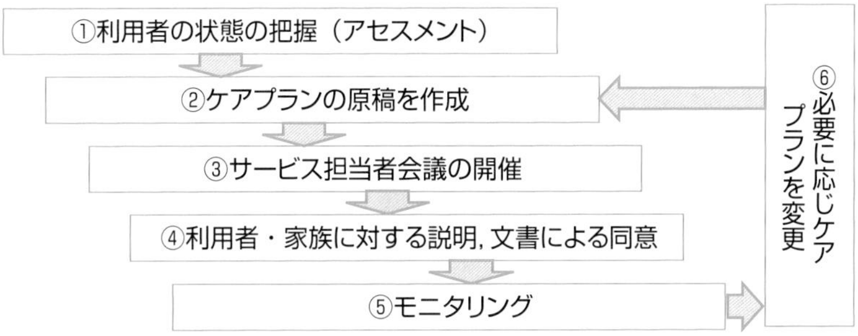

図7-30　ケアマネジメントの流れ

出典）厚生労働省：社会保障審議会介護保険部会資料（2004）

このケアマネジメントを専門に行うものを介護支援専門員（ケアマネジャー）とよぶ。ケアマネジャーは，介護保険制度におけるケアマネジメントを担うものとして，指定居宅介護支援業者（ケアプラン作成機関）と介護保険施設などは必置である。ケ

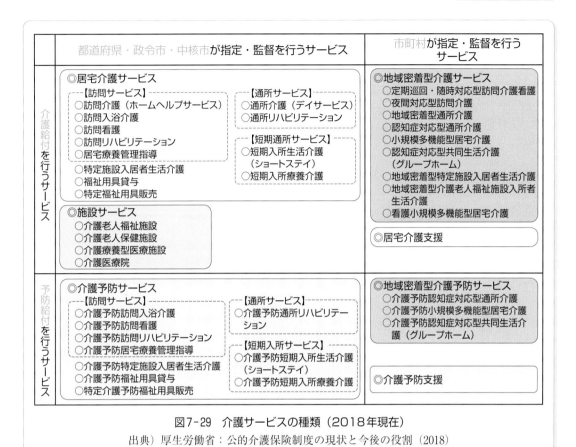

アマネジャーは，保健・医療・介護の国家資格に基づく業務を5年以上行っている者などが資格試験に合格し，講習を経て働くことができる。この資格は5年更新制である。

8.5　地域包括支援センター

地域の高齢者が健康で安心して暮らせるように，保健・医療・福祉の面から総合的に支援するための機関である。原則，市区町村や，市区町村が委託する組織により公的に運営されており，市区町村にひとつ以上設置されているが，外部委託も可能である。介護についての不安や悩みについて，安心して相談することができ，相談・支援は無料である。基本機能は，4つに分類され，① 総合相談，② 虐待の早期発見・防止などの権利擁護，③ 包括的継続的ケアマネジメント支援，④ 介護予防マネジメントである。

医療，福祉，介護の専門家である保健師，社会福祉士，主任ケアマネジャーなどが配置されている。得意分野を生かして連携をとりながら，相談の内容に応じて，制度の概要の説明や相談窓口の紹介など，具体的な解決策の提案をする。また，必要であれば介護サービスや，さまざまな支援が受けられるよう，手続きを手伝う。地域の高齢者の健康づくりや高齢者の権利を守ること，暮らしやすい地域づくりなども地域包括支援センターの役割である（図7-31，7-32）。

8.6　介護保険施設

高齢者の介護施設は老人福祉法による老人福祉施設と介護保険法に基づく介護保険施設に分かれる。介護3施設として指定介護老人福祉施設，介護老人保健施設，介護医療院（指定介護療養型医療施設）がある。

指定介護老人福祉施設は，老人福祉法に規定する特別養護老人ホームが介護保険施設として都道府県知事の指定を受けることで指定介護老人福祉施設とよぶ。施設計画サービスに基づいて要介護者に食事，排泄，入浴など介護その他日常生活上の世話，機能訓練，健康管理及び療養上の世話を提供する。また入所者は終のすみかとして亡くなるまで生活できる。職員は医療従事者より介護従事者が多い。

介護老人保健施設は，老人保健法のもとで老人保健施設として創設，医療保険から給付されていたが，介護保険法施行により介護老人保健施設と改称された。病状が安定した要介護者が，施設計画に基づいて医学的管理の下，看護，介護，リハビリなどの機能訓練や栄養管理，食事，入浴など日常生活上の世話も併せて提供する。在宅復帰を目的とした医療機関と家庭の中間施設であるため，生涯住み続けることはできない。常勤の医師がおり，看護師の配置が厚くリハビリ専門職の配置が義務付けられているなど医療従事者が多い。

介護医療院は，要介護者に対し「日常的な医学管理」や「看取り・ターミナル」等の機能と「生活施設」としての機能とを兼ね備えた新たな介護保険施設として創設された（2018（平成30）年4月～）。慢性期の医療ニーズの高い入所者の割合が増加す

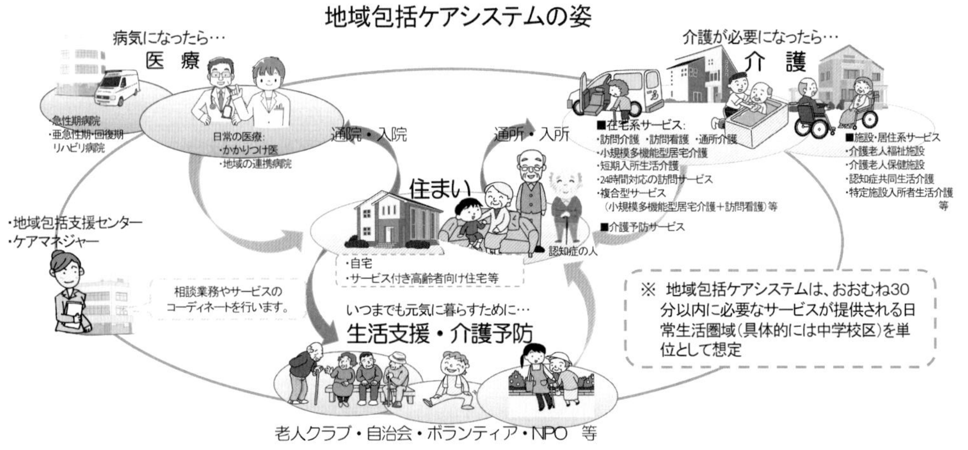

図7-31　地域包括ケアシステムのイメージ

出典）厚生労働省資料（2016）

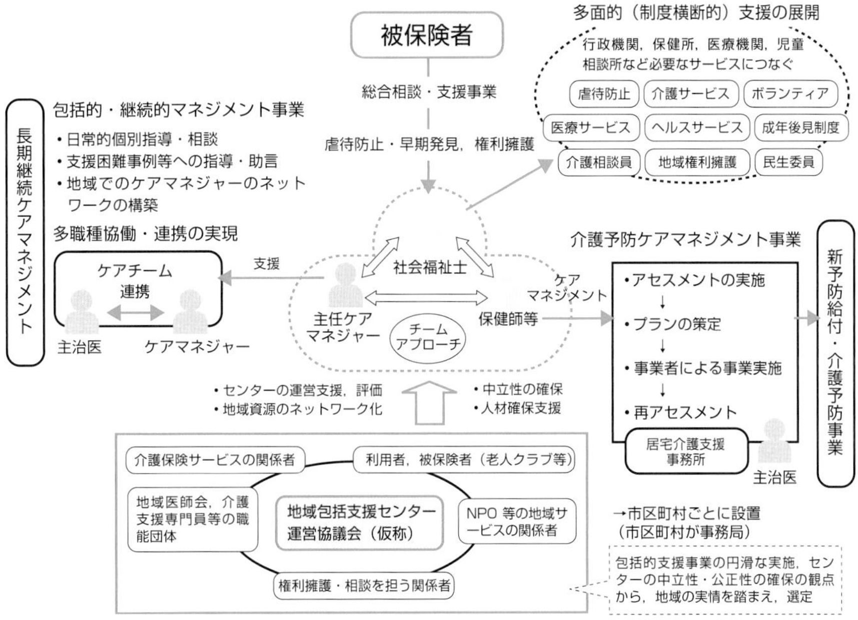

図7-32　地域包括支援センターのイメージ

出典）厚生労働省老健局資料（2012）

る中，地域ケアシステムの構築に向けて，地域の実情などに応じた柔軟性を確保したうえでその機能を維持・確保するためである。それまで長期療養のための医療と日常生活上の世話（介護）を一体的に提供してきた指定介護療養型医療施設は，医療保険給付の医療療養病床と機能が変わらないとして医療費適正化の観点から2017（平成29）年度末に廃止となった。6年間の経過措置期間を経て介護医療院に転換していく。

8.7　地域包括ケアシステム

地域包括ケアシステムが目指すものは，重度な要介護状態となっても住み慣れた地域で自分らしい暮らしを人生の最後まで続けることができることである。国は，団塊の世代が75歳以上になる2025（令和7）年をめどに医療・介護・予防・住まい・生活支援が切れ目なく一体的に提供される体制（地域包括ケアシステム）を推進している。高齢者の日常生活圏域（30分で駆けつけられる圏域でおおむね中学校区程度）を単位に構築する。この実現のためには，各市町村が3年ごとに策定する介護保険計画では，高齢者の調査を行い，地域の課題やニーズと自助（介護予防への取り組みや健康寿命を伸ばすなどの自分自身のケア），互助（家族や親戚，地域での暮らしを支え合い），共助（介護保険・医療保険サービスなどの利用），公助（生活困難者への対策として生活保護支給などを行う行政サービス）という考えに基づき，地域住民・介護事業者・医療機関・町内会・自治体・ボランティアなどが一体となって地域全体で取り組むことが求められる（図7-33，7-34）。

地域包括ケアについて

○この植木鉢図は，地域包括支援システムの5つの構成要素（住まい・医療・介護・予防・生活支援）が相互に関係しながら，一体的に提供される姿として図示したものです。

○ 本人の選択が最も重視されるべきであり，本人・家族がどのように心構えを持つかという地域生活を継続する基礎を皿と捉え，生活の基盤となる「住まい」を植木鉢，その中に満たされた土を「介護予防・生活支援」，専門的なサービスである「医療・看護」「介護・リハビリテーション」「保健・福祉」を葉として描いています。

○ 介護予防と生活支援は，地域の多様な主体によって支援され，養分をたっぷりと蓄えた土となり，葉として描かれた専門職が効果的に関わり，尊厳ある自分らしい暮らしの実現を支援しています。

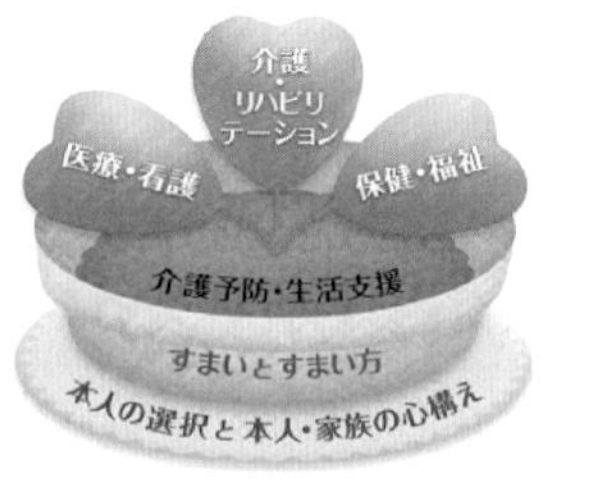

図7-33　地域総括ケアの構成要素

出典）地域包括ケア研究会報告書（2016）

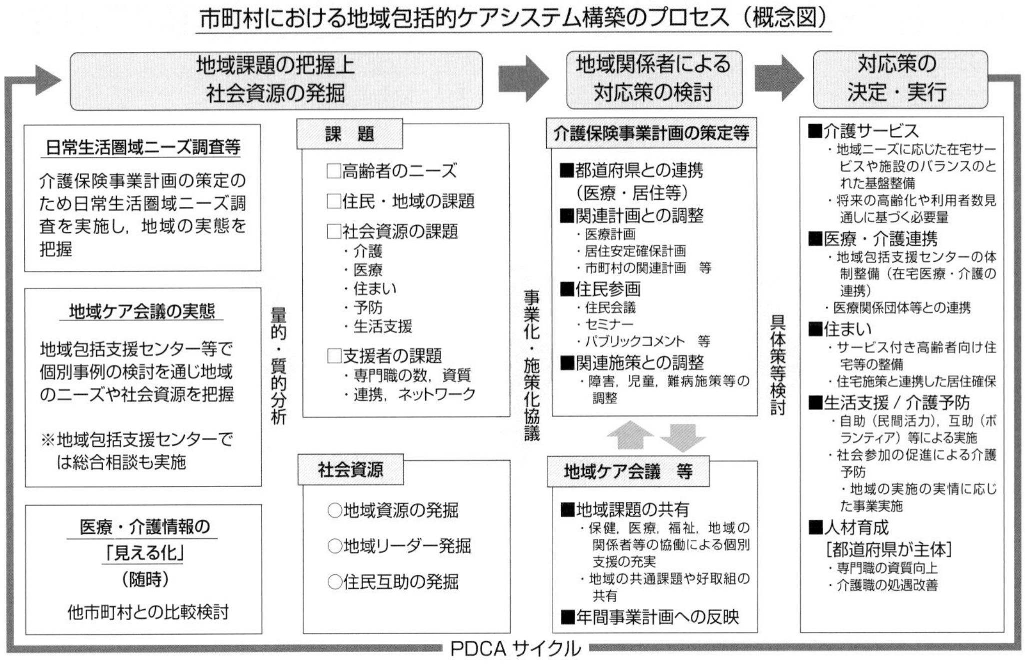

図7-34　市町村における地域包括ケアシステム構築のプロセス（概念図）
出典）厚生労働省：地域包括ケアシステムについて（2013）

9．産業保健

9.1　労働と健康

産業保健とは，働く人々の健康を守ることで，すべての働く人々が対象とされ広い意味で使用される。一方，働く人々の中で，雇用者に雇用されて働く人々を労働者とよび，労働者の健康を守る場合は労働保健といい，対象者は限定される。労働者の健康を守る法律として，労働基準法があり，その下に労働安全衛生法がある。労働安全衛生法の下に労働安全衛生法施行令という政令があり，さらにその下に労働安全衛生規則等の省令がある（表7-17）。

2018（平成30）年に働き方改革関連法が成立し，2019（平成31）年4月より改革8項目が漸次改革されていくことになった。8項目のうち，労働者の健康に関係する項目は，残業時間の期限付き上限規制の制定，5日間の有給休暇取得の義務化，勤務時間インターバル制度の努力義務，産業医の機能強化の4項目である。

9.2　労働安全衛生法

法律では雇用者を事業者，被雇用者を労働者といい，事業者は労働者に対し使用者責任としての安全配慮義務（労働安全衛生法第3条）が生じ，労働者は誠実に業務を

表7-17　労働衛生に関する主な法令

労働基準法
働き方改革関連法
労働安全衛生法
労働安全衛生法施行令
労働安全衛生規則
有機溶剤中毒予防規則
四アルキル鉛中毒予防規則
鉛中毒予防規則
石綿障害予防規則
特定化学物質障害予防規則
高気圧作業安全衛生規則など
健康被害救済法
作業環境測定法
じん肺法
過労死等防止対策推進法
労働者災害補償保険法

表7-18　労働衛生行政の変遷

	主 事 項
1915（大 4）年	工場法施行
1931（昭 6）年	労働者災害扶助法成立
1947（昭22）年	労働基準法成立
	労働者災害補償保険法成立
	労働省の設置
1951（昭26）年	国際労働機関（ILO）に加盟
1955（昭30）年	けい肺等特別保護法（後のじん肺法）成立
1956（昭31）年	国立労働衛生研究所設置
1972（昭47）年	労働安全衛生法成立
1975（昭50）年	作業環境測定法成立
1993（平 5）年	地域産業保健センターの設置
2001（平13）年	厚生労働省に省庁再編
2018（平30）年	働き方改革関連法成立

遂行する義務がある。なお，法律が適用されない労働者として，同居の親族のみを使用する事業での労働者，船員，一般職公務員，非現業の地方公務員がある。

労働安全衛生法では2つの対策を規定している。すなわち，職場における労働者の安全と健康を確保することと，快適な職場を形成することである。安全とは外傷や中毒など突発的事故の起こらないようにすることであり，衛生は病気の予防と健康の維持・増進である。

事業者の管理下での負傷または疾病は労働者災害補償保険法（労災保険法）で補償される。事業者の管理下であった場合，事業者の安全配慮義務の欠如によるものであるから事業者に災害補償義務がある。雇用主が労災保険に加入し毎月の掛金を支払っていれば労災保険から補償される。補償給付は治療費のみならず，休業補償費も含まれる。なお，公務員の場合は労災保険法ではなく，公務災害とよばれ別途の基金で支払われる。労働衛生の明治以降の行政の変遷を表7-18に示した。

9.3　労働安全衛生対策

（1）労働安全対策

職場における労働安全対策は，労働安全衛生法に基づいて実施される。労働安全衛生法での労働衛生対策の体系を図7-35に示した。

（2）作業管理と作業環境管理

職場の安全衛生対策の中で，作業管理，作業環境管理，健康管理を3管理とよんでいる。この中で作業管理と作業環境管理は業務について改善し労働者の安全と健康を

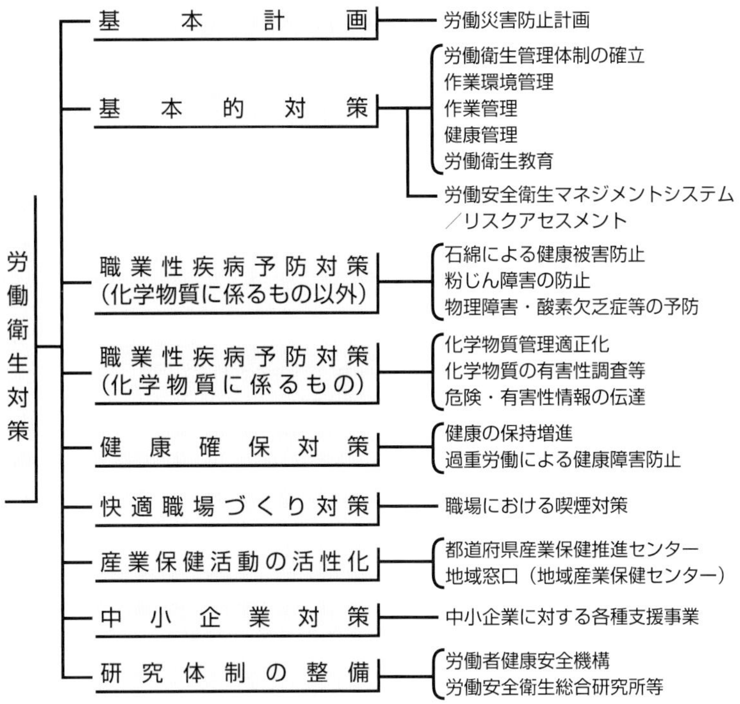

図7-35　労働衛生対策の体系

出典）厚生労働統計協会：国民衛生の動向2021/2022（2021）

守ろうとするものである。

1）作業管理

労働条件や作業条件を観察・分析して問題点を把握し，それに対して改善することである。労働条件としては労働時間，勤務形態，作業強度（きつさ）などがあり，作業条件として作業環境，作業態様，人間関係などがある。具体的には，作業にきつさはないか，疲労状況はどうか，外傷や腰痛が頻発していないかなどを観察分析し，問題点がみつかれば改善を行うことである。働き方改革関連法の成立で，2019（平成31）年4月より，時間外労働の上限が，月45時間，年360時間と定められた。時代とともに労働条件と作業条件は変化し，新しい健康障害が起きてくるので，そのつど対策が求められている。

2）作業環境管理

作業条件の中で不適当な作業環境により職業性疾患・作業関連疾患が生じないよう防護策を講じることである。具体的には健康障害が生じた場合，直ちに作業を中止しその原因を追及し，有害条件を特定し，取り除く策を立てることである。

有害物として機械等，爆発性の物，電気などの危険物，粉じん，化学物質などがあげられる。有害物質による健康障害を未然に防ぐため定期的に作業環境測定が行われている。測定結果は管理濃度の基準に従い作業管理区分決定がなされる。管理区分は気中有害物質の平均濃度により第1～3に分けられるが，第3管理区分では直ちに改善しなければならない。

管理濃度は作業環境管理の適否を判断する際の管理区分を決定するための指標であり，行政的見地から設定された数値である。事業者は管理濃度を測定して有害物質などが低値になっているか監視しなければならないが，常時監視することをモニタリングという。監視用の指標として，人体の血液や尿で測定を行う。これを生物学的モニタリングという。

濃度設定のしかたは，まずある有害物質についてほとんどの労働者が異常ないという曝露限界値（TLV値）が算出される。これを許容濃度という。次に血液・尿・毛髪中の体内濃度が測定され曝露濃度との関係が算出される。これを生物学的曝露指標（BEI）とよぶ。この指標をもとに行政が安全と思われる数値を管理濃度として設定する。

3）健康管理

健康管理とは，労働安全衛生法第66条の規定により事業者が労働者に対して医師による健康診断（健診）を行わせることである。事業者は健診結果記録を保存し，結果について医師等からの意見を受け，精密検査の指示や事業場所の変更，作業転換，作業時間の短縮等の変更を行わねばならない。

職場の健康診断（職域健康診断）は，一般職場における一般定期健康診断と，有害業務に従事する者に対して実施する特殊健康診断がある。一般定期健康診断には，同法省令の労働安全衛生規則第44条で定める項目を定期健康診断として1年に1回実施しなければならない。この他に，雇入時・海外派遣時健康診断，給食者の検便があり，さらに結核患者発生時の臨時結核検診がある。

定期健康診断について，年次ごとの健診項目異常者率を示した（表7-19）。肝機能を除いて年次毎に異常者が増加している。健診は有所見者を早期発見し，正常化することを目的とするが，全くその機能を果たしていない。

特殊健康診断には，特定業務従事者に対しては6か月毎に特殊健康診断を行うものである。労働安全衛生規則をはじめ各規則で検査項目が特定されている。粉塵（じん

表7-19　一般定期健康診断の検査異常率（%）

	胸部X線	血　圧	貧　血	肝機能	血中脂質	血　糖	心電図	有所見率
1990（平成2）年	1.6	7.1	4.2	8.7	11.1	—	6.2	23.6
2000（平成12）年	3.2	10.4	6.3	14.4	26.5	8.1	8.8	44.5
2005（平成17）年	3.7	12.3	6.7	15.6	29.4	8.3	9.1	48.4
2010（平成22）年	4.4	14.3	7.6	15.4	32.1	10.3	9.7	52.5
2015（平成27）年	4.2	15.2	7.6	14.7	32.6	10.9	9.8	53.6
2020（令和2）年	4.5	17.9	7.7	17.0	33.3	12.1	10.3	58.5

資料）厚生労働省：業務上疾病発生状況等調査（2020）

表7-20　特殊健康診断実施状況

	事業場数	受診者数	有所見率（%）
1960（昭和35）年	5,543	197,798	14.0
1970（昭和45）年	14,865	304,793	10.1
1980（昭和55）年	71,976	1,213,867	2.5
1990（平成２）年	75,746	1,376,847	2.3
2000（平成12）年	80,153	1,609,154	6.0
2010（平成22）年	92,879	2,138,360	6.3
2015（平成27）年	129,812	2,575,063	5.6
2020（令和２）年	149,533	2,886,849	5.7

資料）厚生労働省：業務上疾病発生状況等調査（2020）

肺法），高気圧室や潜水業務，放射線業務，特定化学物質，鉛，有機溶媒，などがある。また，塩酸，硝酸，硫酸などを扱う者は歯科検診を受けねばならない。結果を年次毎に表示した（表7-20）。事業数，受診者数は急増しているが，有所見率は近年横ばい状況にある。

9.4　安全衛生管理体制と産業保健従事者

労働安全衛生法の定める労働安全衛生体制は，職場から産業保健にかかわる者が選任され，その者たちを中心に自発的に職場の安全と健康を守っていくという方式になっている。会社組織である総務または人事関係の部課が業務のひとつとして行っていくものではなく，労働者が自ら守るものである。労働安全衛生体制の中心は衛生委員会であり，50人以上の職場では設置を義務づけられている。安全委員会については特定の職場に義務づけられている。

衛生委員会の任務は労働者の健康障害の防止，健康増進および労働災害の防止である。委員会の委員は事業者から指名された者と労働組合代表によりなっている。事業者から指名される者は総括安全衛生管理者，安全管理者，衛生管理者，安全衛生推進者，産業医，救護関係管理者等である。この他に産業保健従事者として作業主任者，作業環境測定士などがいる。

労働者数50人未満の小規模な職場では衛生委員会の設置義務はない。人材が不足になりがちであるので，その支援機関として地域産業保健センターがあり，健康相談，産業保健指導と情報提供などの業務を行っている。本センターは郡市ごとに設置されていて，国と委託契約している郡市医師会に運営を任せている。この上部機関に都道府県産業保健推進センターがあり，専門的な相談や情報提供を行っている。

9.5　職業と健康障害

（1）産業疲労

産業疲労は仕事による疲れである。軽度の疲労は達成感を覚え，睡眠および快眠を

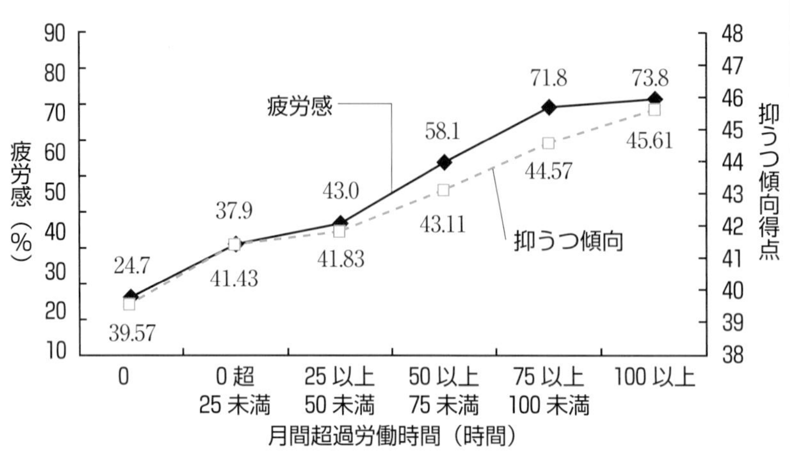

図7-36　月間超過労働時間と疲労感・抑うつ傾向（男女計）

資料）小倉一哉：日本の労働時間の実態，労働政策研究・研修機構ホームページ（2006）

もたらす。そして，翌朝は消失しているものである。しかしながら睡眠によっても疲労がとれず，徐々に蓄積していく状態を産業疲労と称する。疲労感を常に訴えることを慢性疲労という。さらに半年以上激しい疲労を訴え，微熱やリンパ節腫脹を伴えば慢性疲労症候群とよばれ，治療が必要となる。過重な労働により強く疲労が蓄積した状態が過労であり，過労で死亡した場合を過労死とよぶ。過労死は疲労困憊し衰弱死するものでなく，過重労働と過ストレスにより脳血管疾患と虚血性心疾患の発作による死亡，うつ病など精神障害による自殺（過労自殺）などによるものをいう。過重労働とは働きすぎのことをいうが，具体的には週40時間以上の過重な時間外労働時間をさしていう。1か月の時間外労働時間と疲労感・抑うつ傾向とは正比例関係にあることがわかった（図7-36）。このため労働安全衛生法が改正され，月時間外労働（残業）時間が80時間を超える場合は医師の面接指導を受けるように改正がなされた。その後，働き方改革関連法で，時間外労働の上限が設定され，月45時間，年360時間と規定された。

（2）職業性疾病

職業に関係した病気は，大きく職業性疾病と作業関連疾患に分けることができる。

職業性疾病（職業病）は職業に直接起因する疾患のことであり，粉じんの多い職場でのじん肺，変異原性物質を扱う職場でのがんなど，職業と疾病の関係が直接結びつく外傷と疾病をいう。原因として，物理的要因によるもの，化学的要因によるもの，作業態様によるものがある（表7-21）。

職業性疾病の中で，ある職業に従事し特定のがんに罹患する場合を職業がんとよん

表7-21　職業性疾病

分　類	原　因	障　害	かかりやすい職場
物理的要因	粉じん	じん肺	鋳物，土石製品製造，機械製造
	アスベスト（石綿）	中皮腫	アスベスト製造・加工，アスベスト壁作成・解体業
	重量物	職業性腰痛	重量物運搬，介護作業
	騒音	職業性難聴	鋲打ち，金属研磨，ボイラー製造
	振動	振動病，胃腸障害	チェーンソー，削岩機，ハンマー
	放射線	放射線熱傷，造血器障害	非破壊検査，X線技師，核燃料取扱い
	紫外線・レーザ光線	眼障害，皮膚障害	溶接・溶断，レーザ光線取扱い
	高気圧	潜函病，大腿骨頭壊死	深地下工事，潜水
	異常温度	熱中症，凍傷	鉄鋼，食料品製造
	病原体	感染症	研究所，検査所
化学的要因	有機溶剤	有機溶剤中毒，神経障害	有機溶剤製造，屋内塗装，金属洗浄
	特定化学物質	各種化学物質中毒	化学工業，清掃，建築工事
	有害金属	皮膚粘膜・臓器障害	金属製造取扱い
	鉛	貧血，末梢神経麻痺	精錬，鉛再生，含鉛塗料取扱い
	四アルキル鉛	精神異常	四アルキル鉛，加鉛ガソリン取扱い
	有毒ガス	酸素欠乏症，粘膜・眼・気道障害	製造，建設
	塩素	塩素ガス中毒	塩素ガス取扱い
	硫化水素	酸素欠乏症，硫化水素中毒	清掃，と畜，貯蔵倉庫，タンク工事
	変異原性物質	職業がん	変異原性物質製造取扱い，石綿取扱い
	一酸化炭素	一酸化炭素中毒	トンネル内作業，都市ガス配管
	農薬	農薬中毒	農業，昆虫駆除
作業態様	VDT	上肢障害，視力低下	コンピュータ入力，カメラ監視
	長時間同一姿勢	職業性腰痛	車両運転，製品組立て

でいる。特定の化学物質を扱う者に発生するが，明らかにがんを発生すると判明されるとその物質は法的に規制される。

例えば，ベンチジンは膀胱がんを起こしやすいので製造禁止となっており，塩化ビニルは肝臓に肉腫を起こすので厚生労働大臣の製造許可が必要である。化学物質の他にクロムやヒ素などの金属も職業がんを起こす。

環境有害物質も重要である。この物質として金属，有機溶剤，有機化学物質，農薬，無機ガスなどがある（表7-22）。これらの物質による中毒を職業性中毒，または産業中毒という。安全衛生対策として有機溶剤中毒予防規則，特定化学物質障害予防規則など法令で規定している。

中毒には一度に大量に曝露されて障害を起こす急性中毒と，微量を長期に曝露されて障害を起こす慢性中毒がある。

粉じんの舞う職場の労働者がかかりやすいじん肺への対策は重要である。じん肺とは粉じんを長期間吸入することにより，肺に粉じんが沈着し線維増殖性変化を起こし，肺機能低下に陥った状態である。いったん罹患すると治癒しにくく，肺結核や肺がん

表7-22　主な環境有害物質

種　類	物質名	症　状
金　属	鉛	貧血，腹痛，末梢神経障害
	四アルキル鉛	精神障害，幻覚，錯乱
	カドミウム	肺疾患，腎障害
	水　銀	神経障害，視野狭窄
	クロム	鼻中隔穿孔，嗅覚障害
	ヒ　素	色素沈着，神経障害
有毒ガス	一酸化炭素	頭痛，吐き気，意識障害
	硫化水素	呼吸障害
	二酸化窒素	呼吸障害
	シアン化水素	流涙，動悸，昏睡
有機溶剤	ベンゼン	貧血，白血病，出血
	トルエン	頭痛，無気力
	トリクロロエチレン	意識消失，末梢神経障害
農　薬	有機リン系殺虫剤	頭痛，吐き気，脱力
	カルバメート系殺虫剤	頭痛，吐き気，脱力
	パラコート除草剤	肺炎，肺線維症
	フェニール系除草剤	発熱，全身疲労感
その他	塩化ビニール	レイノー現象，指端萎縮
	ニトログリコール	頭痛，吐き気，狭心症様発作
	イソシアネート	呼吸障害

を併発しやすいので予防が重要である。じん肺対策として，じん肺法がある。粉じん作業所で働く労働者には定期的にじん肺健康診断が実施される。

事務労働で長時間同一姿勢で細かい文字を見続け，データを入力する労働者をキーパンチャーとよび，職業性疾病として頸肩腕症候群があった。入力で手を酷使するために腱鞘炎が生じ，上肢のみならず頸や肩まで疼痛を起こすという疾病であるが，ハードウェアの技術革新によってキーボード操作が楽になり，手の負担は劇的に減じた。その代わり長時間ディスプレイ画面を見続けるため眼疲労という問題が生じてきた。作業名称がキーパンチャーからVDT作業へ変わったことにより，頸肩腕症候群も上肢障害と改称された。

（3）作業関連疾患

作業関連疾患とは，作業により発症または増悪したと思われる疾患の総称であり，腰痛，脳血管疾患，虚血性心疾患などがあげられる。かつて腰痛は個人的な持病で済まされていたのであるが，重量物を扱う職場の人では，そうでない職場の人より統計的に明らかに高いので，近年では作業関連疾患として扱われるようになった。生活習慣病が職場に起因している場合もある。寒い冬の日に戸外で高血圧者が脳血管疾患で倒れた場合，夏の猛暑下で熱中症になった場合，長時間労働時間によるうつ病，自殺

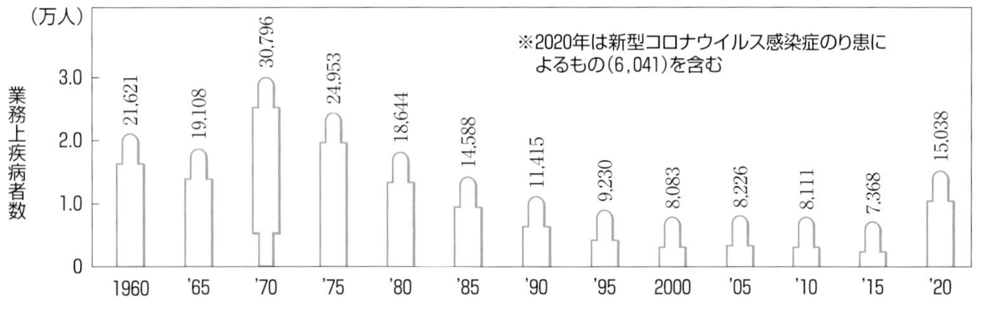

図7-37　業務上疾病者数の推移

出典）厚生労働省：令和2年業務上疾病発生状況等調査（2021）

などがある。糖尿病も強いストレスがある場合発症するとされている。いずれも作業に起因しているかの審査が必要になってくる。

（4）労働災害

1）労働災害と業務上疾病

労働災害（労災）とは，「労働者の就業に係る建設物，設備，原材料，ガス，蒸気，粉じん等により，又は作業行動その他業務に起因して，労働者が負傷し，疾病にかかり，又は死亡することをいう」（労働安全衛生法第2条）。労災には負傷の場合を業務上負傷，疾病の場合を業務上疾病というが，両者を併せて業務上疾病とよぶ場合もあるので注意を要する。

業務上とは業務が原因となったという意味であり，労災条件としては，事業者の支配管理下での作業によって生じたという「業務遂行性」があり，業務と負傷・疾病と一定の因果関係があったという「業務起因性」が必要である。業務上疾病はこの2点の証明は比較的簡単であるが，業務上疾病は業務と疾病の間にある程度強い因果関係（相当因果関係）があることが必要である。この2条件を満たす会社への通勤途上の事故（通勤途上災害），出張時の事故災難などに対しても補償される。

図7-37に業務上疾病の年次推移を示した。1970（昭和45）年をピークに，減少傾向にあり，現在も減少進行中といえる。2020（令和2）年の業務上疾病者数は15,038人であり，疾病分類は表7-23となる。負傷が多く，その85％は腰痛である。腰痛は現在大きな問題であり，腰に負担のかかる介護，運搬，廃棄物処理業などは離職最大原因であり，人手不足を招いている。

2）労働者災害補償保険法（労災保険）

労働者が災害を被った場合は労災保険に労災認定申請を行い，労災認定を受ける必要がある。事業者は労働者すべてを加入させる義務を負っている。労災認定を受けると，休業者に対しては治療費，休業補償，障害補償，傷病年金が，死亡に対しては遺族年金等が補償される。

表7-23　疾病分類別の業務上疾病の発生状況

疾　病	人　数	比　率
負　傷	6,533	43.44%
うち腰痛	5,582	
物理的因子	1,214	8.07%
うち熱中症	959	
作業態様	462	3.07%
酸素欠乏	12	0.08%
化学物質	241	1.60%
じん肺	127	0.84%
病原体	6,291	41.8%
うち新型コロナウイルス	6,041	
がん	1	0.01%
作業関連	37	0.25%
精神障害	62	0.41%
その他	58	0.39%
総　計	**15,038**	**100%**

出典）厚生労働省：令和2年業務上発生状況等調査（2020）

9.6　メンタルヘルス，過労死対策

職場のメンタルヘルスは作業態様の変化で職場のストレス（産業ストレス）が高まり，種々のストレス関連疾患が増加している。特に長期過労働時間による「うつ病」が増加しており，出勤不可能となり引きこもりがちになり，さらには自殺に追い込まれる事態となる。

過労死とは，休業なしに過労働（多くは過残業）を前提とする脳血管疾患，心筋梗塞，および自殺の3疾患をいい，その防止として過労死等防止対策推進法がある。この3疾患の認められる条件としては，発症の直前または前日に「異常な出来事」があったこと，「短期間の過重就労」そして，「長期間の過重業務」である。具体的には休日なしの連日勤務，長期間の過残業，そして，直前に何か大きな出来事があった，である。

3疾患を発症させるきっかけとなる重大な出来事は，重大なミス，事故，ノルマ不達成，顧客とのトラブルなどが考えられるが，いずれも大きな精神的ショックを伴う。過労死は脳心の身体的病気であるが，発症は精神的なものと考えるべきである。例年6月に厚生労働省は過労死等の労災補償状況を公表している。2020（令和2）年度の過労死請求件数は784件で，労災支給件数は194件，うち死亡件数は67件であり，いずれも前年度を下回った。支給決定件数を時間外労働時間別にみると評価期間2～6月の平均月80～100時間が75件（62.5%）で最多であった。

自殺件数（未遂を含む）は81件で前年より7件減じた。自殺のきっかけとなった重大な出来事は，仕事内容・量の大きな変化，2週間以上の連続勤務，上司とのトラブルが最多であった。

対策は法律に沿って官主導でなされるが，毎年11月を過労死等防止啓発月間とし，企業や労働者に意識を持たせ，過重労働解消キャンペーンを張り，長時間労働を行わせているおそれのある事業所に立ち入り検査を行うなど集中的に対策が取られている。各事業所には産業医の相談を受けやすいようにするなど未然防止策が求められている。

10. 学校保健

10.1　学校保健の概要

学校保健は，成長期にある児童や生徒等の健康の保持・増進を図るとともに，生涯にわたる健康の保持・増進を進めていくための基礎づくりともなるものである。また，児童・生徒などの安全確保も重要な問題となっている。したがって，2009（平成21）年に学校保健法が学校保健安全法に改正・名称変更され，安全管理に重点が置かれるようになった。

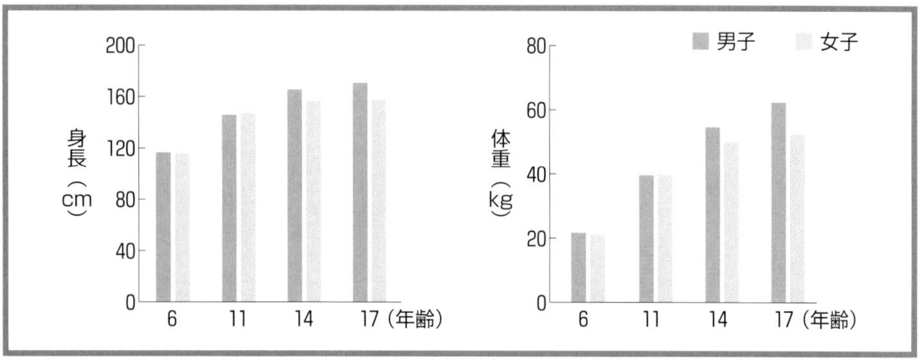

図7-38　学齢期の身長・体重（2021年度）
出典）厚生労働統計協会：国民衛生の動向2023/2024（2023）

学校保健の管轄は，学校生活を対象としているため，国では文部科学省の初等中等教育局，地方自治体においては教育委員会の学校保健主管課などが公立学校を，私立学校については知事部局の私学担当課が担当している。

学校保健の対象は，学校教育法で定められている学校と，その通学生である園児，児童，生徒，学生および教職員である。学校とは，幼稚園，小・中・高等学校，中等教育学校，高等専門学校，大学，特別支援学校であり，専修学校，各種学校も準ずる。

10.2　学齢期の体格・体力

（1）体　格

図7-38に2021（令和3）年度の学齢期男女の身長・体重を示した。身長は11歳で女子のほうが男子を上回っている。また，身長，体重とも1945（昭和20）年以降伸びを示しているが，近年，その伸びは緩やかとなっている。

（2）体　力

文部科学省は，個々人が自分の体力や運動能力を確かめることができるように，スポーツテストの実施方法を定めており，学校でもこれに基づき新体力テストを実施している。内容は，握力，上体起こし，長座体前屈，反復横跳び，シャトルラン，持久走，50m走，立ち幅跳び，ソフトボール投げ（ハンドボール投げ）がある。

文部科学省の平成30年度体力・運動能力調査の概要によると，男女の上体起こし，長座体前屈反復横跳び，女子の20mシャトルラン，50m走，立ち幅跳びは，調査開始以来最高値を示し，体力合計点は，女子は最高点，男子は2番目に高い値であった。

10.3　学齢期の健康状態

（1）学齢期の死因別比率

表7-24に5～19歳の学齢期に相当する時期の死因別死亡率を示した。この世代は，ほかの世代と比較して死亡率および有訴者率ともに低い。死因については，不慮の事

表7-24　学齢期の死因順位（死亡割合）

年　齢	死因第1位	死因第2位	死因第3位
5～9	悪性新生物 (28.6%)	先天奇形，変形及び染色体異常 (9.3%)	不慮の事故 (9.0%)
10～14	自殺 (28.2%)	悪性新生物 (19.9%)	不慮の事故 (8.1%)
15～19	自殺 (52.4%)	不慮の事故 (15.5%)	悪性新生物 (9.8%)

出典）厚生労働省人口動態統計（2022）

故や自殺が上位を占めていることでわかるように，病気以外の死亡要因が大きいことが特徴である。また，近年，日本の自殺者は中高年男性を中心に増加し，ピーク時には3万人を超えていたが，現在は減少傾向にある。しかし，10～39歳の死因順位1位を占めており，児童・生徒においても，いじめ，自殺の問題は大きな課題となっている。2006（平成18）年10月に自殺対策基本法が施行され，現在，自殺総合対策大綱が作成されているが，具体的な対策を講じるまでには至っていない。

（2）学校管理下での死亡

学校管理下における死亡事故は，2021（令和3）年全国で年間42件発生しており，最も多いのは突然死となっている。突然死は，ほかの死因に比べて圧倒的に多く，総数の38.1%を占めている。

（3）学校保健統計調査における疾病・異常

学校保健統計調査は，全国の学校における健康診断結果の抽出調査である。その主な疾病・異常の割合を図7-39に示す。う歯と裸眼視力1.0未満が多く，幼稚園，小学校ではう歯，中・高等学校では裸眼視力1.0未満の被患率*が最も高くなっている。しかし，う歯の中には，処置完了のものと未処置歯が含まれており，未処置歯のみの割合を比較してみると，2021（令和3）年度ではいずれにおいても，未処置歯の割合よりも裸眼視力1.0未満の割合のほうが高くなっている。

＊被患率　占有病率のことで，学校保健分野でのみこの言葉が用いられる。

（4）学校管理下での災害状況

学校管理下における災害のうち，負傷の種類別状況をみると，保育所・幼稚園等では挫傷・打撲，次いで骨折もしくは挫創が多い。小・中・高等学校では，負傷全体のうちで挫傷･打撲，骨折，捻挫が多くなっている。学校全体の総計でみると，2019（令和元）年で第1位は挫傷・打撲，第2位は骨折，第3位は捻挫となっている。発生時間は，小学校で最も多いのは休憩時間中であるが，中学校，高等学校では減少し，課外指導（主として体育系の部活動）の割合が増加している。

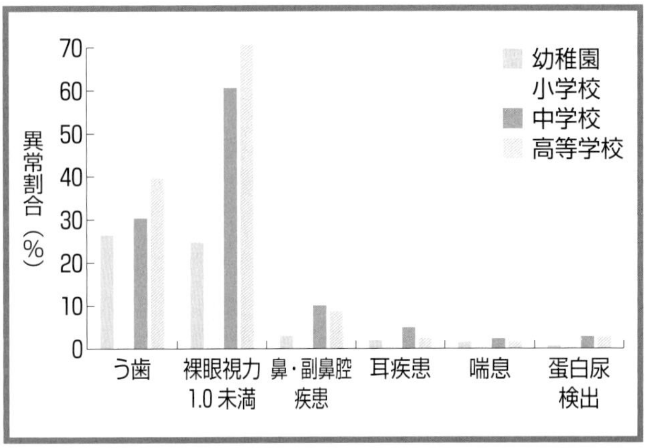

図7-39　主な疾患異常割合（2021年度）

出典）厚生労働統計協会：国民衛生の動向2023/2024（2023）

10.4　学校保健安全法

学校保健安全対策は，学校保健安全法に基づいて実施されている。本法の抜粋を表7-25に示す。

10.5　学校保健安全対策

学校保健は，文部科学省設置法に，保健教育，保健管理と定められているが，さらに，学校安全，学校体育，学校給食などの指導を通して保健の知識と実践力を身につけさせ，対象者の健康増進を図ることにある。保健業務の遂行に当たり，校長，教頭，教務主任，保健主事，養護教諭，栄養教諭等の学校職員，校医・学校歯科医・学校薬剤師等の学校三師，保護者，地域関係者，児童・生徒代表等から構成される学校保健委員会を組織し，学校保健計画，学校安全計画を策定し，関係者・関係機関の共通理解のもと，連携して学校保健の推進に当たることが必要である。

（1）保健教育

学校教育法に基づいた教育であり，保健学習と保健指導がある。

保健学習は，主に保健の授業を通し，自らの健康を管理し改善することができるような知識や実践力を身につけるよう教育する。

保健指導は，学級活動，児童・生徒会活動，学校行事，課外活動等の生活を通じて実践的な保健習慣を身につけることを目的に指導する。また，特定の保健指導・相談を必要とする対象者には適宜速やかに対応することも含まれる。

（2）保健管理

保健管理は，学校保健安全法によると「児童生徒等及び職員の健康の保持増進を図るため（中略），もって学校教育の円滑な実施とその成果の確保に資することを目的

表7-25　学校保健安全法抜粋

第1条　目　　的
学校教育の円滑な実施とその成果の確保に資することを目的として，
① 学校における児童･生徒等および職員の健康の保持･増進のための保健管理に関する事項を定める。
② 児童・生徒等の安全確保のための安全管理に関する事項を定める。
第2条　定　　義
学校および対象者の定義。
第4条　学校設置者の責務
施設，設備並びに管理運営体制の整備充実等の必要な措置を講ずるように努力する。
第5条　学校保健計画の策定等
学校は，児童・生徒等および職員の健康診断，環境衛生検査，保健指導その他保健に関する事項について計画を策定し，実施する。
第6条　学校環境衛生基準
学校の設置者は，文部科学大臣が定めた学校環境衛生基準に照らして適切な環境の維持に努める。校長は，改善のための必要な措置を講じ，できない場合には設置者にその旨申し出る。
第8条　健康相談
第9条　保健指導
養護教諭およびその他の職員は連携して必要な保健指導，保護者に助言を行う。
第11条　就学時の健康診断
市町村教育委員会は翌年小学校入学者を対象に，就学4か月前（支障がなければ3か月前）までに行う。
第13条　第14条　児童・生徒等の健康診断
毎年定期に行う健康診断（6月30日までに実施）と，必要がある場合に実施する臨時の健康診断を実施し，結果に基づき予防，治療，運動・作業の軽減等の措置を講ずる。
第15条　第16条　職員の健康診断
第19条　出席停止
校長は，感染症の疑い，おそれのある児童・生徒等を出席停止させる。
第20条　臨時休業
設置者は，感染症予防上必要を認めたとき，臨時に学校の全部または一部の休業を行うことができる。
第22条　学校保健技師
都道府県教育委員会事務局に学校保健技師を置き，専門的技術的指導等を行わせることができる。
第23条　学校医，学校歯科医及び学校薬剤師
保健管理の専門的事項に関し，技術および指導に従事する者として学校医，学校歯科医，学校薬剤師を置く。
第26条　学校安全に関する学校の設置者の責務
第27条　学校安全計画の策定等
児童・生徒等の安全を図るため安全に関する事項について計画を策定し，実施する。
第29条　危険等発生時対処要領の作成等
第30条　地域の関係機関等との連携

とする」（第1条）とされており，実施内容としては主として健康診断，健康相談，学校における感染症予防，学校環境管理である。

表7-26　定期健康診断の検査項目

	項　目	発見される主な疾病異常
各学年ほぼ全員に実施される項目	身長*，体重*	低身長等
	栄養状態	栄養不良，肥満，貧血
	脊柱・胸郭（四肢・骨・関節）**	骨・関節の異常
	視力**	
	眼	眼位，眼の伝染性疾患
	耳鼻咽喉頭	耳鼻咽喉頭疾患，音声言語異常
	皮膚	伝染性皮膚疾患，アレルギー疾患
	歯および口腔**	う歯，咬合状態，顎関節異常，発音障害，歯周疾患
	心臓*（臨床医学的検査）	心臓の異常・疾患
	尿**	腎臓疾患，糖尿病
	呼吸器・循環器・消化器	
	神経系の臨床医学的検査等	

	項　目	実施学年	発見される主な疾病異常
特定の学年に実施される項目	保健調査（アンケート）	小，中，高全学年	
	聴力***	幼稚園～小学1・2・3・5，中学1・3，高校1・3	聴力障害
	結核の有無 X線間接撮影	小学全学年，中学全学年，高校1，大学1	結核
	心電図	小学1，中学1，高校1	心臓疾患

＊　就学時健診には含まれない。　　＊＊　大学で省略できる
＊＊＊　就学時の健診で行われる。

1）健康診断

健康診断には，就学時の健康診断（就学4か月前まで：就学手続に支障がない場合なら3か月前までに実施），児童・生徒・学生および幼児の定期・臨時健康診断（定期健康診断は毎年6月30日までに，臨時健康診断は特に必要があるときに実施），職員の定期・臨時健康診断（学校設置者の定める適切な時期）がある。検査項目を表7-26に示す。健康診断の実施者は，就学時健康診断は市町村教育委員会，幼児・児童・生徒・学生の健康診断は学校長，教職員の健康診断は学校設置者となっている。

事後措置は，就学時の健診については治療勧告，保健上の助言，就学義務猶予・免除，適切な学校への就学指導，在学時の健診については疾病予防処置，治療指示，運動・作業軽減等，職員の健診については治療の指示，勤務の軽減などが行われる。

2）健康相談

健康相談は，近年，心身の健康問題が多様化，深刻化しているため，継続的に健康観察および指導が必要と認めた者，病気欠席が多い者，本人または保護者が相談の必要を認めた者，学校行事の参加の場合において必要と認める者などについて，毎月定期的および臨時に学校医，学校歯科医，学校薬剤師および養護教諭や関係教職員が協力して行う。養護教諭は児童・生徒の心身の健康管理を行うと同時に，学校の保健教

育を行う専門職として位置づけられており，日常的に保健指導を要する者や，継続した管理・指導を要する者に対し保健指導，健康相談活動を行う。保健指導についても，健康相談と同様，学校医，学校歯科医，学校薬剤師さらに，担任教諭などの関係職員が協力して日常的な健康観察や健康状態の把握，必要を認めた児童・生徒に対する指導や保護者に対する助言も含めて多面的な対応を行うようになっている。

3）学校における感染症予防

表7-27に，学校における出席停止基準のある感染症とその基準について示した。

第一種は，「感染症の予防及び感染症の患者に対する医療に関する法律」において一類および結核を除く二類感染症に属する感染症（第6章，p.117，表6-5参照）で，出席停止基準は治癒するまでである。第二種は，接触感染および飛沫感染するもので，学校において流行を広げる可能性が高い感染症である。出席停止基準は疾病ごとに定められているが，学校医その他の医者が感染のおそれがないと認めたときはその限りではない。第三種は，学校活動を通じ，流行を広げる可能性があるものである。出席停止基準は，学校医その他の医者が感染のおそれがないと認めるまでとなっている。結核は第二種に分類されているが出席停止基準は第三種に準ずる。

これらの感染症の流行を防ぐために，表7-27の出席停止基準に該当する者がいれば出席停止を，流行が広がり予防上必要と認めた場合は学校の全部または一部の休業を行うことができる。出席停止は校長が，臨時休業は学校の設置者が行う。

また，感染症の発症を防ぐために，学校において予防接種を行っているが，予防接種法に基づく予防接種は市町村長に接種義務があり，学校はこれに協力している。

4）学校環境管理

学校環境管理は，学校生活の中で健康上十分に配慮された環境をつくるために，文部科学省の示す学校環境衛生基準をもとにして，ほかの環境衛生に関する法規の関連も含め，主として表7-28のような項目の基準を定めている。学校薬剤師は，この基準項目について定期･臨時に検査を行い，医師，歯科医師，薬剤師は，これらの維持･改善に関する指導と助言を行う。また，学校の設置者は，改善の必要が認められた場合，速やかに必要な措置を行って適切な環境の維持に努める義務がある。

5）学校保健計画の策定

学校保健安全法第5条に，学校においては，児童・生徒等および職員の健康診断，環境衛生検査，児童・生徒等に対する指導その他保健に関する事項について計画を策定し実施しなければならないと規定されており，学校保健の具体的な実施がなされるようになっている。

（3）学校安全

学校安全とは，学校における安全教育と安全管理をいう。

1）安全教育

安全教育は，安全な生活習慣を身につけるのに必要な力を養うものである。安全教

表7-27 学校における出席停止基準のある感染症とその基準

	種　類	出席停止の基準
第一種	エボラ出血熱 クリミア・コンゴ出血熱 ペスト マールブルグ病 ラッサ熱 南米出血熱 急性灰白髄炎 鳥インフルエンザ（H5N1，H7N9） ジフテリア　　痘そう 中東呼吸器症候群（MERS） 重症急性呼吸器症候群（SARS）	治癒するまで
第二種	インフルエンザ（鳥インフルエンザ・新型インフルエンザを除く）	発症した後5日を経過し，かつ，解熱した後2日（幼児にあっては3日）を経過するまで
	百日咳	特有の咳が消失するまでまたは5日間の適正な抗菌性物質製剤による治療が終了するまで
	麻しん	解熱した後3日を経過するまで
	流行性耳下腺炎	耳下腺，顎下腺または舌下腺の腫脹が発現した後5日を経過し，かつ，全身状態が良好になるまで
	風しん	発疹が消失するまで
	水痘	すべての発疹が痂皮化するまで
	咽頭結膜炎	主要症状が消退した後2日を経過するまで
	新型コロナウイルス感染症	発症した後5日を経過し，かつ，症状が軽快した後1日を経過するまで
	結核，髄膜炎菌性髄膜炎	病状により感染のおそれがないと認めるまで
第三種	腸管出血性大腸菌感染症 流行性角結膜炎 急性出血性結膜炎 コレラ　　細菌性赤痢 腸チフス パラチフス その他の感染症	病状により感染のおそれがないと認めるまで

注）感染症の予防及び感染症の患者に対する医療に関する法律第6条第7項から第9項までに規定する新型インフルエンザ等感染症，指定感染症及び新感染症は，第一種の感染症とみなす。

表7-28 学校環境衛生の主な基準項

① 教室の環境：換気，温度，相対湿度，浮遊粉塵，気流，一酸化炭素，二酸化窒素，揮発性有機化合物，ダニ（ダニアレルゲン），照度，騒音等
② 飲料水等の水質，施設・設備
③ 学校の清掃，ネズミ，衛生害虫等，教室等の備品
④ 水泳プールの水質，装置・設備の衛生状態
⑤ 日常生活における環境衛生等

育の内容は，安全学習と安全指導に分かれる。

① 安全学習：保健を中心に，その関連教科および総合的な学習を通して，安全な生活を送るのに必要な知識や技能を習得させる目的で行う。

② 安全指導：学級活動，児童・生徒会，学校行事等の学校生活中で，具体的な行動を通して安全の指導を行うものである。指導内容としては，生活の安全に関するものと災害の安全に関するものがある。

2）安全管理

安全管理は，学校生活が安全に営まれるように条件整備を図るものである。管理には対人と対物および災害発生時の安全確保がある。

① 対人管理には，心身の安全管理と学校内外における生活の安全管理がある。

② 対物管理には，校舎内外の施設・設備の安全管理があげられる。

③ 災害発生時の安全確保には，避難訓練の実施，避難経路・場所の確保と周知，災害時の連絡体制の整備などがある。

3）学校安全計画の策定

学校保健安全法第27条に学校においては，安全点検，学校生活その他の日常生活における安全に関する指導などの安全関連事項について計画を策定し，実施しなければならないと規定されており，学校安全の具体的な実施がなされるようになっている。

4）災害共済給付制度

学校管理下でけがなどの災害が発生した場合，独立行政法人日本スポーツ振興センターより医療費等の給付が行われる。この制度を災害救済給付制度という。給付の経費は国・学校の設置者・保護者（同意確認後）の三者で負担されている。

（4）学校体育

体育の授業，クラブ活動，学校行事，体育系の部活動等の教育課程外活動を通して，スポーツに親しみ，運動習慣を身につけることにより，健康の増進と体力の向上を図るとともに，心身の健全な発達を促すことを目的としている。

（5）学校保健活動

学校保健活動は，各々の教育・指導を総合的に実践するほか，特に，① 薬物乱用防止教育，② エイズ教育，③ 学校歯科保健活動措置を行うとともに，学校保健に関する医療費補助や多額の保健管理費を必要とする地域の学校に対する補助の事業を行う。

（6）学校給食

学校給食法に基づき児童・生徒の心身の健全な発達に資し，かつ，食に関する正しい理解と適切な判断力を養うことを目的とし，学校教育活動の一環として実施されている。現在の給食は，「食」を通して望ましい食習慣を身につけるとともに，食育の教材としての重要性が認識されている。

1）給食普及率

日本の給食普及率は国際的にもきわめて高く，総数は学校平均で95.6%（小学校99.0%，中学校91.5%）となっている（2021年）。

2）学校給食指導

学校給食を摂取する時期は，心身ともに著しく成長する時期であり，この時期に健康づくりを見通した給食指導を行うことにより，正しい食習慣を身につけるように教育することは，生活習慣病予防が重要課題となっている日本において，きわめて重要である。2008（平成20）年に学校給食法が改正され，学校における食育推進を図ることが明記されるとともに，給食の目標として，① 適切な栄養摂取による健康の保持・増進，② 食に関する適切な判断力の涵養，③ 明るい社交性，協同の精神を養う，④ 食を通じた生命・自然を尊重する態度の涵養，⑤ 勤労を重んずる態度を養う，⑥ 伝統的食文化の理解，⑦ 食料の生産・流通・消費についての正しい理解，などの事項が設定された。また，2008年に小・中学校の学習指導要領や幼稚園教育要領，翌年に高等学校の指導要領も改訂され，食育の概念を明確に位置づける指導内容となった。特に食の自立を目指し，専門的立場から教育できる資格をもった栄養教諭制度の導入（2005（平成17）年）や，食育基本法が施行（2005年）され，成長期における食育の指導の充実が重要となってきた。

栄養教諭は，学校給食を含めた食に関する指導にかかわる全体的な計画策定に参画し，児童・生徒への相談指導のほか，学級・教科担任と連携した指導を実施する。したがって，栄養士免許の取得や管理栄養士免許の取得または管理栄養士養成課程修了等の専門知識がもとになり，加えて大学において必要単位を取得し，栄養教諭普通免許状（専修免許状：大学院修士課程修了程度，一種免許状：大学卒業程度，二種免許状：短期大学卒業程度）の取得により資格を得ることができる。現職の学校栄養職員の場合は，講習等で免許状を取得できるような特別措置が講じられる。公立小・中学校では，都道府県費負担教職員であるため，都道府県教育委員会の判断で配置され，身分としては，養護教諭と同様の措置が講じられる。

文部科学省は2007（平成19）年に食に関する指導の手引きを作成し，学校における食育の必要性，指導の目標，栄養教諭を中心として食育指導計画，各教科等を含め

コラム　第3次食育推進基本計画

食育基本法に基づき第3次食育基本計画（2016～2020（平成28～令和2）年度）が策定された。
（1）若い世代を中心とした食育の推進，（2）多様な暮らしに対応した食育の推進，（3）健康寿命の延伸につながる食育の推進，（4）食の循環や環境を意識した食育の推進，（5）食文化の継承に向けた食育の推進

以上5つの重点課題と食育基本法に掲げる7項目の基本的な取り組み方針が示されている。また，21項目の数値目標を掲げ，食育の推進を共有化し，客観的評価ができるようになっている。学校での食育指導もこの基本計画に基づいたものとなっている。

た指導の基本的な考え方と指導方法等について示した（2019（平成31）年，第二次改訂版）。学校における食育指導の留意点は，① 教育活動全体で継続的，体系的に推進，② 教育目標・方針等への食指導の位置づけ，③ 栄養教諭の食育指導への参画，④ 栄養教諭と担任・養護教諭との連携，⑤ 隣接する学校・幼稚園との連携，⑥ 学校給食の積極的活用，⑦ 学校と保護者・地域との積極的な協力，⑧ 総合的な学習時間の活用となっている。

3）学校給食衛生管理

1996（平成8）年，腸管出血性大腸菌O157による食中毒が全国的に発生し，学校でも多くの被害者を出したことから，翌年，学校環境衛生の基準の中から学校給食に関する部分を抜き出し，学校給食の衛生管理マニュアルとして学校給食衛生管理の基準が作成された（2009（平成21）年「学校給食衛生管理基準」として告示化）。さらに，衛生管理推進事業を実施し，その中で，食中毒防止のための調査研究や給食調理場の衛生管理指導を行っている。

最近の学校給食での食中毒件数は，2019年8件，2020年12件，2021年10件，2022年13件となっている（厚生労働省，食中毒統計）。原因物質として近年ではカンピロバクターやウェルシュ菌などが報告されている。

11. 国際保健

11.1　地球規模の健康問題

（1）世界の人口動態の変化

世界における人口動態は，食料問題，環境問題，疾病構造，その他多項目に渡る持続可能な開発に様々な影響を及ぼす。世界の人口動態と人口問題の潮流は，国際連合人口基金（UNPFA）が世界人口白書にとりまとめ，年次報告を行っている。人口予測は，国連経済社会局（UNDESA）が世界人口推計を定期的に公表している。1950（昭和25）年におよそ25億人だった世界人口は，1987（昭和62）年に50億人に倍増した。その後1998（平成10）年には60億人に，2010（平成22）年には70億人に達し，そして2022（令和4）年11月には80億人に到達した。同年の世界人口推計（中位予測）では，2050年に約97億人，2080年代中に約104億人でピークに達し，2100年までそのレベルにとどまると予測されている。2050年までの増加見込み人口の過半数をサハラ以南アフリカの国々が占める（図7-40）と推計されているが，同地域の人口増加はナイジェリアやコンゴ民主共和国，エチオピア，タンザニア，南アジアではインドやパキスタンなどの限られた国に集中するとの推計も公表されている。

人口増加の背景には，衛生環境の改善や医療技術の進歩などによる死亡率の低下と平均寿命の延伸がある。1950（昭和25）年に48.1歳であった世界全体の平均寿命は2023（令和5）年に73.3歳に達しており，2050年には77.2歳まで延伸すると予測されている。一方で，開発途上国の平均寿命推計は世界平均を約7歳下回る70.6歳にとどまる見通しである（表7-29）。人口増加が続く開発途上国の多くには「意図しない妊

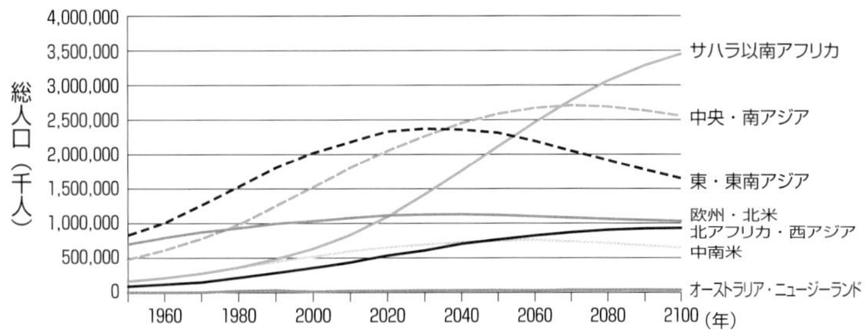

図7-40　世界の人口推移（推定含む）

出典）UNFPA：世界人口白書2023（2023）

表7-29　世界の人口・出生率・平均寿命の推移

項目	年	サハラ以南のアフリカ	北アフリカと西アジア	中央・南アジア	東・東南アジア	ラテンアメリカとカリブ海諸国	オーストラリアとNZ	太平洋諸国	ヨーロッパと北アメリカ	開発途上国	世界
人口 (millions)	2022	1,152	549	2,075	2,342	658	31	14	1,120	1,112	7,942
	2050（推計）	2,094	771	2,575	2,317	749	38	20	1,125	1,914	9,687
特殊出生率	1990	6.3	4.4	4.3	2.6	3.3	1.9	4.7	1.8	6.0	3.3
	2021	4.6	2.8	2.3	1.5	1.9	1.6	3.1	1.5	4.0	2.3
	2050（推計）	3.0	2.2	1.9	1.6	1.7	1.7	2.4	1.6	2.8	2.1
平均寿命 (years)	1990	49.2	64.3	58.9	68.1	67.7	76.8	62.5	73.6	50.1	64.0
	2021	59.7	72.1	67.7	76.5	72.2	84.2	68.4	77.2	64.1	71.0
	2050（推計）	66.7	78.3	77.1	81.7	80.6	87.0	71.6	83.8	70.6	77.2

注）地域分類：SDGs地域
出典）国連経済社会局：世界人口推計（2022）

娠」の問題もある。女性の性と生殖に関する健康と権利（リプロダクティブヘルスライツ）の保障には，教育の拡充やジェンダー不平等の是正が重要となってくる。

人口増加は，労働人口の増加や市場拡大など大きな機会を生む一方で，特に開発途上国では貧困，飢餓・栄養不良，保健・教育，不平等，インフラ不足といった問題が拡大する。また，2050年までの人口増加は都市部で顕著となることが予測されている。都市部と農村部で人々の生活環境や消費パターンは異なり，都市部での人口増加が今後環境により大きな影響を及ぼすことが懸念されている。

世界的な人口は増加しているが，ほとんどの先進諸国，サハラ以南アフリカ地域の大半の国々とアジア，ラテンアメリカ・カリブ諸国の一部では近年出生率は低下傾向にある。先進国を中心に90を超える国で出生率は人口規模の維持に必要な人口置換水準を下回っており，世界全体の出生率も2050年には2.1まで低下すると予測されている。人口減少は労働力不足による経済規模の縮小にとどまらず，後述する高齢化問題など様々な社会的・経済的な課題に直面することになる。

出生率が低下しながらも人口維持と経済成長を続けている国の多くが積極的な移民

政策を導入している。移民の受入れ拡大には，保健医療サービスへのアクセスが脆弱になりがちな移民の健康を支援するための取り組みも必要となる。

人口減少の多くは出生率の低下と寿命の延伸による人口構造の変化が伴う。高齢人口が増え，さらに高齢化が進むと慢性疾患の有病率が高くなり，継続的な医療および介護の需要も高まる。先進国だけでなく複数の新興国や開発途上国で人口の高齢化がすでに始まっており，高齢化率が7%から14%に至るまでの倍加時間は近年短くなっている。高齢化社会に求められる様々な医療・介護体制が整っていない開発途上国で急速に進む高齢化にいかに対応するかは喫緊の課題であり，医療・介護体制の整備とともに，単なる寿命の延伸ではない「健康寿命」の延伸が重要となってくる。

（2）人口動態の変化と疾病構造の変化

人口動態の変化は疾病構造にも影響を与える。開発途上国における保健課題の従来の主流は，母子保健の改善や結核，マラリア，HIV/エイズなど感染症への対応であった。2000（平成12）年に採択された国連ミレニアム開発目標（MDGs）に設定された8つの目標のうち保健分野においては，乳幼児死亡率の減少（目標4），妊産婦の健康の改善（目標5），HIV/エイズ，マラリア，その他の疾病の蔓延の防止（目標6）の3つの目標が掲げられていた。MDGsの指標であった5歳未満の子どもの死亡率は1990（平成2）年から2021（令和3）年の期間に93/出生1000から38/出生1000にまで減少し，妊産婦死亡率も2000（平成12）年から2020（令和2）年の期間に緩やかながら339/出生10万から223/出生10万に減少した（表7-30）。世界のHIV新規感染者数は，ピークであった1995（平成7）年の320万人から，2022（令和4）年には130万人にまで減少した。世界三大感染症といわれるエイズ，結核，マラリアによる死亡者数もこの間に大幅に減少している。しかしながら，これらの指標には地域的な格差があり，開発途上国における妊産婦死亡や5歳児未満児死亡は今なお深刻な保健課題である。

開発途上国では母子保健や感染症における問題を残しながら，2000年代以降世界の疾病構造は大きく変化している。かつては高所得国特有の問題であった非感染性疾

表7-30　世界の地域別妊産婦・乳児・5歳未満児死亡率比較

項目	年	東アジアと太平洋諸国	ヨーロッパと中央アジア	ラテンアメリカとカリブ海諸国	中東と北アフリカ	北アメリカ	南アジア	サハラ以南のアフリカ	後発開発途上地域	世界
妊産婦死亡率（出生10万対）	2000	121	27	90	106	12	417	802	715	339
	2020	74	13	88	56	20	138	536	377	223
乳幼児死亡率（出生10万対）	1990	43	25	44	50	9	92	107	109	65
	2021	12	7	14	18	5	31	50	44	28
5歳未満児死亡率（出生1,000対）	1990	57	31	55	66	11	130	179	175	93
	2021	15	8	16	22	6	37	73	66	38

注）地域分類：UNICEF地域
出典）UNICEF：世界子供白書2023（2023）

患（NCDs）が開発途上国の貧困層においても増加している。WHOは，NCDsは，不健康な食事や運動不足，喫煙，過度の飲酒，大気汚染などにより引き起こされる，がん・糖尿病・循環器疾患・呼吸器疾患・メンタルヘルスをはじめとする慢性疾患の総称と定義している。WHOの2023（令和5）年公表資料では，NCDsを要因とする死亡者数は年間4100万人，それは世界全体の死亡者数の74%に相当し，NCDsによる全死亡の約77%は低・中所得国におけるものであると報告されている。脆弱な医療提供体制の中で母子保健や感染症の課題を残したままNCDsの有病率も増加している開発途上国は，「疾病の二重負担」を負った厳しい状況である。2020（令和2）年から猛威をふるった新型コロナウイルス感染症（COVID-19）は，糖尿病などの生活習慣病および呼吸器疾患といった基礎疾患があると重症化しやすいことが報告されており，新たな感染症対策においてもNCDsへの対応は重要な課題である。

開発途上国においては栄養の側面からも，低栄養と過剰栄養が混在する「栄養不良の二重負荷」と呼ばれる問題が浮上している。栄養不良の二重負荷は，国・地域レベル，世帯レベル，または個人レベルにおいて低栄養と過栄養の両方が同時複数的に存在することを指し，低栄養状態は「見えない飢餓」と言われる微量栄養素不足が免疫力の低下や脳や体の発達障害へとつながる慢性栄養不良を含む。栄養価の高い新鮮な食料は一般的に比較的高価であるため，低所得層では安価な，栄養価が低い高カロリー食品を選択するようになる。過剰なエネルギー摂取と密接な関係を持つNCDsが拡大するなか，開発途上国では微量栄養素が不足して生じるビタミンA欠乏症や鉄欠乏性貧血，ヨード欠乏症などへの対策が引き続き必要とされている。

COVID-19，鳥インフルエンザ，エボラ出血熱，重症急性呼吸器症候群（SARS）などは動物からヒトへ伝播する動物由来感染症であり，これらは感染症の半数以上を占めると推定されている。ヒトと動物，それを取り巻く環境（生態系）は相互につながっているため，近年ではこれらを包括的に捉えて分野横断的に対応する「ワンヘルス（One Health）」アプローチが重要であるとの認識が世界で広がってきている。

（3）持続可能な開発目標（SDGs）とグローバルヘルス

疾病構造の変化を含む様々な地球規模での課題を踏まえ，MDGsに続く国際社会が共に目指す持続可能な開発目標（SDGs）が2015年に策定された。SDGsにおける保健分野の課題は，MDGsでの課題でもあった母子保健や感染症への対策に加えて，NCDsや高齢化，さらに環境やジェンダーといった他分野の課題とのつながりにも着目した多様な課題に対する目標が掲げられた（表7-31）。SDGsの目標3「あらゆる年齢のすべての人々の健康的な生活を確保し，福祉を促進する」では，MDGsに引き続き妊産婦死亡率の低減や，新生児および5歳未満児の死亡率の低減，結核，マラリア，HIV/エイズなどの感染症への対応に加え，NCDsの予防と治療，家族計画，情報・教育および性と生殖に関する健康の国家戦略の策定などに係る具体的な13の項目が掲げられ，それらを達成するための中心的な役割を担うユニバーサル・ヘルス・カバ

表7-31　持続可能な開発目標（SDGs）：17の目標（Goals）

目標1	あらゆる場所のあらゆる形態の貧困を終わらせる。
目標2	飢餓を終わらせ，食料安全保障及び栄養改善を実現し，持続可能な農業を促進する。
目標3	あらゆる年齢のすべての人々の健康的な生活を確保し，福祉を促進する。
目標4	すべての人に包摂的かつ公正な質の高い教育を確保し，生涯学習の機会を促進する。
目標5	ジェンダー平等を達成し，すべての女性及び女児のエンパワーメントを行う。
目標6	すべての人々の水と衛生の利用可能性と持続可能な管理を確保する。
目標7	すべての人々の，安価かつ信頼できる持続可能な近代的エネルギーへのアクセスを確保する。
目標8	包摂的かつ持続可能な経済成長及びすべての人々の完全かつ生産的な雇用と働きがいのある人間らしい雇用（ディーセント・ワーク）を促進する。
目標9	強靱（レジリエント）なインフラ構築，包摂的かつ持続可能な産業化の促進及びイノベーションの推進を図る。
目標10	各国内及び各国間の不平等を是正する。
目標11	包摂的で安全かつ強靱（レジリエント）で持続可能な都市及び人間居住を実現する。
目標12	持続可能な生産消費形態を確保する。
目標13	気候変動及びその影響を軽減するための緊急対策を講じる。
目標14	持続可能な開発のために海洋・海洋資源を保全し，持続可能な形で利用する。
目標15	陸域生態系の保護，回復，持続可能な利用の推進，持続可能な森林の経営，砂漠化への対処，ならびに土地の劣化の阻止・回復及び生物多様性の損失を阻止する。
目標16	持続可能な開発のための平和で包摂的な社会を促進し，すべての人々に司法へのアクセスを提供し，あらゆるレベルにおいて効果的で説明責任のある包摂的な制度を構築する。
目標17	持続可能な開発のための実施手段を強化し，グローバル・パートナーシップを活性化する。

出典）外務省　翻訳：持続可能な開発のための2030アジェンダ

レッジ（UHC）の拡大についても具体的な達成指標が設定された。UHCは，全ての人々に対する財政リスクからの保護，質の高い基礎的な保健サービスへのアクセスおよび安全で効果的かつ質が高く安価な必須医薬品とワクチンへのアクセスを含み，ここにはSDGsのスローガンである「誰ひとり取り残さない」取り組みへの意志が色濃く反映されているといえる。

「誰ひとり取り残さない」保健医療サービスの提供は，1978年に世界保健機関（WHO）と国際連合児童基金（UNICEF）が共同開催したアルマ・アタ世界保健会議で「すべての人々に健康を」を掲げてその戦略として提唱したPHCのアプローチからの流れである。PHCはすべての人にとって健康を，「基本的な人権」として認めている。また，1992年，国連食糧農業機関（FAO）とWHOの共同主催により世界規模で初の国際栄養会議となった第1回国際栄養会議（ICN）で採択された世界栄養宣言と行動計画（WDPAN）においては，栄養学的に適切で安全な食料へのアクセスは個々人の権利であることが述べられている。その頃，国連開発計画（UNDP）は，開発の目的は国の発展ではなく「人間開発」であるとし，人間開発とは人間が自らの意思に基づいて人生の選択肢と機会の幅を拡大させることとの概念を示して1990年に人間開発報告を創刊した。同報告書には人間の安全保障の主要7要素として経済，食料，保健，環境，個人，コミュニティ，政治が示されており，ここに人間の安全保障と食料，そして保健のつながりの深さを確認することができる。

人間の健康は，地球環境に多大な影響を及ぼしている政治経済や社会システムとも向き合ってその密接な関係に注目することで，人間と地球の健康のバランスが取れたより公平な社会の実現につながるとするプラネタリー・ヘルスの概念が近年注目されている。国際社会がSDGsを掲げ，保健分野での格差の是正を実現するUHCの達成を目指すなかで，人の健康だけでなく地球上のあらゆる生態系や地球環境そのものへ配慮しながら人の健康を目指すプラネタリー・ヘルスの考え方は，一つの動物由来感染症があらゆる社会経済活動を停滞させ，社会・経済的に脆弱な人々により大きな影響を与えたCOVID-19のパンデミックの経験からも，その重要性はより深く認識されるようになったといえる。

11.2　国際協力

（1）国際協力の仕組み

国際協力とは，国際社会に共通する課題に対して各国が国境を超えて取り組む援助・協力活動を指す。世界196か国のうち150か国以上が開発途上国と呼ばれる国々であり，開発途上国の多くは，貧困，医療・教育へのアクセス困難，また紛争といった問題を抱えている。グローバル化が急速に進む昨今，これらの問題への対応は開発途上国だけの課題ではなく，国境を越えた世界全体の課題として捉えられ，各国が様々な分野で多岐に渡る国際協力を行っている。日本は，第二次世界大戦後最も早く組織された開発途上国援助のための国際機構であるコロンボ・プランに1954（昭和29）年に加盟した。1958（昭和33）年には海外への最初の円借款が行われ，1962（昭和37）年には海外技術協力事業団が創設された。一方で，第二次世界大戦後は米国やUNICEF，世界銀行をはじめとする国際社会からの支援・融資を受けて戦後復興が行われた。1953（昭和28）年に世界銀行からの借款受入を開始して1966（昭和41）年までの間，計34件，合計8億6,290万ドルの借款があり，これらの債務を完済したのは比較的最近の1990（平成2）年であった。世界銀行の借款を受け入れながら外に援助を行い，経済発展の基礎を築いて主要な援助国となった経験が，日本の国際協力における「自助努力支援」という援助哲学の基本を形成したと言われている。

開発途上国の社会・経済の開発を支援するため，政府をはじめ，国際機関，非政府組織（NGO），民間企業などさまざまな組織や団体が経済協力を行っている。これらの経済協力のうち，政府が開発途上国に行う資金や技術の協力を政府開発援助（ODA）という。ODAは，経済協力開発機構（OECD）の開発援助委員会（DAC）が作成する援助受取国・地域のリストに掲載された開発途上国・地域に対し，経済開発や福祉の向上に寄与することを主たる目的として公的機関によって供与される贈与および条件の緩やかな貸付などを指す。

(2) 日本の政府開発援助（ODA）

ODAには，開発途上国・地域を直接支援する二国間援助と，国際機関に対する拠出である多国間援助がある。二国間援助は,「贈与」と「政府貸付等（有償資金協力）」に分けることができる。贈与は開発途上国・地域に対して無償で提供される協力を指し,「無償資金協力」と「技術協力」がこれにあたる。「政府貸付等（有償資金協力）」には,「円借款」と「海外投融資」がある。多国間援助は，国連機関への拠出や世界銀行などへの拠出・出資などが該当する。

日本のODAは，二国間援助の「有償資金協力（政府貸付等）」「技術協力」「無償資金協力（外交政策上, 外務省が直接実施するものを除く）」を国際協力機構（JICA）が担っている。無償資金協力の一部と多国間援助は，外務省をはじめとする各分野の関係省庁が行っている（図7-41)。ODAはその基本方針を定めたODA大綱に沿って実施される。1992（平成4）年, 基本理念に,「人道的考慮」,「相互依存関係の認識」,「環境の保全」,「自助努力の支援」の4点を掲げた日本初のODA大綱が閣議決定された。1970年代以降，ODAの量的な拡充が行われて1989年には世界最大のODA供与国となった。その後は質的改善の重視へ方向転換が図られ，2003年に改訂されたODA大綱では,「基本方針」に「人間の安全保障」の視点が新たに盛り込まれた。そして2023年6月, これまでのODA大綱を改定した新たな「開発協力大綱」が閣議決定され, 新大綱には，効果的・戦略的な開発協力のためのアプローチとして民間企業や非政府組織（NGO)，地方自治体，大学・研究機関，市民レベルの活動団体など，様々な組織・機関・団体による国際協力活動をODAで積極的に支援する方針が打ち出されている。

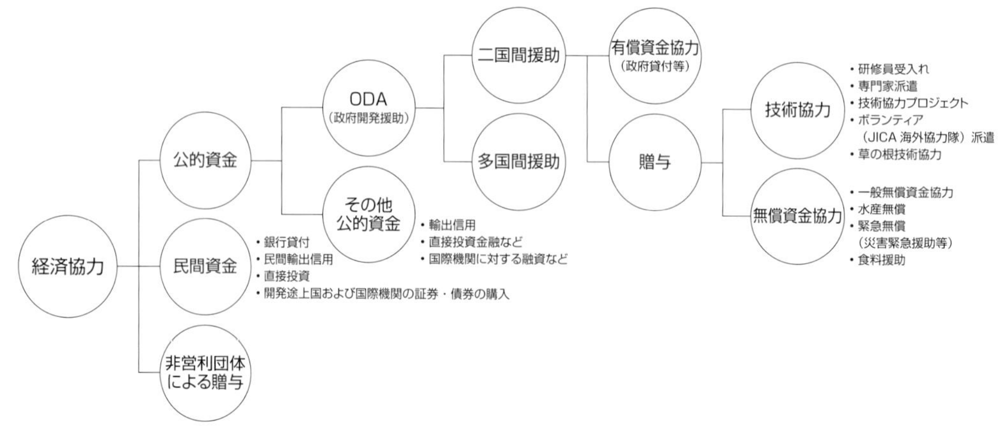

図7-41　経済協力と政府開発援助の分類

出典）国際協力機構：国際協力機構年次報告書2020より一部改変

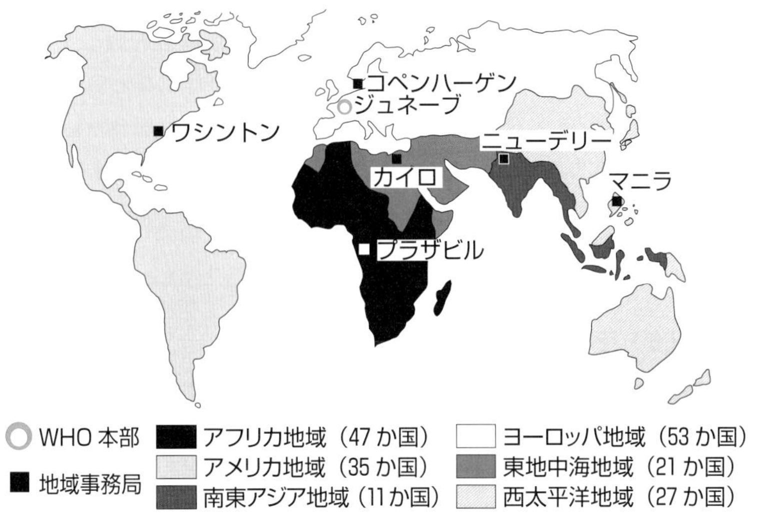

図7-42　WHO地域割りと地域事務局（2021年6月）

注）イスラエルはヨーロッパ地域，北朝鮮は南東アジア地域。

出典）厚生労働統計協会：国民衛生の動向2022/2023（2022）

11.3　国際協力の機関

（1）世界保健機関（WHO）

WHOは，1948（昭和23）年4月7日，国際連合の保健衛生に関する専門機関として発足した。4月7日は世界保健デーとして記念事業が行われている。本部事務局はジュネーブに設けられ，医学・薬学・公衆衛生学・統計学等の専門家，法律または会計等の専門家および一般職員が，全世界的な業務，報告書，予算書の作成に当たっている。世界を6地域（米州，アフリカ，南東アジア，欧州，東地中海，西太平洋）に分けてそれぞれに地域事務局を，また世界各地に約150か所に事務所を設置している。日本は西太平洋地域の構成国で，その地域事務局はマニラに置かれている（図7-42）。

WHOは「世界のすべての人民が可能な限り最高の健康水準に到達すること（憲章第1条）」を目的として，伝染病対策，生活環境の改善，衛生統計，基準づくり，技術協力，研究開発など保健分野の広範な活動を実施している。飲料水対策，食品の安全対策，環境汚染による健康障害の防止などの生活環境の改善も重要な施策のひとつとして行ってきた。

（2）国連食糧農業機関（FAO）・コーデックス委員会（CAC）

FAOは1945（昭和20）年に発足し，①世界各国国民の栄養水準および生活水準の向上，②食料および農産物の生産および流通の改善，③農村住民の生活条件の改善などの施策を通じ，世界経済の発展および人類の飢餓からの解放を実現することを目的としている。国連最大の専門機関のひとつであり，本部事務局は，ローマ（イタリア）

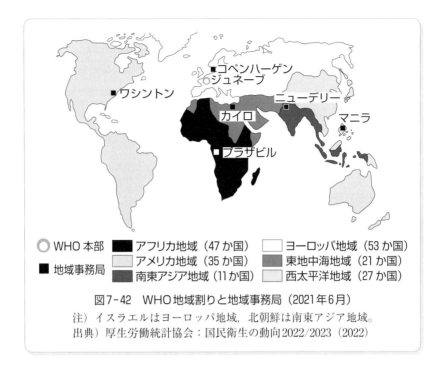

に置かれている。

1963（昭和38）年にFAO/WHO合同食品規格計画の下，CACが設置され，国際的に貿易される食品の規格または衛生規範の作成など食品の国際規格に関する作業を行っている。一般問題部会（10部会），個別食品部会（12部会），特別部会（1部会）および地域調整部会（6部会）から組織されている。日本は1966（昭和41）年に加盟し，総会，食品衛生，食品残留動物用医薬品，食品添加物などの部会に代表を送っている。

（3）その他国際機関

1）国際連合児童基金（UNICEF）

UNICEFは，第二次世界大戦によって荒廃した国々の子どもたちに緊急の食料提供を行い，健康管理を行う目的で1946（昭和21）年に設立された。世界190か国以上の国と地域で子どもたちの命と健やかな成長を守るとともに子どもの権利を擁護するための活動を展開している国連機関である。① 幼い子どもの命と成長を守る，② 予防接種で生命を守る，③ 安全な水と衛生を確保する，④ すべての子どもたちに教育を，⑤ 虐待や搾取から子どもを守る，⑥ HIV/エイズと闘う，⑦ 子どものために結集させる努力，および緊急支援活動などの支援事業をその国の政府やNGO，コミュニティと協力しながら実施している。

2）国際労働機関（ILO）

ILOは世界の労働者の労働条件と生活水準の改善を目的として，第一次世界大戦後，国際連盟と同時に1919（大正8）年に設立された国連最初の専門機関で，本部はジュネーブに置かれている。設立以来，具体的な国際労働基準の制定を進めてきており，近年では，男女の雇用や児童労働の撲滅に力を注いでいる。ILO総会で採択される条約を国際労働条約という。それを批准した国だけしか拘束されないが，採択時に反対した加盟国も，条約を自国で批准権限をもつ機関へ提出しなければならない。日本が批准した条約では，2005（平成17）年の石綿条約（第162号），2007（平成19）年の職業上の安全及び健康促進枠組条約（第187号：略称「職業安全衛生枠組条約」），2022（令和4）年の強制労働の廃止に関する条約（第105号）など，これまで計50の条約を批准している（2023年8月現在）。

3）世界銀行（World Bank）

World Bankは，各国の中央銀行に対して融資を行う国際連合の専門機関で，一般に国際復興開発銀行（IBRD）と国際開発協会（IDA）の2つの機関をさす。1945（昭和20）年に設立されたIBRDの当初の目的は，戦争破壊からの復興と開発途上国における生産設備および生産資源の開発であったが，近年では開発途上国の貧困緩和と持続的成長のための支援を主な業務の目的としている。IDAは，開発途上国の中でも特に貧しい国々を支援するため，IBRDの姉妹機関として1960（昭和35）年に設立された。日本は，IBRDには1952（昭和27）年に，またIDAには設立当初より加盟国となっている。この2つの機関に姉妹機関である国際金融公社（IFC），多数国間投資保証機関（MIGA），国際投資紛争解決センター（ICSID）を併せて世界銀行グループと呼んでいる。

4）国際協力機構（JICA）

JICAは日本のODAを一元的に行う実施機関である。世界各国に約90か所の拠点をもち，その協力対象は150を超える国・地域に及んでいる。JICAによる技術協力には，開発途上国の人材育成，現地の実情にあった適切な技術の開発や改良，技術水準の向上，制度・組織の確立や整備などへの寄与を目的として，専門家派遣や機材供与，また，開発途上国からの研修員受入などがあり，国内における国際協力への参加を促進するボランティア事業も展開している。無償資金協力は，開発途上国のインフラ整備や医薬品，機材調達などに必要な開発資金を供与するものであり，海外における大規模災害時に活動する国際緊急援助隊の派遣や救援物資の供与はここに含まれる。

文　献

●参考文献

第1～3節

・厚生労働統計協会編：国民衛生の動向　（各年）
・柳川　洋・中村好一編：公衆衛生マニュアル，南山堂　（2015）
・栄養調理関係法令研究会編：栄養調理六法，新日本法規出版　（2019）

第4節

・沢田清方・上野谷加代子編：日本の在宅ケア，中央法規出版，pp.11～12　（1993）
・国立社会保障・人口問題研究所：日本の将来推計人口（2019）
・厚生労働省：平成29年度人生の最終段階における医療に関する意識調査（2018）
・内閣府：高齢者の健康に関する調査結果（2018）

第5節

・厚生労働省：厚生労働白書（各年）
・厚生労働省：厚生労働省健康危機管理基本指針（2001）
・これまでの地域保健対策の経緯資料，https://www.mhlw.go.jp/stf2/shingi2/2r9852000000g3yx-att/2r9852000000g5sk.pdf
・地域保健対策検討会：地域保健検討会報告書～今後の地域保健対策のあり方について～（2016）
・地域における健康危機管理のあり方検討会：地域における健康危機管理について～地域健康危機管理ガイドライン～（2001）
・北田善三・須崎　尚 編著：カレント社会環境と健康：公衆衛生学，建帛社（2019）
・田中平三・徳留信寛・辻　一郎・吉池信男 編著：社会環境と健康，南江堂（2014）
・柳川　洋・尾島俊之 編著：社会環境と健康 公衆衛生学，医歯薬出版（2019）

第6節

・厚生労働統計協会編：国民衛生の動向　（各年）
・中村　敬：乳幼児健康診査の現状と今後の課題，母子保健情報，pp.51～58　（2008）
・内閣府編：平成26年版　少子化社会対策白書　（2014）

・厚生労働省ホームページ：子ども虐待による死亡事例等の検証結果等について（第15次報告）（2019）
・法令データ提供システム：児童虐待の防止等に関する法律，発達障害者支援法，母子保健法，http://law.e-gov.go.jp/
・厚生労働省ホームページ：要保護児童対策地域協議会（子どもを守る地域ネットワーク）スタートアップマニュアル　(2007)
・発達障害情報センターホームページ：http://www.rehab.go.jp/ddis/

第7節

・厚生労働統計協会編：国民衛生の動向　（各年）
・門脇　孝ら編：メタボリックシンドロームリスク管理のための健診・保健指導ガイドライン，南江堂　(2008)
・厚生労働省ホームページ：新健康フロンティア戦略～健康国家への挑戦～
・法令データ提供システム：高齢者の医療の確保に関する法律，http://law.e-gov.go.jp/
・厚生労働省：特定健康診査・特定保健指導の円滑な実施に向けた手引き　(2013)，http://www.mhlw.go.jp/bunya/shakaihosho/iryouseido01/pdf/info03d-1.pdf

第8節

・世田谷区：ケアマネジメントの基礎知識 https://www.city.setagaya.lg.jp/mokuji/fukushi/001/003/001/d00162659_d/fil/kisotisiki.pdf
・厚生労働省：第9回社会保障審議会介護保険部会資料（2004）

第9節

・厚生労働統計協会編：国民衛生の動向　（各年）
・労働政策研究・研修機構ホームページ：http://jil.go.jp/
・中央労働災害防止協会：令和元年度労働衛生のしおり，中央労働災害防止協会　(2019)
・労働省労働基準局編：'96改正安衛法ハンドブック，労働調査会　(1996)
・職業性疾病の予防と臨床：日本医師会雑誌，120巻3号，(1998)
・厚生労働省：労働安全衛生法の改正について，産業保健21，第43号　(2006)
・厚生労働省ホームページ：業務上疾病発生状況等調査（2018）
・厚生労働省ホームページ：定期健康診断結果報告2018

第10節

・柳川　洋・中村好一編：公衆衛生マニュアル，南山堂　(2015)
・厚生労働統計協会編：国民衛生の動向　（各年）
・法令データ提供システム：学校保健安全法，学校保健安全法施行規則，http://law.e-gov.go.jp/
・文部科学省ホームページ：平成30年度体力・運動能力調査結果の概要

第11節

・UNホームページ：www.un.org/
・UN「World Population Prospects 2022：Summary of Results」(2022)
・UN「State of World Population 2023」(2023)
・UNICEFホームページ：www.unicef.org/
・WHOホームページ：www.who.int/
・外務省ホームページ：www.mofa.go.jp

付　録

1. 食生活指針（文部省・厚生省・農林水産省，2016（平成28）年一部改定）

食事を楽しみましょう。
- 毎日の食事で，健康寿命をのばしましょう。
- おいしい食事を，味わいながらゆっくりよく噛んで食べましょう。
- 家族の団らんや人との交流を大切に，また，食事づくりに参加しましょう。

1日の食事のリズムから，健やかな生活リズムを。
- 朝食で，いきいきした1日を始めましょう。
- 夜食や間食はとりすぎないようにしましょう。
- 飲酒はほどほどにしましょう。

適度な運動とバランスのよい食事で，適正体重の維持を。
- 普段から体重を量り，食事量に気をつけましょう。
- 普段から意識して身体を動かすようにしましょう。
- 無理な減量はやめましょう。
- 特に若年女性のやせ，高齢者の低栄養にも気をつけましょう。

主食，主菜，副菜を基本に，食事のバランスを。
- 多様な食品を組み合わせましょう。
- 調理方法が偏らないようにしましょう。
- 手作りと外食や加工食品・調理食品を上手に組み合わせましょう。

ごはんなどの穀類をしっかりと。
- 穀類を毎食とって，糖質からのエネルギー摂取を適正に保ちましょう。
- 日本の気候・風土に適している米などの穀類を利用しましょう。

野菜・果物，牛乳・乳製品，豆類，魚なども組み合わせて。
- たっぷり野菜と毎日の果物で，ビタミン，ミネラル，食物繊維をとりましょう。
- 牛乳・乳製品，緑黄色野菜，豆類，小魚などで，カルシウムを十分にとりましょう。

食塩は控えめに，脂肪は質と量を考えて。
- 食塩の多い食品や料理を控えめにしましょう。食塩摂取量の目標値は，男性で1日8g未満，女性で7g未満とされています。
- 動物，植物，魚由来の脂肪をバランスよくとりましょう。
- 栄養成分表示を見て，食品や外食を選ぶ習慣を身につけましょう。

日本の食文化や地域の産物を活かし，郷土の味の継承を。
- 「和食」をはじめとした日本の食文化を大切にして，日々の食生活に活かしましょう。
- 地域の産物や旬の素材を使うとともに，行事食を取り入れながら，自然の恵みや四季の変化を楽しみましょう。
- 食材に関する知識や調理技術を身につけましょう。
- 地域や家庭で受け継がれてきた料理や作法を伝えていきましょう。

食料資源を大切に，無駄や廃棄の少ない食生活を。
- まだ食べられるのに廃棄されている食品ロスを減らしましょう。
- 調理や保存を上手にして，食べ残しのない適量を心がけましょう。
- 賞味期限や消費期限を考えて利用しましょう。

「食」に関する理解を深め，食生活を見直してみましょう。
- 子供のころから，食生活を大切にしましょう。
- 家庭や学校，地域で，食品の安全性を含めた「食」に関する知識や理解を深め，望ましい習慣を身につけましょう。
- 家族や仲間と，食生活を考えたり，話し合ったりしてみましょう。
- 自分たちの健康目標をつくり，よりよい食生活を目指しましょう。

2. 公害関係基準表（抜粋）

1. 大気汚染に係る環境基準

1.1　大気汚染に係る環境基準

2009（平成21）年9月改正

物　質	二酸化硫黄	一酸化炭素	浮遊粒子状物質	微小粒子状物質	二酸化窒素	光化学オキシダント
環境上の条件	1時間値の1日平均値が0.04 ppm以下であり，かつ，1時間値が0.1 ppm以下であること。	1時間値の1日平均値が10 ppm以下であり，かつ，1時間値の8時間平均値の20 ppm以下であること。	1時間値の1日平均値が0.10 mg/m^3以下であり，かつ，1時間値が0.20 mg/m^3以下であること。	1年平均値が15 μg/m^3以下であり，かつ，1日平均値が35 μg/m^3以下であること。	1時間値の1日平均値が0.04 ppmから0.06 ppmまでのゾーン内またはそれ以下であること。	1時間値が0.06 ppm以下であること。

【備　考】
1．環境基準は，工業専用地域，車道その他一般公衆が通常生活していない地域または場所については，適用しない。
2．浮遊粒子物質とは，大気中に浮遊する粒子状物質であって，その粒径が10 μm以下のものをいう。
3．微小粒子状物質とは，大気中に浮遊する粒子状物質であって，粒径が2.5 μmの粒子を50%の割合で分離できる分粒装置を用いて，より粒径の大きい粒子を除去した後に採取される粒子をいう。
4．二酸化窒素については，1時間値の1日平均値が0.04 ppmから0.06 ppmまでのゾーン内にある地域にあっては，原則として，このゾーン内において，現状程度の水準を維持し，またはこれを大きく上回ることとならないよう努めるものとする。
5．光化学オキシダントとは，オゾン，パーオキシアセチルナイトレートその他の光化学反応により生成される酸化性物質（中性ヨウ化カリウム溶液からヨウ素を遊離するものに限り，二酸化窒素を除く）をいう。

1.2　有害大気汚染物質（ベンゼン等）に係る環境基準

2018（平成30）年11月改正

物　質	ベンゼン	トリクロロエチレン	テトラクロロエチレン	ジクロロメタン
環境上の条件	1年平均値が0.003 mg/m^3以下であること。	1年平均値が0.13 mg/m^3以下であること。	1年平均値が0.2 mg/m^3以下であること。	1年平均値が0.15 mg/m^3以下であること。

【備　考】
1．環境基準は，工業専用地域，車道その他一般公衆が通常生活していない地域または場所については，適用しない。
2．ベンゼン等による大気の汚染に係る環境基準は，継続的に摂取される場合には人の健康を損なうおそれがある物質に係るものであることにかんがみ，将来にわたって人の健康に係る被害が未然に防止されるようにすることを旨として，その維持又は早期達成に努めるものとする。

2．水質汚濁に係る環境基準

2．1　水道水質基準

2020（令和2）年4月改正

項　目	基　準	項　目	基　準
一般細菌	1 mlの検水で形成される集落数が100以下	臭素酸	0.01 mg/L以下
大腸菌	検出されないこと	総トリハロメタン	0.1 mg/L以下
カドミウム及びその化合物	カドミウムの量に関して，0.003 mg/L以下	トリクロロ酢酸	0.03 mg/L以下
水銀及びその化合物	水銀の量に関して，0.0005 mg/L以下	ブロモジクロロメタン	0.03 mg/L以下
セレン及びその化合物	セレンの量に関して，0.01 mg/L以下	ブロモホルム	0.09 mg/L以下
鉛及びその化合物	鉛の量に関して，0.01 mg/L以下	ホルムアルデヒド	0.08 mg/L以下
ヒ素及びその化合物	ヒ素の量に関して，0.01 mg/L以下	亜鉛及びその化合物	亜鉛の量に関して，1.0 mg/L以下
六価クロム化合物	六価クロムの量に関して，0.02 mg/L以下	アルミニウム及びその化合物	アルミニウムの量に関して，0.2 mg/L以下
亜硝酸態窒素	0.04 mg/L以下	鉄及びその化合物	鉄の量に関して，0.3 mg/L以下
シアン化物イオン及び塩化シアン	シアンの量に関して，0.01 mg/L以下	銅及びその化合物	銅の量に関して，1.0 mg/L以下
硝酸態窒素及び亜硝酸態窒素	10 mg/L以下	ナトリウム及びその化合物	ナトリウムの量に関して，200 mg/L以下
フッ素及びその化合物	フッ素の量に関して，0.8 mg/L以下	マンガン及びその化合物	マンガンの量に関して，0.05 mg/L以下
ホウ素及びその化合物	ホウ素の量に関して，1.0 mg/L以下	塩化物イオン	200 mg/L以下
四塩化炭素	0.002 mg/L以下	カルシウム，マグネシウム等（硬度）	300 mg/L以下
1,4-ジオキサン	0.05 mg/L以下	蒸発残留物	500 mg/L以下
シス-1,2-ジクロロエチレン及びトランス-1,2-ジクロロエチレン	0.04 mg/L以下	陰イオン界面活性剤	0.2 mg/L以下
		ジェオスミン	0.00001 mg/L以下
ジクロロメタン	0.02 mg/L以下	2-メチルイソボルネオール	0.00001 mg/L以下
テトラクロロエチレン	0.01 mg/L以下	非イオン界面活性剤	0.02 mg/L以下
トリクロロエチレン	0.01 mg/L以下	フェノール類	フェノールの量に換算して，0.005 mg/L以下
ベンゼン	0.01 mg/L以下	有機物（全有機炭素（TOC）の量）	3 mg/L以下
塩素酸	0.6 mg/L以下	pH値	5.8以上8.6以下
クロロ酢酸	0.02 mg/L以下	味	異常でないこと
クロロホルム	0.06 mg/L以下	臭気	異常でないこと
ジクロロ酢酸	0.03 mg/L以下	色度	5度以下
ジブロモクロロメタン	0.1 mg/L以下	濁度	2度以下

2．2　人の健康の保護に関する環境基準（公共用水域）

2023（令和5）年3月改正

項　目	基 準 値	項　目	基 準 値	項　目	基 準 値
カドミウム	0.003 mg/L以下	四塩化炭素	0.002 mg/L以下	チウラム	0.006 mg/L以下
全シアン	検出されないこと。	1,2－ジクロロエタン	0.004 mg/L以下	シマジン	0.003 mg/L以下
鉛	0.01 mg/L以下	1,1－ジクロロエチレン	0.1 mg/L以下	チオベンカルブ	0.02 mg/L以下
六価クロム	0.02 mg/L以下	シス－1,2－ジクロロエチレン	0.04 mg/L以下	ベンゼン	0.01 mg/L以下
砒素	0.01 mg/L以下	1,1,1－トリクロロエタン	1 mg/L以下	セレン	0.01 mg/L以下
総水銀	0.0005 mg/L以下	1,1,2－トリクロロエタン	0.006 mg/L以下	硝酸性窒素及び亜硝酸性窒素	10 mg/L以下
アルキル水銀	検出されないこと。	トリクロロエチレン	0.01 mg/L以下	ふっ素	0.8 mg/L以下
PCB	検出されないこと。	テトラクロロエチレン	0.01 mg/L以下	ほう素	1 mg/L以下
ジクロロメタン	0.02 mg/L以下	1,3－ジクロロプロペン	0.002 mg/L以下	1,4－ジオキサン	0.05 mg/L以下

【備　考】
1．基準値は年間平均値とする。ただし，全シアンに係る基準値については，最高値とする。
2．「検出されないこと」とは，定められた方法により測定した場合において，その結果が当該方法の定量限界を下回ることをいう。
3．海域については，ふっ素及びほう素の基準値は適用しない。
4．硝酸性窒素及び亜硝酸性窒素の濃度は，それぞれのイオンの濃度の和である。

2．3　生活環境の保全に関する環境基準（公共用水域）

(1)　河川（湖沼を除く。）

2023（令和5）年3月改正

ア

項目類型	利用目的の適応性	基準値					該当水域
		水素イオン濃度（pH）	生物化学的酸素要求量（BOD）	浮遊物質量（SS）	溶存酸素量（DO）	大腸菌数	
AA	水道1級，自然環境保全及びA以下の欄に掲げるもの	6.5以上8.5以下	1 mg/L以下	25 mg/L以下	7.5 mg/L以上	20 CFU/100 mL以下	別に環境大臣または都道府県知事が水域類型ごとに指定する水域
A	水道2級，水産1級，水浴及びB以下の欄に掲げるもの	6.5以上8.5以下	2 mg/L以下	25 mg/L以下	7.5 mg/L以上	300 CFU/100 mL以下	
B	水道3級，水産2級及びC以下の欄に掲げるもの	6.5以上8.5以下	3 mg/L以下	25 mg/L以下	5 mg/L以上	1,000 CFU/100 mL以下	
C	水産3級，工業用水1級及びD以下の欄に掲げるもの	6.5以上8.5以下	5 mg/L以下	50 mg/L以下	5 mg/L以上	—	
D	工業用水2級，農業用水及びEの欄に掲げるもの	6.0以上8.5以下	8 mg/L以下	100 mg/L以下	2 mg/L以上	—	
E	工業用水3級，環境保全	6.0以上8.5以下	10 mg/L以下	ごみ等の浮遊が認められないこと。	2 mg/L以上	—	

【備　考】
1．基準値は，日間平均値とする（湖沼，海域もこれに準ずる）。ただし，大腸菌数に係る基準値については，90%水質値（年間の日間平均値の全データをその値の小さいものから順に並べた際の 0.9×n番目（nは日間平均値のデータ数）のデータ値（0.9×nが整数でない場合は端数を切り上げた整数番目の値をとる。））とする（湖沼，海域もこれに準ずる。）。
2．農業用利水点については，水素イオン濃度6.0以上7.5以下，溶存酸素量5 mg/L以上とする（湖沼もこれに準ずる。）。
3．水道1級を利用目的としている地点（自然環境保全を利用目的としている地点を除く。）については，大腸菌数100 CFU/100 mL以下とする。
4．水産1級，水産2級及び水産3級については，当分の間，大腸菌数の項目の基準値は適用しない（湖沼，海域もこれに準ずる。）。
5．大腸菌数に用いる単位はCFU（コロニー形成単位（Colony Forming Unit））/100 mLとし，大腸菌を培地で培養し，発育したコロニー数を数えることで算出する。

イ

項目類型	水生生物の生息状況の適応性	基準値			該当水域
		全　亜　鉛	ノニルフェノール	直鎖アルキルベンゼンスルホン酸及びその塩	
生物A	イワナ・サケマス等比較的低温域を好む水生生物及びこれらの餌生物が生息する水域	0.03 mg/L以下	0.001 mg/L以下	0.03 mg/L以下	別に環境大臣または都道府県知事が水域類型ごとに指定する水域
生物特A	生物Aの水域のうち，生物Aの欄に掲げる水生生物の産卵場（繁殖場）又は幼稚仔の生育場として特に保全が必要な水域	0.03 mg/L以下	0.0006 mg/L以下	0.02 mg/L以下	
生物B	コイ，フナ等比較的高温域を好む水生生物及びこれらの餌生物が生息する水域	0.03 mg/L以下	0.002 mg/L以下	0.05 mg/L以下	
生物特B	生物A又は生物Bの水域のうち，生物Bの欄に掲げる水生生物の産卵場（繁殖場）又は幼稚仔の生育場として特に保全が必要な水域	0.03 mg/L以下	0.002 mg/L以下	0.04 mg/L以下	

【備　考】
1．基準値は，年間平均値とする（湖沼，海域もこれに準ずる）。

(2) 湖沼（天然湖沼及び貯水量が1,000万立方メートル以上であり，かつ，水の滞留時間が4日間以上である人工湖）

ア

2023（令和5）年3月改正

項目類型	利用目的の適応性	基準値					該当水域
		水素イオン濃度（pH）	化学的酸素要求量（COD）	浮遊物質量（SS）	溶存酸素量（DO）	大腸菌数	
AA	水道1級，水産1級，自然環境保全及びA以下の欄に掲げるもの	6.5以上8.5以下	1 mg/L以下	1 mg/L以下	7.5 mg/L以上	20 CFU/100 mL以下	別に環境大臣または都道府県知事が水域類型ごとに指定する水域
A	水道2，3級，水産2級，水浴及びB以下の欄に掲げるもの	6.5以上8.5以下	3 mg/L以下	5 mg/L以下	7.5 mg/L以上	300 CFU/100 mL以下	
B	水産3級，工業用水1級，農業用水及びCの欄に掲げるもの	6.5以上8.5以下	5 mg/L以下	15 mg/L以下	5 mg/L以上		
C	工業用水2級，環境保全	6.0以上8.5以下	8 mg/L以下	ごみ等の浮遊が認められないこと。	2 mg/L以上		

【備　考】
1．水産1級，水産2級及び水産3級については，当分の間，浮遊物質量の項目の基準値は適用しない。
2．水道1級を利用目的としている地点（自然環境保全を利用目的としている地点を除く。）については，大腸菌数100 CFU/100 mL以下とする。
3．水道3級を利用目的としている地点（水浴又は水道2級を利用目的としている地点を除く。）については，大腸菌数1,000 CFU/100 mL以下とする。
4．大腸菌数に用いる単位はCFU（コロニー形成単位（Colony Forming Unit））/100 mLとし，大腸菌を培地で培養し，発育したコロニー数を数えることで算出する。

イ

項目類型	利用目的の適応性	基準値		該当水域
		全窒素	全燐	
Ⅰ	自然環境保全及びⅡ以下の欄に掲げるもの	0.1 mg/L以下	0.005 mg/L以下	別に環境大臣または都道府県知事が水域類型ごとに指定する水域
Ⅱ	水道1，2，3級（特殊なものを除く） 水産1種，水浴及びⅢ以下の欄に掲げるもの	0.2 mg/L以下	0.01 mg/L以下	
Ⅲ	水道3級（特殊なもの）及びⅣ以下の欄に掲げるもの	0.4 mg/L以下	0.03 mg/L以下	
Ⅳ	水産2種及びⅤの欄に掲げるもの	0.6 mg/L以下	0.05 mg/L以下	
Ⅴ	水産3種，工業用水，農業用水，環境保全	1 mg/L以下	0.1 mg/L以下	

【備　考】
1．基準値は，年間平均値とする。
2．水域類型の指定は湖沼植物プランクトンの著しい増殖を生ずるおそれがある湖沼について行うものとし，全窒素の項目の基準値は，全窒素が湖沼植物プランクトンの増殖の要因となる湖沼について適用する。
3．農業用水については，全燐の項目の基準値は適用しない。

ウ

項目類型	水生生物の生息状況の適応性	基準値			該当水域
		全亜鉛	ノニルフェノール	直鎖アルキルベンゼンスルホン酸及びその塩	
生物A	イワナ・サケマス等比較的低温域を好む水生生物及びこれらの餌生物が生息する水域	0.03 mg/L以下	0.001 mg/L以下	0.03 mg/L以下	別に環境大臣または都道府県知事が水域類型ごとに指定する水域
生物特A	生物Aの水域のうち，生物Aの欄に掲げる水生生物の産卵場（繁殖場）又は幼稚仔の生育場として特に保全が必要な水域	0.03 mg/L以下	0.0006 mg/L以下	0.02 mg/L以下	
生物B	コイ，フナ等比較的高温域を好む水生生物及びこれらの餌生物が生息する水域	0.03 mg/L以下	0.002 mg/L以下	0.05 mg/L以下	
生物特B	生物A又は生物Bの水域のうち，生物Bの欄に掲げる水生生物の産卵場（繁殖場）又は幼稚仔の生育場として特に保全が必要な水域	0.03 mg/L以下	0.002 mg/L以下	0.04 mg/L以下	

(3) 海域　　2023（令和5）年3月改正

ア

項目類型	利用目的の適応性	基準値					該当水域
		水素イオン濃度（pH）	化学的酸素要求量（COD）	溶存酸素量（DO）	大腸菌数	n-ヘキサン抽出物質（油分等）	
A	水産1級，水浴，自然環境保全及びB以下の欄に掲げるもの	7.8以上8.3以下	2 mg/L以下	7.5 mg/L以下	300 CFU/100 mL以下	検出されないこと。	別に環境大臣または都道府県知事が水域類型ごとに指定する水域
B	水産2級，工業用水及びCの欄に掲げるもの	7.8以上8.3以下	3 mg/L以下	5 mg/L以下	—	検出されないこと。	
C	環境保全	7.0以上8.3以下	8 mg/L以下	2 mg/L以下	—	—	

【備　考】
1．自然環境保全を利用目的としている地点については，大腸菌数20 CFU/100 mL以下とする。
2．大腸菌数に用いる単位はCFU（コロニー形成単位（Colony Forming Unit））/100 mLとし，大腸菌を培地で培養し，発育したコロニーの数を数えることで算出する。

イ

項目類型	利用目的の適応性	基準値		該当水域
		全窒素	全燐	
Ⅰ	自然環境保全及びⅡ以下の欄に掲げるもの（水産2種及び3種を除く）	0.2 mg/L以下	0.02 mg/L以下	別に環境大臣または都道府県知事が水域類型ごとに指定する水域
Ⅱ	水産1種 水浴及びⅢ以下の欄に掲げるもの（水産2種及び3種を除く）	0.3 mg/L以下	0.03 mg/L以下	
Ⅲ	水産2級及びⅣ以下の欄に掲げるもの（水産3種を除く）	0.6 mg/L以下	0.05 mg/L以下	
Ⅳ	水産3種，工業用水 生物生息環境保全	1 mg/L以下	0.09 mg/L以下	

【備　考】
1．基準値は，年間平均値とする。
2．水域類型の指定は，海洋植物プランクトンの著しい増殖を生ずるおそれがある海域について行うものとする。

ウ

項目類型	水生生物の生息状況の適応性	基準値			該当水域
		全亜鉛	ノニルフェノール	直鎖アルキルベンゼンスルホン酸及びその塩	
生物A	水生生物の生息する水域	0.02 mg/L以下	0.001 mg/L以下	0.01 mg/L以下	別に環境大臣または都道府県知事が水域類型ごとに指定する水域
生物特A	生物Aの水域のうち，水生生物の産卵場（繁殖場）又は幼稚仔の生育場として特に保全が必要な水域	0.01 mg/L以下	0.0007 mg/L以下	0.006 mg/L以下	

3. ダイオキシン類による大気の汚染，水質の汚濁（水底の底質の汚染を含む）及び土壌の汚染に係る環境基準

2009（平成21）年3月改正

	大気	水質（水底の底質を除く）	水質の底質	土壌
基準値	0.6 pg-TEQ/m^{3}以下	1 pg-TEQ/L以下	150 pg-TEQ/g以下	1,000 pg-TEQ/g以下

【備　考】
1．基準値は，2,3,7,8-四塩化ジベンゾ-パラ-ジオキシンの毒性に換算した値とする。
2．大気及び水質（水底の底質を除く）の基準値は，年間平均値とする。
3．土壌中に含まれるダイオキシン類をソックスレー抽出又は高圧流体抽出し，高分解能ガスクロマトグラフ質量分析計，ガスクロマトグラフ四重極形質量分析計又はガスクロマトグラフ三次元四重極形質量分析計により測定する方法（この表の土壌中の欄に掲げる測定方法を除く。以下「簡易測定方法」という。）により測定した値（以下「簡易測定値」という。）に2を乗じた値を上限，簡易測定値に0.5を乗じた値を下限とし，その範囲内の値をこの表の土壌の欄に掲げる測定方法により測定した値とみなす。
4．土壌にあっては，環境基準が達成されている場合であって，土壌中のダイオキシン類の量が250 pg-TEQ/g以上の場合（簡易測定方法により測定した場合にあっては，簡易測定値に2を乗じた値が250 pg-TEQ/g以上の場合）には，必要な調査を実施することとする。

4. 騒音に係る環境基準

4．1　道路に面する地域以外の地域　2012（平成24）年4月改正

地域の類型	基準値	
	昼　間	夜　間
AA	50デシベル以下	40デシベル以下
A及びB	55デシベル以下	45デシベル以下
C	60デシベル以下	50デシベル以下

・地域の類型
AA：療養施設，社会福祉施設等が集合して設置される地域など特に静穏を要する地域
A　：専ら住居の用に供される地域
B　：主として住居の用に供される地域
C　：相当数の住居と併せて商業，工業等の用に供される地域

・時間の区分
昼間：午前6時から午後10時まで
夜間：午後10時から午前6時まで

4．2　道路に面する地域　2012（平成24）年4月改正

地域の区分	基準値	
	昼　間	夜　間
A地域のうち2車線以上の車線を有する道路に面する地域	60デシベル以下	55デシベル以下
B地域のうち2車線以上の車線を有する道路に面する地域及びC地域のうち車線を有する道路に面する地域	65デシベル以下	60デシベル以下

この場合において，幹線交通を担う道路に近接する空間については，上記にかかわらず，特例として次表の基準値の欄に掲げるとおりとする。

基準値	
昼　間	夜　間
70デシベル以下	65デシベル以下

【備　考】 個別の住居等においての騒音の影響を受けやすい面の窓を主として閉めた生活が営まれていると認められるときは，屋内へ透過する騒音に係る基準（昼間にあっては45デシベル以下，夜間にあっては40デシベル以下）によることができる。

4．3　航空機　2007（平成19）年12月改正

地域の類型	基準値
Ⅰ	57デシベル以下
Ⅱ	62デシベル以下

【備　考】 Ⅰをあてはめる地域は専ら住居の用に供される地域とし，Ⅱをあてはめる地域はⅠ以外の地域であって通常の生活を保全する必要がある地域とする。

4．4　新幹線鉄道　2000（平成12）年12月改正

地域の類型	基準値
Ⅰ	70デシベル以下
Ⅱ	75デシベル以下

【備　考】 Ⅰをあてはめる地域は主として住居の用に供される地域とし，Ⅱをあてはめる地域は商工業の用に供される地域などⅠ以外の地域であって通常の生活を保全する必要がある地域とする。

索　引

〔編著者〕　　　　　　　　　　　　　　　　　　　（執筆分担）

後藤《ごとう》　政幸《まさゆき》　和洋女子大学名誉教授　第1章2.5，第3章，第7章6～7

田口《たぐち》　良子《りょうこ》　鎌倉女子大学家政学部准教授　第6章6，7.1～7.2・7.4～7.5，9

中村《なかむら》　信也《のぶや》　まほろば東京クリニック　第1章1，2.1～2.4・2.6・3，第6章1～5，第7章9

〔著　者〕（五十音順）

飯坂《いいざか》　真司《しんじ》　淑徳大学看護栄養学部准教授　第6章8

荻本《おぎもと》　逸郎《いつろう》　元中村学園大学栄養科学部教授　第5章1～2，4～6

清原《きよはら》　康介《こうすけ》　大妻女子大学家政学部准教授　第4章，第5章3

清水《しみず》　良《りょう》　広島国際大学健康科学部特任講師　第2章

林原《はやしはら》　好美《よしみ》　常葉大学健康プロデュース学部准教授　第6章7.3，第7章4～5・8

水元《みずもと》　芳《かおり》　中村学園大学栄養科学部教授　第7章11

八木《やぎ》　典子《のりこ》　甲子園大学名誉教授　第7章1～3・10

Nブックス

六訂 公衆衛生学

2002年（平成14年）4月 2日 初版発行～第7刷
2007年（平成19年）3月15日 改訂版発行～第6刷
2012年（平成24年）4月 5日 三訂版発行～第3刷
2015年（平成27年）2月10日 四訂版発行～第3刷
2020年（令和 2 年）3月10日 五訂版発行～第4刷
2024年（令和 6 年）3月25日 六訂版発行

編著者 後藤政幸
田口良子
中村信也

発行者 筑紫和男

発行所 株式会社 建帛社 KENPAKUSHA

〒112-0011 東京都文京区千石4丁目2番15号
電 話 （03）3944-2611
FAX （03）3946-4377
https://www.kenpakusha.co.jp/

ISBN 978-4-7679-0754-3 C3047
教文堂／プロケード

©後藤政幸，田口良子，中村信也ほか，2002，2024.
Printed in Japan.
（定価はカバーに表示してあります）

本書の複製権・翻訳権・上映権・公衆送信権等は株式会社建帛社が保有します。

JCOPY 〈出版者著作権管理機構 委託出版物〉

本書の無断複製は著作権法上での例外を除き禁じられています。複製される場合は，そのつど事前に，出版者著作権管理機構（TEL 03-5244-5088，FAX 03-5244-5089，e-mail : info@jcopy.or.jp）の許諾を得て下さい。